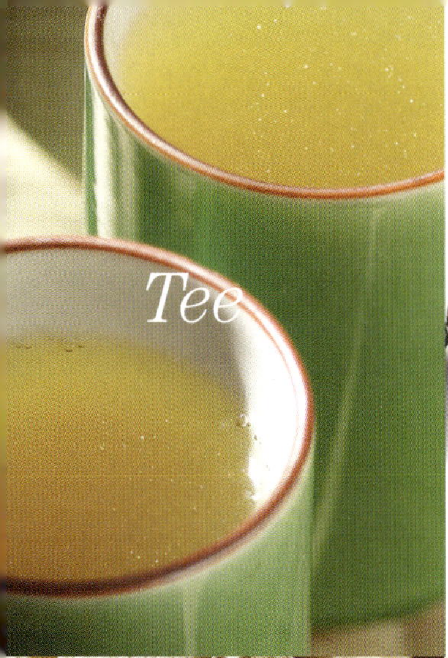
Tee
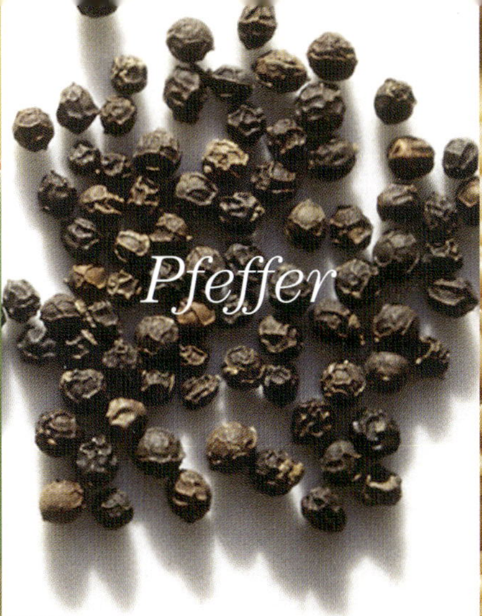
Pfeffer

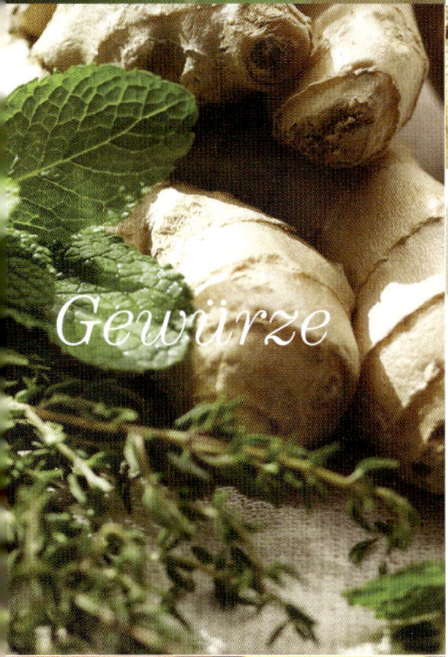
Gewürze
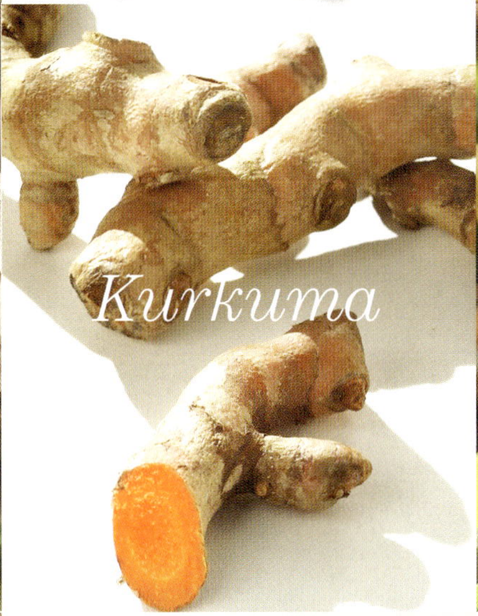
Kurkuma
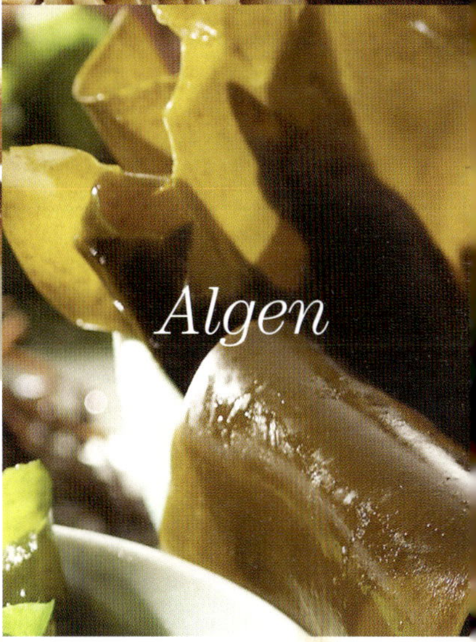
Algen
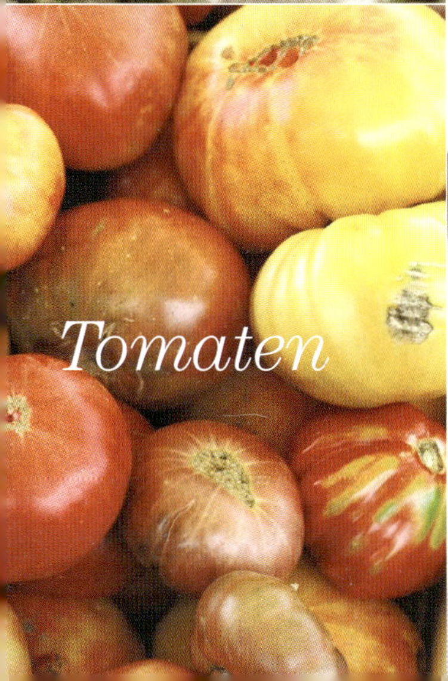
Tomaten
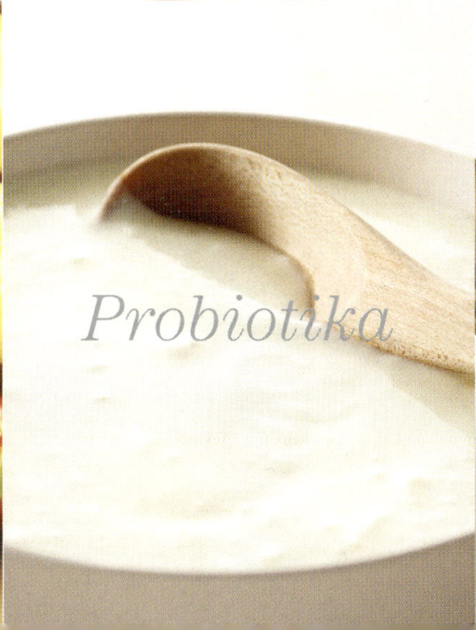
Probiotika
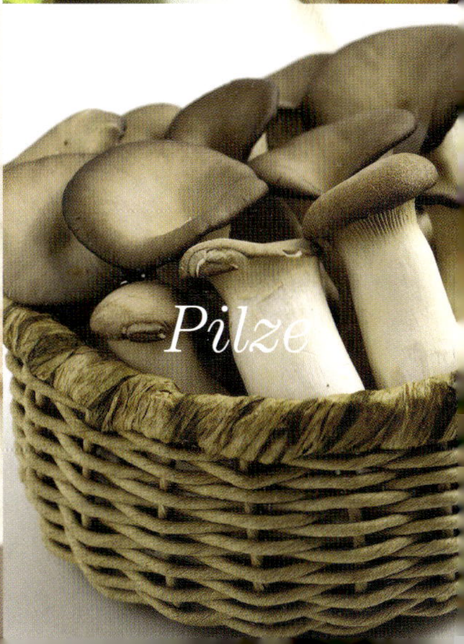
Pilze

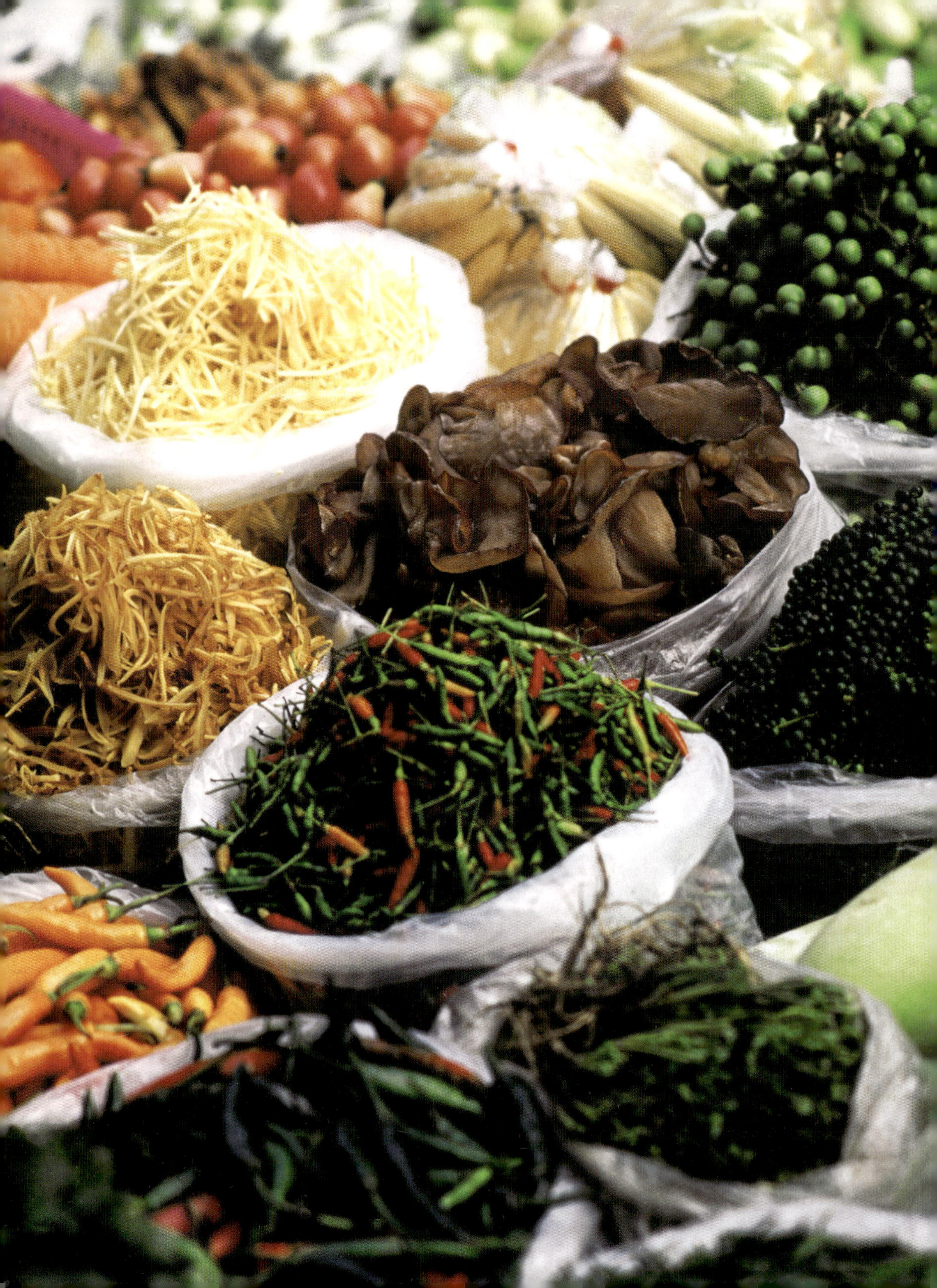

Prof. Dr. med. Richard Béliveau · Dr. med. Denis Gingras

Krebszellen mögen keine Himbeeren

Das Kochbuch

Schmackhafte Rezepte fürs Immunsystem

Aus dem Französischen von Hanna van Laak

Labor für Molekularmedizin
Hôpital Sainte-Justine und Université du Québec in Montreal

Weltbild

Genehmigte Lizenzausgabe für Verlagsgruppe Weltbild GmbH, Steinerne Furt, 86167 Augsburg

Die Originalausgabe erschien unter dem Titel »Cuisiner avec les aliments contre le cancer«

Published under arrangement with Éditions du Trécarré, une division de Groupe Librex Inc., Montréal, Qc, Canada

Grafische Konzeption: Cyclone design comunications, Caroline Desrosiers
Satz: Kösel, Krugzell – nach dem Innenlayout der Originalausgabe: Cyclone design communications
Fotos im Innenteil – Seite 5: Robert Etcheverry; Seiten 1, 3, 47, 48, 59, 60, 62, 63, 67, 68, 70, 71, 77, 78, 81, 83, 88, 91, 98, 101, 104, 106, 107, 108, 110, 113, 114 (unten), 117 (oben), 118, 119 (rechts): Tango; Seiten 114 (Teeplantage), 119 (Kakaobaum): Getty Images; Seite 117 (Weinlese): Dachverband Weine des Burgund/Eschmann, N.
Rezeptfotos: Tango
Food-Design: Jaques Faucher
Fotoarrangement: Luce Meunier
Accessoires: Stokes, Anglo Canada
Ernährungsberatung: Frances Boyte
Umschlaggestaltung: Atelier Seidel, Verlagsgrafik – Maria Seidel, Teising
Umschlagmotive: © istock / Marek Mnich (Zwiebel, Heidelbeeren, Wirsing); Tango (Rezeptfotos)
Gesamtherstellung: Typos, tiskařské závody, s.r.o., Plzeň

Printed in the EU
978-3-8289-3527-3

2012 2011 2010
Die letzte Jahreszahl gibt die aktuelle Lizenzausgabe an.

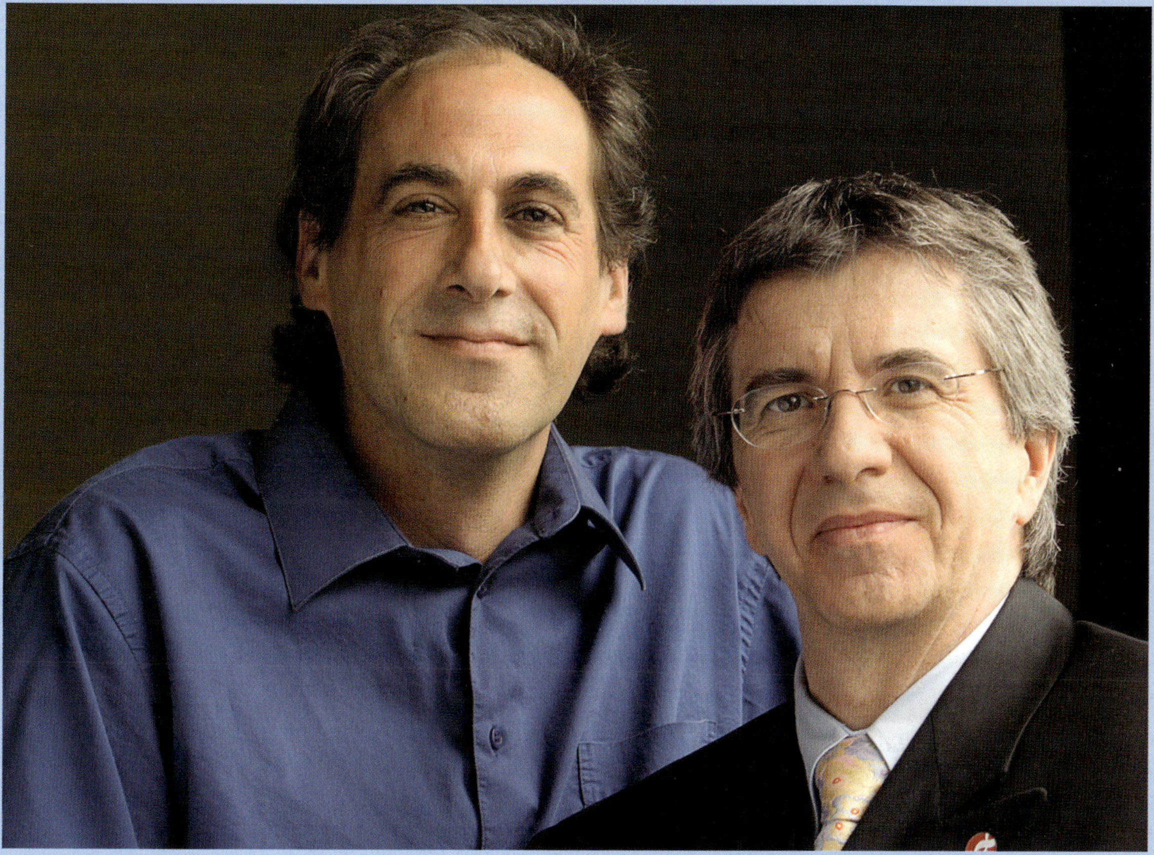

Dieses Buch ist allen Menschen gewidmet, die an Krebs leiden

Inhalt

Rezepte

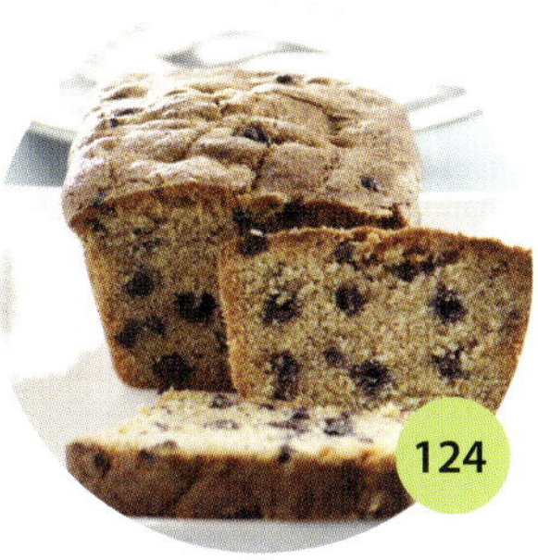

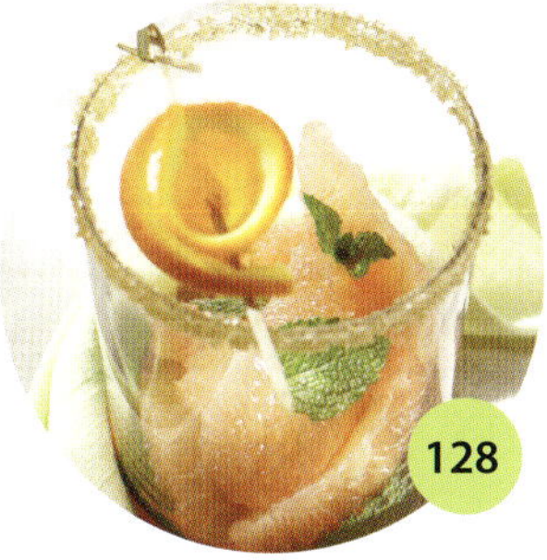

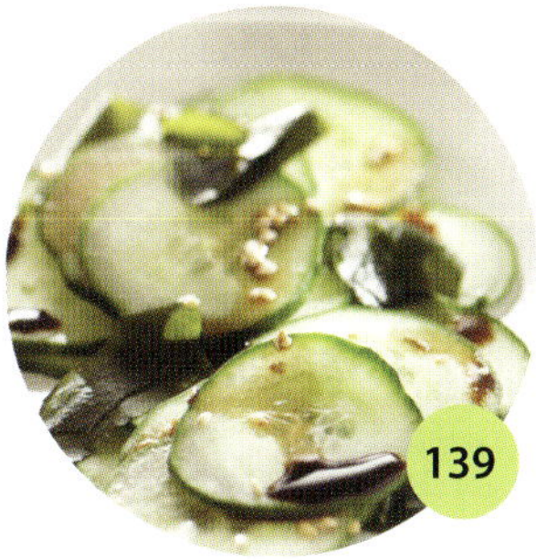

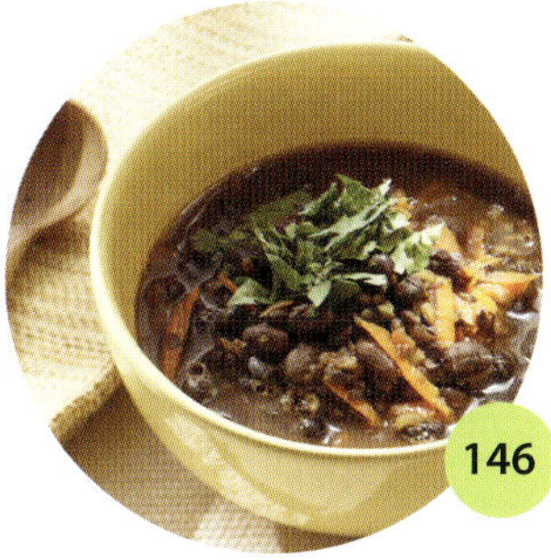

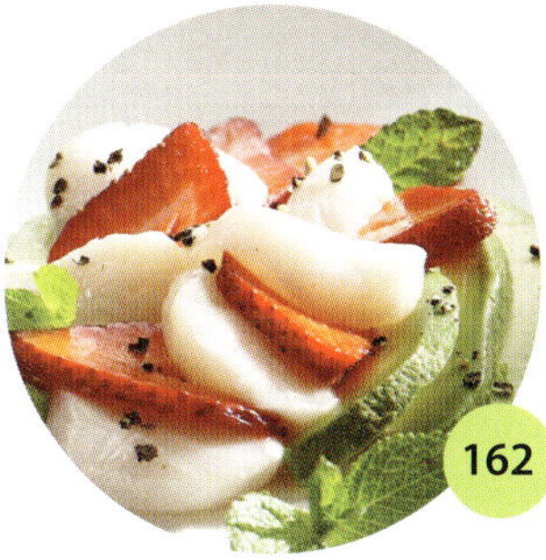

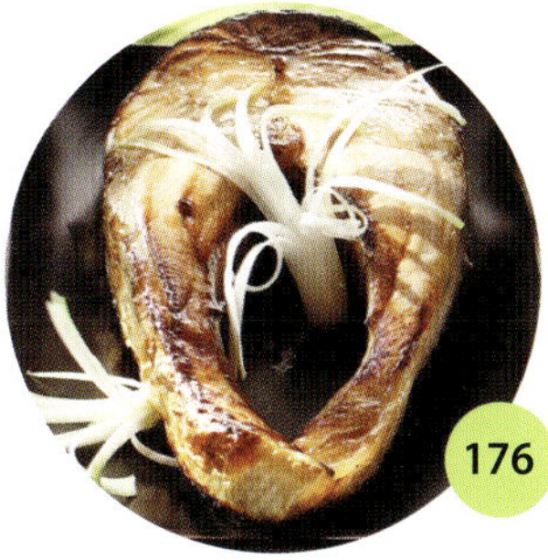

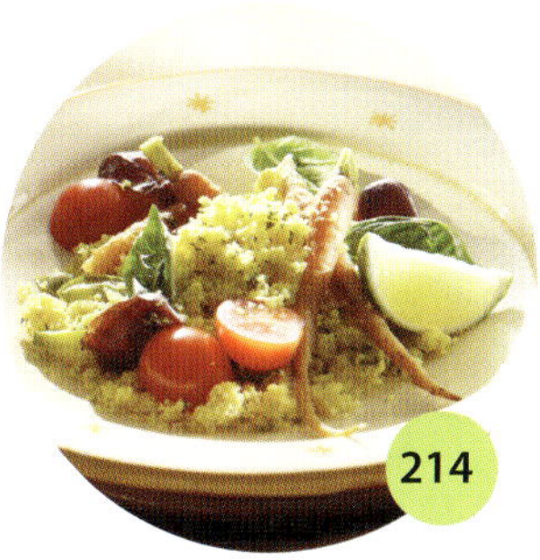

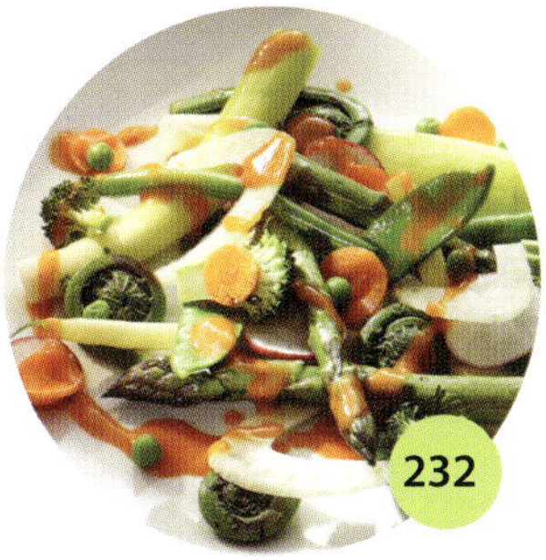

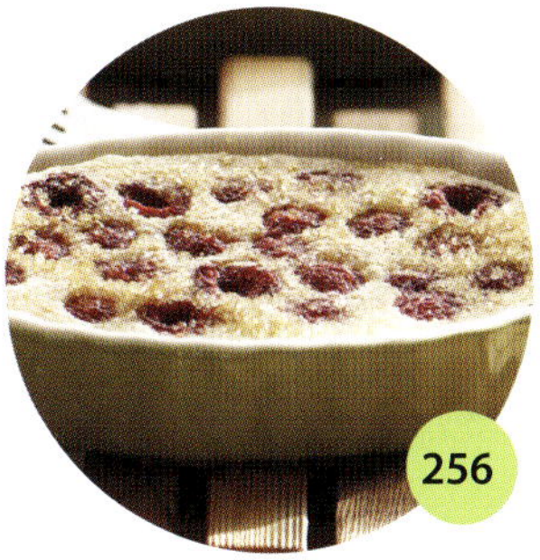

Vorworte

Die *Fondation Serge-Bruyère* wurde 2004 zum Gedenken an den großen Koch gegründet, der die gastronomische Geschichte Québecs geprägt hat. Sie verfolgt zum einen das Ziel, das kulinarische *savoir-faire* der Menschen anzuerkennen, die heute in diesem Bereich arbeiten, zum anderen und insbesondere aber will sie den Nachwuchs durch Stipendien und Ermutigung fördern und zugleich die kulinarische Philosophie und die Ideale von Serge Bruyère verbreiten.

Viele Köche innerhalb dieser Stiftung opfern ihre Zeit für die Spendenbeschaffung; vor allem ihre Arbeit soll durch dieses Buch Anerkennung finden. Sie alle haben Zeit und Energie aufgebracht, um die Rezepte in diesem Buch unter Berücksichtigung der von den Autoren geschilderten Grundsätze und Prioritäten zu entwickeln. Ein herzliches Dankeschön an all diese Kollegen!

Diese Köche haben weder den Anspruch, uns das Kochen beizubringen noch unsere Ernährungsgewohnheiten zu revolutionieren; vielmehr reagieren sie auf die wachsende Besorgnis all der Menschen, die mehr über ihre Nahrung erfahren und mehr Verantwortung für ihre Ernährung übernehmen wollen, ohne auf das Vergnügen guten Essens zu verzichten.

Serge Bruyère sagte: »Beim Kochen wie in der Kunst zeigt sich die Perfektion in der Einfachheit.« Anders gesagt, die beste Küche ist eine einfache Küche mit frischen, hochwertigen Zutaten. Auf dem Land, wo ich aufwuchs, brachte die Natur in verschwenderischer Fülle ihre Früchte hervor. Die Bauern vererbten ihr Land und ihre Liebe zu ihm von Generation zu Generation. Die Achtung vor seinen Erzeugnissen war absolut. Heute verspüren wir das Bedürfnis, wieder in diese verschwenderische, allzu oft missbrauchte Natur einzutauchen, um die unverfälschten Geschmackswelten und Aromen unserer Kindheit wiederzufinden. Wir sehnen uns danach, durch Experimentieren die Seele natürlicher Produkte wiederzuentdecken, sei es beim entspannten häuslichen Kochen oder in der lärmenden Einsamkeit des Profikochs vor seinem Herd.

Ich wünsche Ihnen allen in Ihren Küchen Glück und ein langes Leben.

JEAN SOULARD
Präsident der Fondation Serge-Bruyère
Küchenchef im Restaurant Fairmont, Le Château Frontenac

■ ■ ■

Ich möchte zunächst Prof. Dr. med. Richard Béliveau und Dr. med. Denis Gingras zum immensen Erfolg ihres Buches *Krebszellen mögen keine Himbeeren* gratulieren. Wie für Zehntausende andere Leser war es auch für mich eine ungeheure Offenbarung: der wissenschaftlich belegte und unbestreitbare, von hervorragenden Krebsforschern schlüssig dargelegte Beweis dafür, dass es wirklich in unserer Macht steht, durch die angemessene Verwendung der richtigen Nahrungsmittel dieser schrecklichen Krankheit effektiv vorzubeugen. *Krebszellen mögen keine Himbeeren* ist ein unersetzliches Instrumentarium, ein Schatzkästchen für all diejenigen, die sich intensiver für die eigene Gesundheit einsetzen wollen. Mit *Krebszellen mögen keine Himbeeren:* ***Das Kochbuch*** hält nun das Lustprinzip Einzug in dieses Instrumentarium …

Das Buch, das Sie in Händen halten, ist Ergebnis einer regelrechten Koalition des Wissens, die sich eine bessere Vorbeugung gegen Krebs auf die Fahnen geschrieben hat. Zum ersten Mal fließt hier das Wissen so vieler verschiedener, einander ergänzender Bereiche zusammen, damit die Öffentlichkeit aufgeklärt wird. Den Köchen, die ihr Fachwissen mit dem der Krebsforscher und der Ernährungswissenschaftler vereinen, wird dadurch noch stärker der Stellenwert von frischem Obst, Gemüse, Vollkornprodukten und guten Fetten bewusst, sodass sie diese Ideen in ihre berufliche Praxis integrieren. Zugleich verdanken die Krebsforscher der Mitwirkung der Köche, die über ein unersetzliches Fachwissen in der kunstvollen Zubereitung von Nahrungsmitteln verfügen und so deren Geschmacksreichtum voll zur Entfaltung bringen, eine Sammlung köstlicher, origineller und gesunder Rezepte. Mit ihnen kann ein breites Publikum angesprochen werden, das gesundes und gutes Essen liebt.

Krebszellen mögen keine Himbeeren: ***Das Kochbuch*** ist außerdem das Werk einer Koalition von Menschenfreunden, denn Krebsforscher, Ernährungswissenschaftler und Köche verbindet der gemeinsame Wunsch, ihren Mitmenschen zu helfen. Die *Fondation Serge-Bruyère* ist in dieser Hinsicht beispielhaft: In Einklang mit den Wertvorstellungen des verstorbenen Serge Bruyère betont sie in der Ausbildung die Bedeutung einer Gastronomie, die auf lokalen Qualitätsprodukten basiert. Dieses Kochbuch, zu dem ich einige Kreationen beisteuern durfte, beweist, dass man seine Gesundheit schützen und zugleich essen kann wie ein König!

ANNE L. DESJARDINS
Autorin und Journalistin für Gastro- und Feinschmeckermagazine;
Krebsüberlebende

■ ■ ■

Die *Sociéte de recherche sur le cancer* – Gesellschaft zur Krebserforschung – (www.src-crs.ca) in Montreal finanziert seit mehreren Jahren die innovativen und vielversprechenden Arbeiten von Prof. Dr. med. Béliveau und seinem Team, weil wir glauben, dass sie wegweisend für die Zukunft in unserem Kampf gegen Krebs sind. Krebserkrankungen nehmen in unserer Gesellschaft konstant zu. Seit 1987 ist die Anzahl der jährlichen Erkrankungen um 54,4 Prozent gestiegen, wobei insbesondere eine Steigerung um 58,5 Prozent beim Brustkrebs und ein rasanter Anstieg der Fälle von Prostatakrebs um 121,5 Prozent zu verzeichnen sind. Auch wenn das zunehmende Lebensalter diese Situation teilweise erklärt, muss man sich dessen bewusst sein, dass unsere Lebensweise und unsere Umwelt untrennbar mit diesen betrüblichen Steigerungen verbunden sind. Das lehrt uns aber auch, dass wir die Situation beeinflussen können. Mehr als ein Drittel der Krebserkrankungen können vermieden werden. Es liegt an uns, zu handeln! Die *Gesellschaft zur Krebserforschung* hat sich also voll engagiert und durch den *Umwelt-Krebs-Fonds* in diese Forschungsrichtung investiert; dieser wird auch weitere Projekte über den Zusammenhang zwischen unseren Lebensgewohnheiten und der Entstehung von Krebs finanzieren … Denn vorbeugen ist besser als behandeln!

Schon durch einfache Veränderungen können wir gegen Krebs vorbeugen, durch Veränderungen unserer Lebensgewohnheiten, die einen Einfluss auf unsere Gesundheit haben. Blaubeeren, Cranberries, Leinsamen, Kohl und grüner Tee sind bereits machtvoll zurückgekehrt und füllen wieder unsere Teller. Nun fügen wir Pilze, Gewürze und Kräuter und viele andere Nahrungsmittel mit ungeahnten Qualitäten hinzu.

Auch wenn die Grundlagenforschung abstrakt und unzugänglich erscheinen mag, so bringt sie doch immer Erkenntnisse hervor, die uns ein besseres Verständnis der Phänomene um uns herum erlauben. Das ist der Schlüssel zu einem wirksamen Kampf gegen eine so bösartige Krankheit wie Krebs. Zugleich können wir dadurch die Mechanismen und Ursachen dieser Krankheit besser verstehen.

Dieses Buch bietet uns in allgemein verständlicher Sprache Zugang zu einem wertvollen Wissen, das normalerweise nur einem kleinen Kreis von Forschern und medizinischen Fachleuten zugänglich ist. Dabei verlangt die Öffentlichkeit unübersehbar nach solchen Informationen, durch die sie wieder Einfluss auf das eigene Leben nehmen kann. Dieses Buch, ein Augen- und bald auch ein Gaumenschmaus, wird ganz gewiss bei uns zu Hause einen Vorzugsplatz finden und Gesprächsstoff bei köstlichen und gesunden Mahlzeiten bieten!

Viel Freude!
GILLES LÉVEILLÉ
Generaldirektor
Gesellschaft zur Krebserforschung

»LEBEN SIE BESSER, WENN SIE LÄNGER LEBEN WOLLEN.«

Erik Satie

Einleitung

Der Mensch ist das einzige Tier, das den Akt der Nahrungsaufnahme nicht nur als notwendige Bedingung zum Überleben wahrnimmt, sondern auch als einen wesentlichen Faktor seines Wohlbefindens. Diese Bedeutung, die wir der Ernährung beimessen, kommt in der chinesischen Schrift, einer der ältesten der Menschheit, wunderbar zum Ausdruck; das Zeichen für das Wort *Nahrung* 食 ist eine Kombination aus 良, das *verbessern* bedeutet, und 人, *menschlich*. »Das Menschliche verbessern« mit Hilfe von Nahrung war offenbar auch das Bestreben der griechischen Philosophen, denn die Wurzel des Wortes *diaita* bedeutet »Kunst zu leben«. Diese Kunst erforderte nach Epikur die beständige Suche nach einem Gleichgewicht, das Vergnügen wie Gesundheit maximal Rechnung trug. Die unglaubliche Fülle an Nahrungsmitteln, insbesondere pflanzlichen Ursprungs, die im Laufe dieser Entwicklung in der Natur entdeckt wurden, veranschaulicht höchst eindrucksvoll diese Suche. Die Früchte, Gemüsesorten, Wurzeln, Getreidearten und Nüsse, die wir heute noch essen, haben sowohl bei der Entwicklung kulinarischer Traditionen in Verbindung mit der Entstehung verschiedener Kulturen als auch bei der Vorbeugung gegen Krankheiten eine entscheidende Rolle gespielt.

Dass der Mensch sich so intensiv mit seiner Ernährung beschäftigt, hat seine Wurzeln wohl in dem Wissen um den prekären Charakter seiner Existenz, um seine Verletzlichkeit als menschliches … aber sterbliches Wesen. Dieses Bewusstsein hat ihn während seiner gesamten Evolution natürlich dazu bewogen, seine Fortpflanzung zu sichern. Aber es hat ihn auch angetrieben, großartigere Werke zu schaffen, kühnere Eroberungen zu machen und politische Allianzen zu schmieden, die die Erinnerung an ihn wachhalten, damit er auch nach seinem Tod weiterexistieren kann. Das menschliche Leben beschränkt sich folglich nicht nur auf das bloße Überleben und die Weitergabe der eigenen Gene. Leben bedeutet auch bauen, handeln, schaffen und die Umwelt so zu gestalten, dass unsere allzu kurze Existenz ausgeglichen wird, indem für künftige Generationen die Werke ihrer Vorfahren fortbestehen.

Konkret hing dieses Streben nach bleibenden Leistungen immer von der Gesundheit ab, denn der Mensch kann die zur Verwirklichung seiner Ziele notwendige Zeit dann am besten nutzen, wenn ihm eine maximale Lebensdauer gewährt wird. Es ist daher nicht verwunderlich, dass eine gute Gesundheit immer schon eine zentrale Sorge oder gar Besessenheit des Menschen war. Wir vergessen oft, dass die moderne Hochleistungsmedizin noch ein relativ junges Phänomen in der Geschichte der Menschheit ist, ein bemerkenswerter Fortschritt, der gerade einmal ein halbes Jahrhundert zurückliegt. In der Praxis mussten die Menschen das Fehlen medizinischer Ressourcen dadurch ausgleichen, dass sie das Auftreten von Krankheiten so weit wie möglich zu vermeiden suchten. Diese vorbeugende Haltung basierte vor allem auf dem tiefen Wissen um den Einfluss der Ernährung auf das Wohlbefinden.

Wir glauben, dass aus dieser engen Beziehung zwischen der Ernährung und ihrer vorbeugenden Wirkung gegen Krankheiten bedeutende Lehren zu ziehen sind. Viele der wichtigsten Krankheiten unserer heutigen Gesellschaft – die große Zahl der Krebsleiden, Diabetes oder auch Herz- und Gefäßerkrankungen – sind oft direkt mit unseren Lebensgewohnheiten verbunden und damit in vielen Fällen vermeidbar. Der Prävention kommt eine extrem hohe Bedeutung zu, denn jedes Jahr sterben 36 Millionen Menschen an diesen Krankheiten. Wenn nichts geschieht, wird die nächste Generation Schätzungen zufolge zum ersten Mal eine niedrigere Lebenserwartung haben als die ihrer Eltern. Dieser Rückgang ist unmittelbar auf die starke Zunahme von Krankheiten zurückzuführen, die in Zusammenhang mit den Lebensgewohnheiten, beispielsweise einer schlechten Ernährung, stehen. Und selbst wenn man annimmt, dass die medizinischen Fortschritte mehrere negative Auswirkungen aufgrund dieser chronischen Krankheiten erträglicher machen werden, so wird die Hoffnung auf ein Leben bei guter Gesundheit – vielleicht das wichtigste Kriterium für einen Menschen –, doch in jedem Fall schwer beeinträchtigt.

Wir glauben indes, dass die aktuelle Situation keinesfalls irreversibel ist und dass im Gegensatz Grund zum Optimismus besteht. Im Laufe der letzten Jahre erlebten wir ein wachsendes Interesse für die Beziehung zwischen Ernährungsgewohnheiten und der Entstehung bestimmter Krebsarten. Immer mehr Menschen interessieren sich heute für die Herkunft und die Qualität der Nahrungsmittel auf ihrem Teller und für die Frage, wie sie durch die Verwendung dieser Nahrungsmittel im Alltag ihre Lebensqualität verbessern und das Risiko, von einer so schweren Krankheit wie Krebs getroffen zu werden, verringern können. All diese Reaktionen zeigen, dass die besondere Beziehung zwischen den Menschen und ihrer Nahrung kein vages Konstrukt oder ein Überbleibsel aus der Vergangenheit ist; ganz im Gegenteil: Die Natur ihrer Nahrungsmittel bleibt für viele Menschen ein Thema von zentraler Bedeutung.

In diesem Sinne haben wir dieses Buch geschrieben. Wir möchten darin nicht nur erneut in Erinnerung rufen, welch wichtigen Beitrag eine gesunde Ernährung zum Wohlbefinden und zur Vorbeugung gegen Krankheiten leisten kann. Wir wollen vielmehr auch konkrete Handlungsanleitungen geben, wie diese Prinzipien mit Hilfe einfacher, schneller, preisgünstiger und köstlicher Rezepte in die Praxis umzusetzen sind. Wenn wir gegen Krebs vorbeugen, indem wir besonders auf die Art unserer Ernährung achten, dann öffnet sich – wie Sie sehen werden – das Tor zu einer neuen Welt mit großer Geschmacks- und Konsistenzvielfalt, in der lustvolles Essen Hand in Hand mit Gesundheit geht.

Richard Béliveau und Denis Gingras

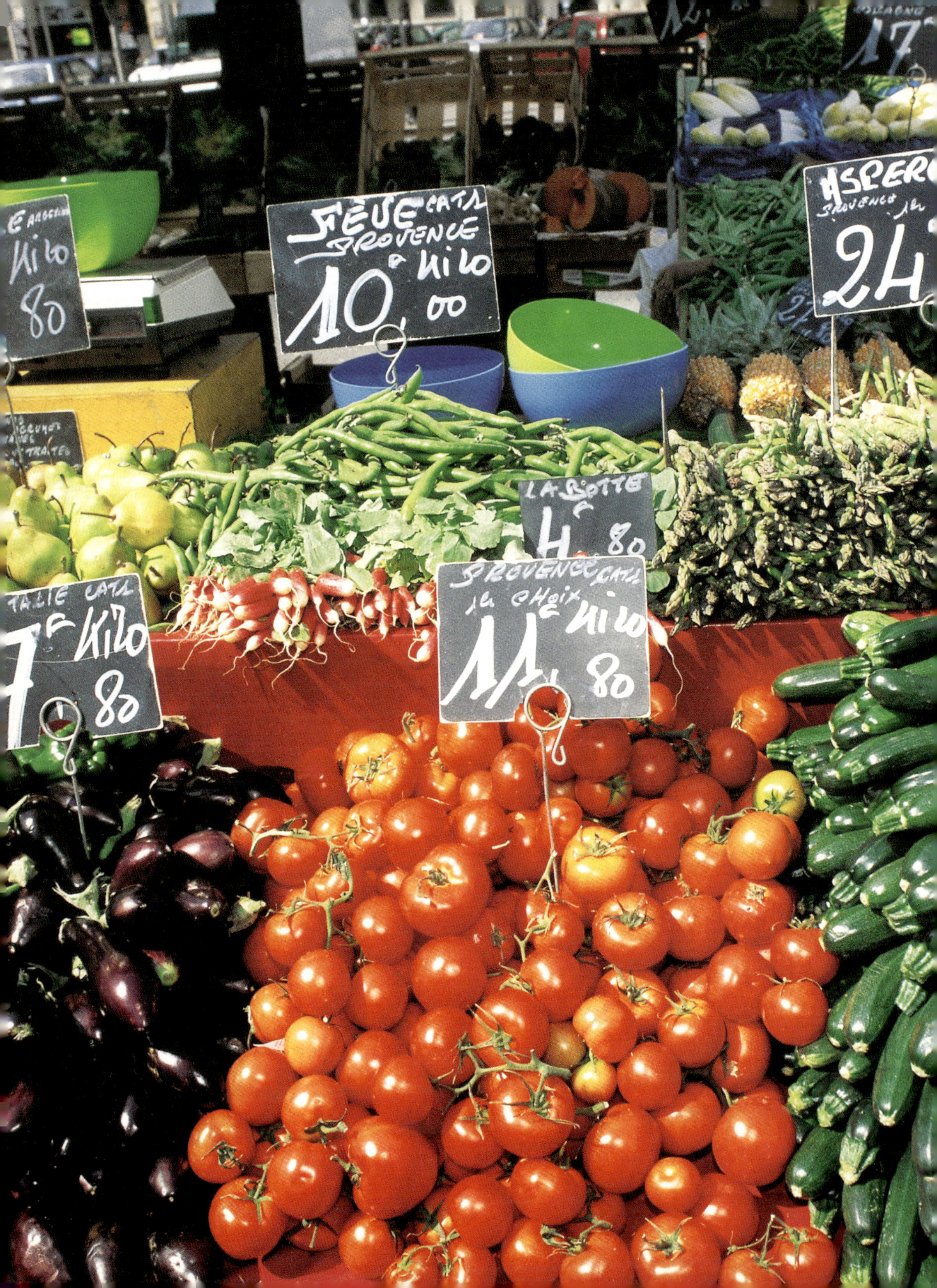

kilo
80
FEVE
PROVENCE
kilo
10,00
PROVENCE
24
LA BOTTE
4,80
PROVENCE
au choix kilo
11,80
kilo
80

Teil I

1 Krebs: eine Krankheit, gegen die man Tag für Tag kämpfen muss

2 Krebs: eine Frage der zellulären Umgebung

3 Fettsucht: ein gewichtiges Problem

4 Ernährung: das Herzstück der Krebsprävention

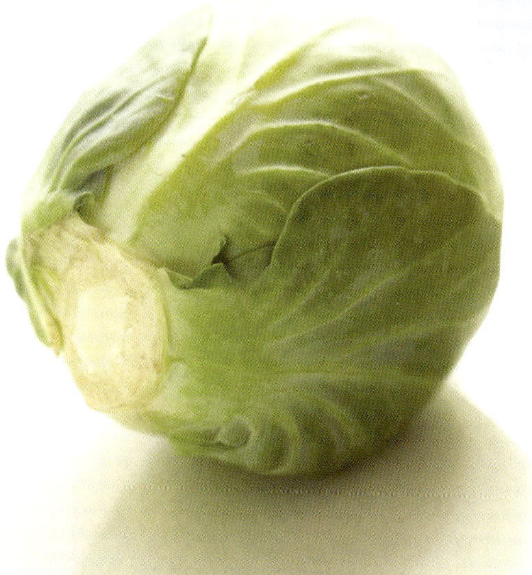

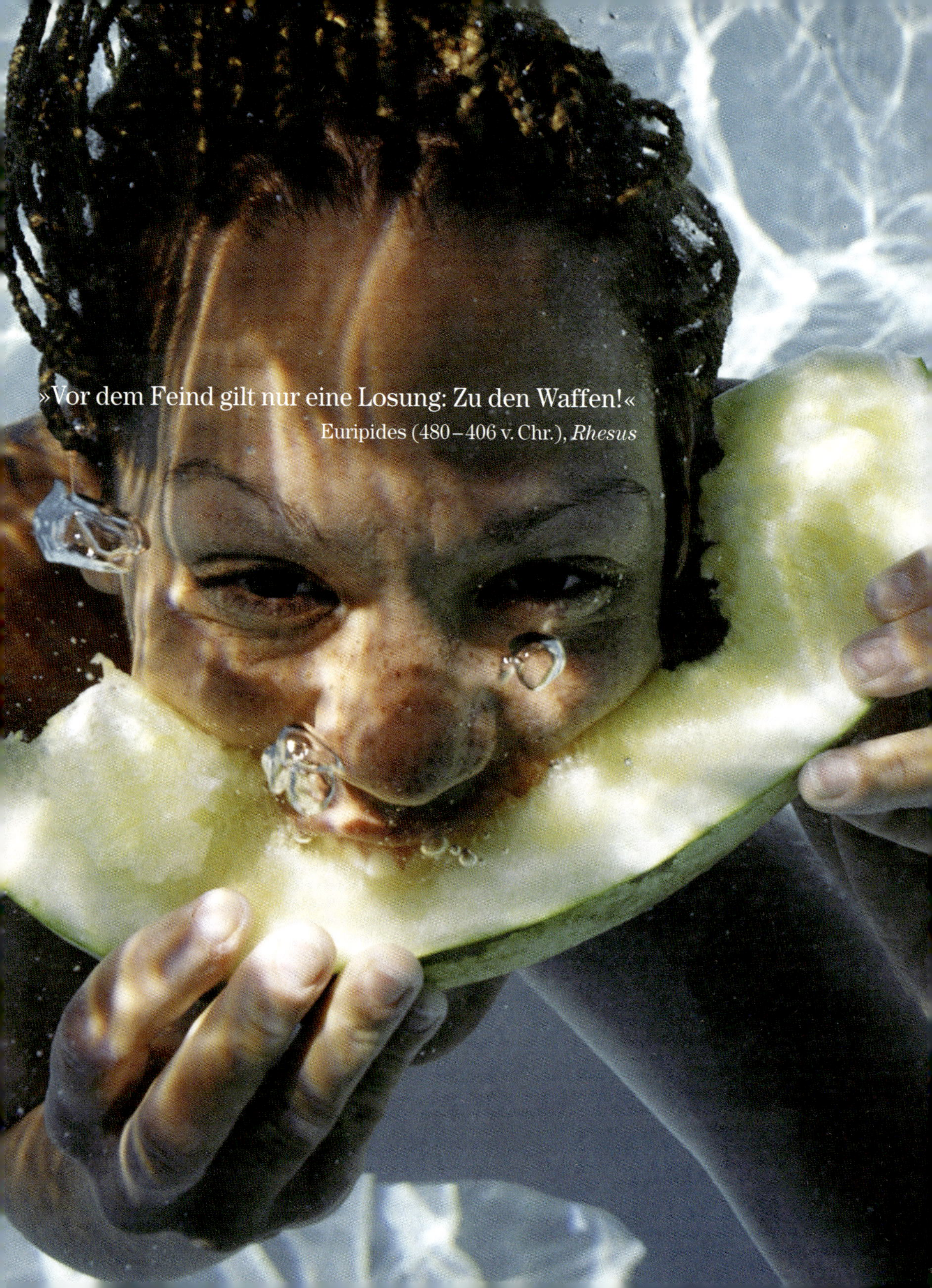

»Vor dem Feind gilt nur eine Losung: Zu den Waffen!«

Euripides (480–406 v. Chr.), *Rhesus*

Kapitel 1

Krebs: eine Krankheit, gegen die man Tag für Tag kämpfen muss

In Quebec wie in vielen anderen Regionen der Welt ist Krebs zu einem zentralen Problem des öffentlichen Gesundheitswesens geworden; zum ersten Mal rangiert er als häufigste Todesursache noch vor den Herz- und Gefäßerkrankungen. Die Krebsstatistik hat wirklich schwindelerregende Dimensionen (Tabelle 1) erreicht: Weltweit wird alle drei Sekunden ein neuer Fall von Krebs diagnostiziert, und alle fünf Sekunden stirbt ein Mensch an den Folgen dieser Krankheit. Nichts deutet darauf hin, dass sich in den kommenden Jahren an dieser Tendenz etwas verbessern wird.

Der Krebs in Zahlen

In Quebec
100 Neuerkrankungen pro Jahr
50 Todesfälle pro Tag

Weltweit
1 Neuerkrankung alle 3 Sekunden
1 Todesfall alle 5 Sekunden

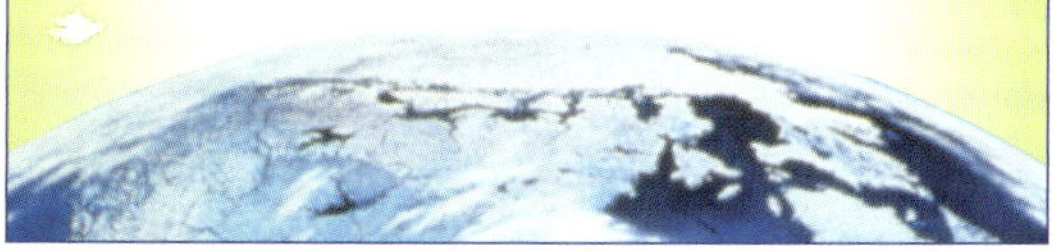

Tabelle 1

Man schätzt heute, dass zwei Fünftel der Menschen von Krebs betroffen sein werden und dass allem Einsatz, allen Anstrengungen und allen Hoffnungen zum Trotz, mit denen dieser Kampf geführt wird, kaum mehr als die Hälfte der Erkrankten fünf Jahre nach der Diagnose noch am Leben sein werden. Krebs ist eine komplexe Krankheit, deren effektive Bekämpfung noch immer sehr schwierig ist, vor allem, wenn die Diagnose in einem fortgeschrittenen Stadium gestellt wird, wie es bedauerlicherweise allzu oft der Fall ist. Und auch wenn die Fortschritte in der Chirurgie, der Bestrahlung und der Chemotherapie heute die erfolgreiche Bekämpfung bestimmter Krebsarten ermöglichen, so haben andere, sehr verbreitete Krebsarten wie Dickdarm- und Lungenkrebs Überlebensraten von nicht mehr als 25 Prozent und sind für den Tod Tausender von Menschen pro Jahr verantwortlich.

Krebs ist zu oft eine Frage der Lebensgewohnheiten

Wir haben dem Krebs gegenüber im Allgemeinen eine fatalistische Einstellung, als würden diese schrecklichen Statistiken eine unwandelbare Situation widerspiegeln, mit der wir uns ohne jede Möglichkeit aktiven Eingreifens abfinden müssten. Dabei beschränkt sich der Kampf gegen Krebs nicht darauf, dass man abwartet, bis die Krankheit ein fortgeschrittenes klinisches Stadium erreicht, das einen chirurgischen Eingriff, eine Bestrahlung oder eine Chemotherapie erfordert. Vielmehr können wir Krebs aktiv bekämpfen, indem wir uns bestimmte Verhaltensweisen zu eigen machen, durch die wir seine Entstehung schon an der Wurzel bekämpfen und infolgedessen sein Auftreten verhindern können (Abbildung 1). Eine detaillierte Analyse der Hauptursachen von Krebs offenbart nämlich, dass beinahe zwei Drittel der Fälle direkt mit bestimmten Aspekten unseres Lebensstils verbunden und infolgedessen vermeidbar sind. Das Rauchen, das allein bereits für ein Drittel aller Krebserkrankungen verantwortlich ist, bildet das beste Beispiel für die positiven Auswirkungen, die eintreten können, wenn wir diese Lebensgewohnheiten verändern. Aber über das Rauchen hinaus haben auch andere Aspekte unserer Lebensweise, insbesondere die Zusammensetzung unserer Ernährung, erhebliche Konsequenzen für das Risiko, an verschiedenen Krebsarten zu erkranken. Das Präventions-Potenzial gegen Krebs ist folglich enorm groß; wir müssen erkennen, dass Vorbeugung eine zentrale Waffe im Kampf gegen diese Krankheit ist.

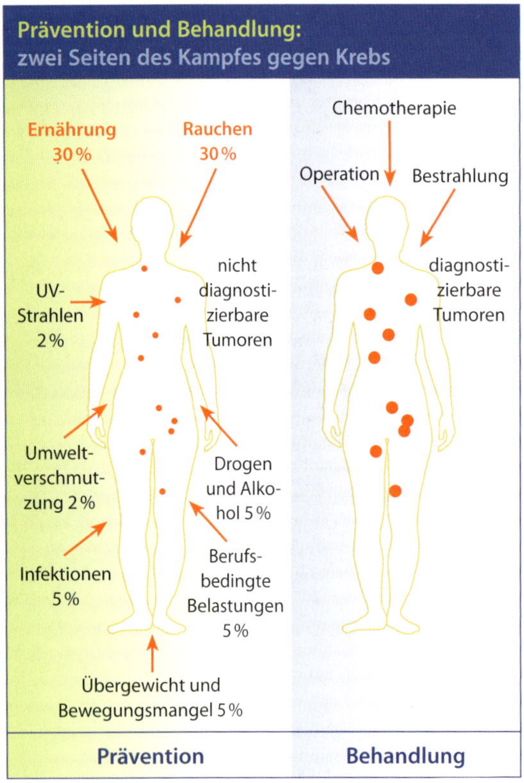

Abbildung 1

Der Einfluss der Ernährung auf Krebs

Es besteht heute kein Zweifel mehr daran, dass die Zusammensetzung der Ernährung eine entscheidende Rolle im Hinblick auf das Risiko einer Krebserkrankung spielt. Alle Schätzungen internationaler Organisationen, die von Krebsforschern durchgeführt wurden, insbesondere die des *World Cancer Research Fund*, untermauern die Tatsache, dass etwa ein Drittel der Krebsfälle in direktem Zusammenhang mit einer ungünstigen Ernährung stehen, die im Allgemeinen durch einen Mangel an pflanzlichen Produkten wie Obst und Gemüse gekennzeichnet ist. Bei den wichtigsten Krebserkrankungen in unseren westlichen Gesellschaften lässt sich ein Ernährungsfaktor nachweisen, dessen Einfluss bei Krebsarten des Verdauungssystems (Darmkrebs, Magenkrebs, Speiseröhrenkrebs) besonders hoch ist: Drei Viertel dieser Erkrankungen sind direkt auf die Ernäh-

Einfluss der Ernährung auf die Inzidenz von Krebserkrankungen

Rang (Inzidenz)	Tumorart	Globale Inzidenz (in Millionen)	Durch Ernährung können verhindert werden	
			Pessimistische Schätzung (%)	Optimistische Schätzung (%)
1	Lunge	1320	20	33
2	Magen	1015	66	75
3	Brust	910	33	50
4	Dickdarm, Rektum	875	66	75
5	Mund und Rachen	575	33	50
6	Leber	540	33	66
7	Gebärmutterhals	525	10	20
8	Speiseröhre	480	50	75
9	Prostata	400	10	20

Quelle: *Food Nutrition and the Prevention of Cancer: A Global Perspective.* World Cancer Research Fund, American Institute for Cancer Research

Tabelle 2

rungsweise zurückzuführen (Tabelle 2). Diese Statistiken sind besonders frappierend im Fall des Dickdarmkrebses, der zweitwichtigsten Todesursache nach dem Lungenkrebs: So eindeutig wie Lungenkrebs mit Rauchen zusammenhängt – 85 Prozent der Krebserkrankungen werden durch Nikotingenuss verursacht –, so eng hängt Darmkrebs – 75 Prozent der Erkrankungen sind ernährungsbedingt – damit zusammen, was wir essen. Zahlreiche Untersuchungen an Migranten haben zudem gezeigt, dass auch ein hoher Anteil anderer, weit verbreiteter Krebsarten wie etwa Brust- oder Prostatakrebs ebenfalls eine Ernährungskomponente aufweisen, die signifikant zum hohen Prozentsatz dieser Krebsarten in unserer Gesellschaft beiträgt (siehe Kasten, S. 18).

Die hohe Inzidenz (Anzahl der Neuerkrankungen innerhalb eines bestimmten Zeitraums; Anm. d. Ü.) von Darm-, Brust- und Prostatakrebs, die für Industriegesellschaften typisch ist, veranschaulicht somit auf ebenso tragische wie vielsagende Weise, welche herausragende Rolle die Ernährung bei der Entstehung von Krebs spielt. Sie unterstreicht außerdem, dass eine Veränderung unserer Ernährungsweise durch die Integration von Nahrungsmitteln, die uns vor diesen Krebsarten schützen können, unumgängliches Ziel jeder Strategie im Kampf gegen diese Krankheit sein muss.

Ernährung und Vorbeugung gegen Brustkrebs

Eine von neun Frauen in Nordamerika (12 %) erkrankt eines Tages an Brustkrebs. Zwar galt in den letzten Jahren die besondere Aufmerksamkeit Mutationen in bestimmten Genen, die diesen Krebs auslösen (das BRCA1- und das BRCA2-Gen), doch darf man deswegen nicht aus den Augen verlieren, dass diese Mutationen nur bei einer von 300 Frauen (0,3 %) zu finden sind (der Anteil ist bei aschkenasischen jüdischen Frauen deutlich erhöht, dort ist eine von 40 Frauen [3%] Trägerin des defekten Gens). Umgekehrt deuten manche Beobachtungen darauf hin, dass bestimmte Lebensgewohnheiten, insbesondere die Ernährungsweise, eine herausragende Rolle bei der Entstehung dieser Krankheit spielen. So haben viele Untersuchungen gezeigt, dass sich die Erkrankungsrate bei Asiatinnen, die die niedrigsten Brustkrebsraten auf der Welt haben, nach ihrer Auswanderung in den Westen vervierfacht. Diese Zunahme steht in direktem Zusammenhang mit der Veränderung ihrer Ernährungsgewohnheiten.

Asiatische und westliche Ernährung unterscheiden sich in vielfacher Hinsicht; immer wieder wurde gemutmaßt, dass diese Unterschiede für die Zunahme des Erkrankungsrisikos für Brustkrebs verantwortlich sind, sobald eine Asiatin einen westlichen Lebensstil annimmt. Beispielsweise zeigt sich mittlerweile immer eindeutiger, dass der regelmäßige Verzehr von Sojaprodukten durch asiatische Frauen das Brustkrebsrisiko erheblich senkt, vor allem, wenn dieser Verzehr in jungen Jahren, vor und während der Pubertät einsetzt. Auch die Allgegenwart von Meeresalgen (siehe Kapitel 5) und Gemüse der Kreuzblütengewächse trägt zu den beobachteten Diskrepanzen in der Erkrankungshäufigkeit für bestimmte Krebsarten zwischen Orient und Okzident bei.

Ein weiterer Faktor, der die westlichen Frauen anfälliger für Brustkrebs macht, ist offenbar die Art der Nahrungsfette. So erhöht ein Überschuss an gesättigten Fetten verbunden mit einem Mangel an einfach ungesättigten und mehrfach ungesättigten Omega-3-Fettsäuren (siehe Kapitel 7, S. 79 ff.) dieses Risiko drastisch. Der exzessive Verzehr von gesättigten Fettsäuren führt außerdem häufig zu Übergewicht – ein Faktor, der neueren Studien zufolge das Risiko verdoppelt.

Diese Beobachtungen veranschaulichen, welcher Stellenwert der Ernährung bei der Prävention von Brustkrebs zukommt, und sie weisen darauf hin, dass Veränderungen der westlichen Ernährungsgewohnheiten wie etwa ein höherer Verzehr von Soja während Kindheit und Adoleszenz sowie eine gesteigerte Zufuhr von Kreuzblütlergemüse und Omega-3-Fettsäuren im Erwachsenenalter einen konkreten Einfluss auf die Vorbeugung gegen diese Krebsart haben können.

Wenn Dr. Jekyll zu Mr. Hyde wird

Ein klinisch diagnostizierbarer Krebs ist kein plötzlich eintretendes Phänomen, das von einem Tag auf den anderen sichtbar wird; vielmehr handelt es sich um das Resultat eines langen Prozesses, in dessen Verlauf normale Zellen zahlreiche Veränderungen durchlaufen haben. Diese befähigen sie Schritt für Schritt dazu, unser Abwehrsystem zu umgehen und das Gewebe zu infiltrieren, indem sie sich befinden. Man kann die Transformation einer normalen Zelle zu einer Krebszelle mit der eines Kindes vergleichen, das als Erwachsener kriminell wird: Niemand wird mit einer kriminellen Veranlagung geboren. Erst die Akkumulation schlechter Einflüsse und körperliche und/oder seelische Traumata verändern das soziale Verhalten eines Individuums und treiben es in die Kriminalität. Das Gleiche gilt für den Krebs: Die meisten Tumoren entstehen aus vollkommen normalen Zellen, die ein »Trauma« erfahren haben, ein Auslöserereignis, das ihre Persönlichkeit durch die Modifikation des genetischen Materials einer Zelle (ihre DNA), sogenannte **Mutationen**, »transformiert« hat. Diese Mutationen sind ein relativ häufiges Phänomen: Durch das Eindringen verschiedener krebserregender Substanzen, bestimmter Viren, Strahlen oder auch freier Radikaler in den Körper kann die DNA geschädigt werden und ein delinquentes Verhalten der betroffenen Zelle ausgelöst werden. In manchen Fällen werden diese entarteten Zellen genetisch weitergegeben: Menschen, die solche defekten Zellen erben, besitzen von Geburt an transformierte Zellen.

Eines jedoch muss man unbedingt verstehen: Ob vererbt oder erworben – diese entarteten Zellen sind noch keine Krebszellen, sie haben nur das Potenzial, dazu zu werden. Noch sind sie auf eine Umgebung angewiesen, die die Transformation in ein Krebsstadium begünstigt und unterstützt. Im Allgemeinen begünstigt die zelluläre Umgebung, in der die präkanzerösen Zellen eingebettet sind, ihr Wachstum kaum, wie wir im folgenden Kapitel noch im Einzelnen sehen werden. Die Zelle muss vielmehr auf ihrem Weg zu einer Krebszelle zahl-

Krebs entwickelt sich durch die Akkumulation von Mutationen

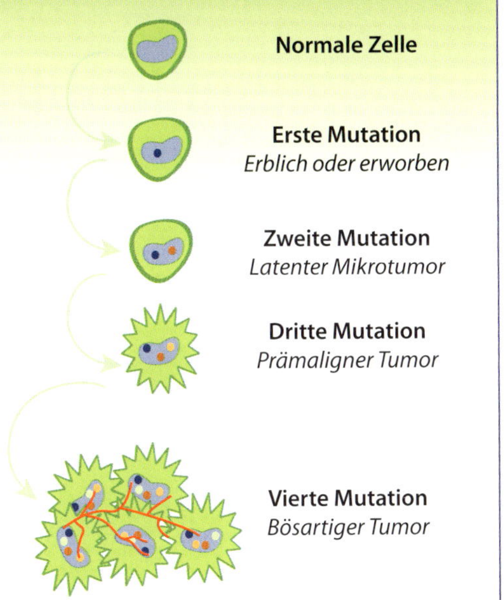

Krebs entsteht im Allgemeinen aus einer einzigen Zelle (monoklonaler Ursprung). Die normalen Zellen werden im Verlauf einer Reihe von Phasen bösartig und metastasieren dann; dabei wird jede Phase von einem spezifischen Gen kontrolliert. Menschen, die an einer genetisch vererbten Krebserkrankung leiden, besitzen die erste Mutation bereits von Geburt an.

Abbildung 2

reiche Hindernisse überwinden, um ihr Ziel zu erreichen. Sie muss lernen, sich ohne Hilfe von außen zu vermehren, sie muss sich der Überwachung des Immunsystems entziehen und sie muss – ein äußerst wichtiger Punkt – ein Netz von Blutgefäßen bilden, das ihr die Nährstoffe und den Sauerstoff zuführt, die sie benötigt. Jeder dieser Schritte stellt eine schwierige Aufgabe dar, er erfordert jedes Mal eine neue Mutation, die der Zelle einen weiteren Wachstumsvorteil verschaffen soll, der sie noch gefährlicher macht, wenn sie ihr Ziel erreicht. Mit anderen Worten, die transformierte

Ein langes Zeitfenster für Interventionen

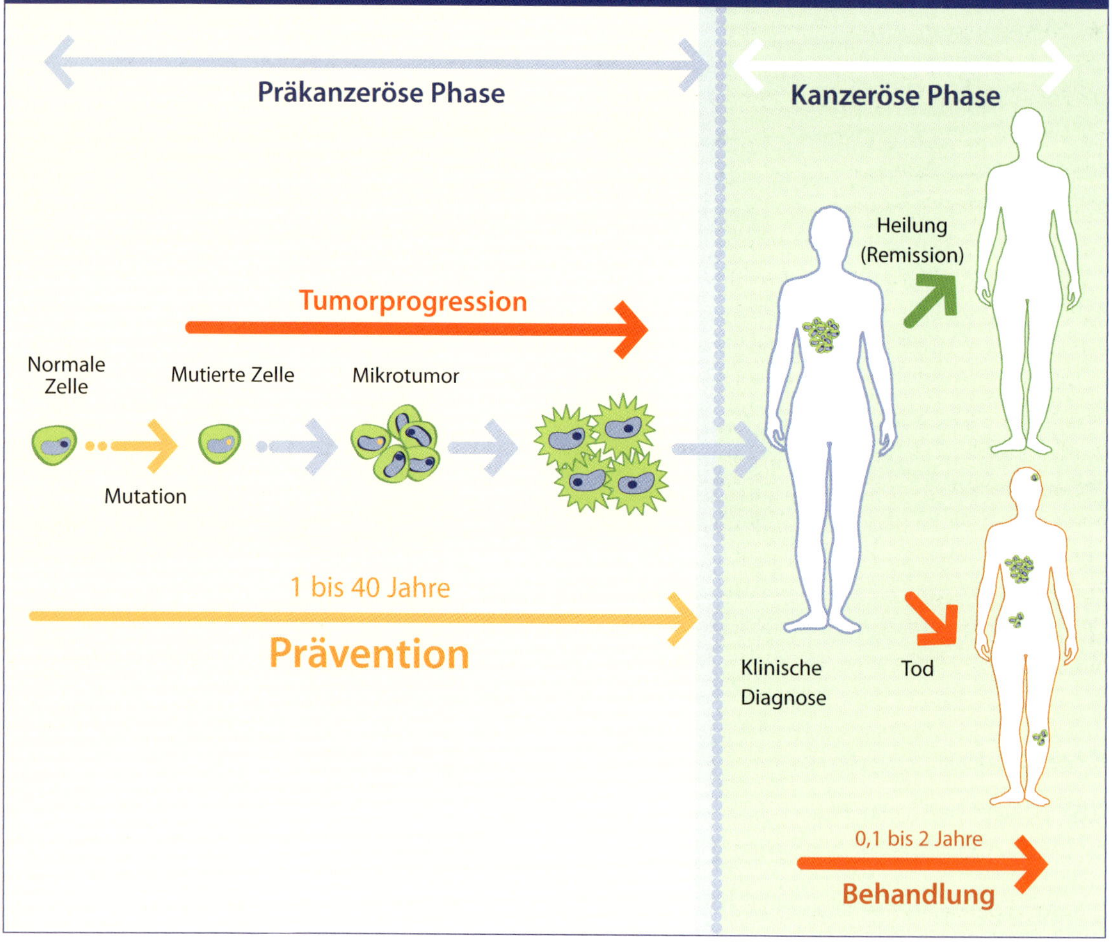

Abbildung 3

Zelle erwirbt erst nach vielen Mutationen die erforderliche Stärke, um zu wachsen, das sie umgebende Gewebe zu infiltrieren und sich schließlich in Form von Metastasen im Körper auszubreiten (Abbildung 2, S. 19).

Wie man sieht, muss die normale Zelle einen schwierigen Prozess durchlaufen, um das Endstadium Krebs zu erreichen. Wir können uns diesen störanfälligen Werdegang zunutze machen, um die Entstehung von Krebs zu verhindern. Mit Ausnahme bestimmter besonders gefährlicher Mutationen (die oft für Krebserkrankungen bei kleinen Kindern verantwortlich sind) kann die Mehrheit der Betroffenen, die Mutationen ausgesetzt sind oder mit einer erblichen Veranlagung für eine Krebserkrankung geboren wurden, die Ausbildung der Krankheit verhindern, indem sie sich eine Lebensweise zu eigen macht, die die entartete Zelle daran hindert, neue Mutationen zu durchlaufen. Dadurch kann sie nicht jene neuen Persönlichkeitsmerkmale erwerben, die sie so gefährlich machen. Genau hier setzt die Ernährung an: Mit unseren alltäglichen Nahrungsmitteln können wir entscheidend die Schaffung einer Umgebung fördern, die für die Weiterentwicklung von Zellen zu Krebszellen sehr ungünstig ist, weil sie sie daran hindert, die für das Erreichen eines reifen Stadiums notwendigen Merkmale zu erwerben.

Krebs: eine Krankheit, die man bekämpfen muss, solange sie verwundbar ist

Aufgrund der Schwierigkeiten, mit denen die präkanzerösen Zellen konfrontiert sind, ist die Ausbildung eines klinisch diagnostizierbaren Krebsleidens ein langwieriger Prozess, der sich über mehrere Jahre oder Jahrzehnte erstreckt und in dessen Verlauf die präkanzerösen Zellen extrem verletzlich sind (Abbildung 3). So dauert es (im Durchschnitt) sechs Jahre, bis es einer durch eine Mutation veränderten Zelle gelingt, sich ausreichend zu vermehren, um einen präkanzerösen Tumor mit einem Volumen von einem Kubikmillimeter zu bilden, einen Mikrotumor, der mehrere Hunderttausend noch nicht diagnostizierbare und ungefährliche Zellen enthält. In der Praxis erreichen viele präkanzeröse Zellen im Laufe unseres Lebens dieses Stadium, ohne dass wir darunter leiden würden.

So weisen beispielsweise ein Drittel aller Frauen um die vierzig Mikrotumoren der Brust auf, und beinahe 40 Prozent der Männer im gleichen Alter besitzen Mikrotumoren an der Prostata. Diese unschädlichen Tumoren können über lange Zeit »Schläfer« bleiben, solange es den präkanzerösen Zellen, aus denen sie bestehen, nicht gelingt, weitere Mutationen zu durchlaufen, die ihnen die Weiterentwicklung zu einem reifen Stadium erlauben. Sobald der Tumor jedoch dieses Stadium erreicht, beschleunigt sich sein Wachstum, und er wird innerhalb von Monaten oder Jahren dann ein Stadium der klinischen Diagnostizierbarkeit erreichen, das eine schnelle ärztliche Intervention erfordert, um seine Streuung im Organismus in Form von Metastasen zu verhindern (Abbildung 3).

Wir können Krebs also mit einem komplizierten Puzzle vergleichen, bei dem jedes Teil aus einer für seine Progression unverzichtbaren Mutation stammt (Abbildung 4, S. 22). Es bedeutet eine langwierige und schwierige Aufgabe für die präkanzerösen Zellen, sich all diese Teile des Puzzles anzueignen; sind jedoch erst einmal alle Teile vorhanden, so gelingt das Zusammensetzen schnell, und die Krankheit kann mit beschleunigtem Tempo fortschreiten, um schließlich ein extrem gefährliches Stadium zu erreichen, das allzu oft zum Tod der Betroffenen führt.

Wir müssen also dieses große Zeitfenster, das uns die für die Entstehung eines Tumors erforderliche lange Zeitspanne eröffnet, für eine Intervention nutzen, indem wir unablässig die präkanzerösen Zellen angreifen und verhindern, dass sie alle für die Vollendung des tödlichen Puzzles notwendigen Teile erwerben. Diese Prävention ist vor allem dadurch möglich, dass mehrere Faktoren unserer Lebensweise aktiv dazu beitragen können, die Entwicklung dieser Tumoren zu behindern. Sie tun das, indem sie feindliche Umgebungsbedingungen schaffen, die deren Progression im Keim ersticken und sie dazu verurteilen, in einem latenten und gutartigen Stadium zu verharren. Und unter diesen Faktoren spielt nichts eine so herausragende Rolle wie die Ernährung.

Das Krebs-Puzzle

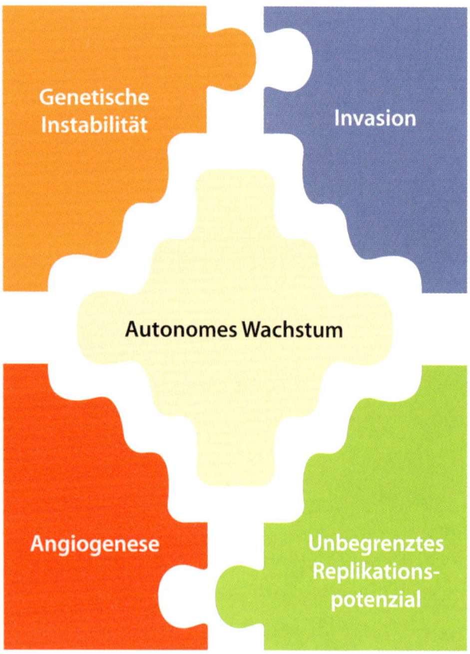

Abbildung 4

Dem Krebs die Gastfreundschaft verweigern

Pflanzen sind ohne jeden Zweifel die Nahrungsmittel, die das größte Potenzial zur Senkung des Erkrankungsrisikos für eine ganze Reihe von Krebsarten haben. Mehr als zweihundert epidemiologische Untersuchungen haben gezeigt, dass Menschen, die reichlich pflanzliche Produkte (Obst, Gemüse, Getreideprodukte, Gewürze) verzehren oder grünen Tee trinken, ein etwa halb so großes Krebsrisiko haben wie diejenigen, die nur gelegentlich solche Erzeugnisse zu sich nehmen. Diese präventive Wirkung ist zum großen Teil auf den außergewöhnlich hohen Gehalt an sekundären Pflanzenstoffen in diesen Produkten zurückzuführen – also krebshemmenden Wirkstoffen, die in der Lage sind, mehrere Prozesse zu blockieren, auf die die präkanzerösen Zellen für ihr Wachstum angewiesen sind.

Gemüse der Kreuzblütengewächse (z. B. die Kohlfamilie) und Alliaceae (Knoblauchgewächse) enthalten sekundäre Pflanzenstoffe, die die Eliminierung krebserregender Substanzen beschleunigen und außerdem das Potenzial besitzen, die Entwicklung von Krebszellen zu hemmen, indem sie sie zur Selbstzerstörung durch den Mechanismus

Primäre und sekundäre Prävention gegen Krebs mit Hilfe sekundärer Pflanzenstoffe

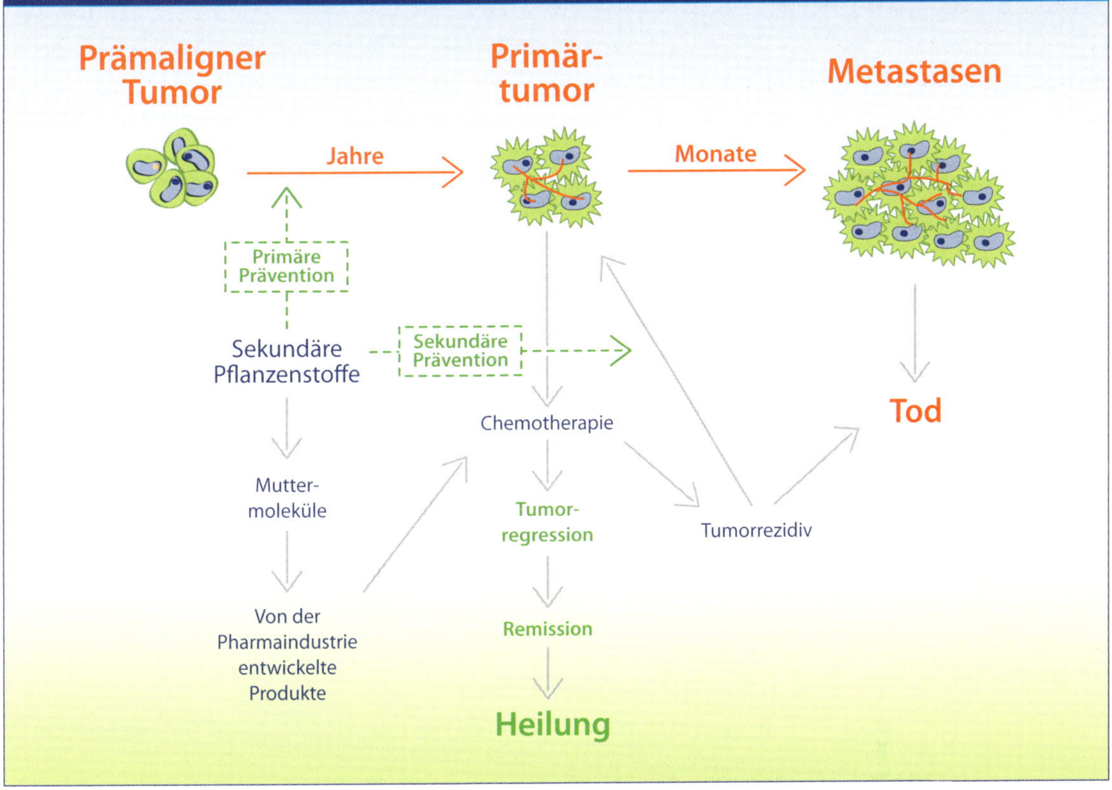

Abbildung 5

der Apoptose zwingen. Andere Nahrungsmittel wie Beeren oder grüner Tee enthalten Moleküle, die die Mikrotumoren an der Bildung von Blutgefäßen hindern, die sie für ihr Wachstum benötigen (Angiogenese). Das sind nur einige Beispiele unter vielen. Tatsächlich enthalten zahlreiche Pflanzen – Zitrusfrüchte, Soja oder sogar Schokolade (ein pflanzliches Produkt) phytochemische Wirkstoffe, die die Progression des Tumors behindern können, indem sie die Aktivität von Schlüsselenzymen stören, die bei der Vermehrung der Krebsvorläuferzellen eine Rolle spielen. Im Übrigen ist die Identifikation und Charakterisierung der in Nahrungsmitteln enthaltenen antikarzinogenen Wirkstoffe auch heute noch Gegenstand intensiver Forschungen, wie man an den Zehntausenden von wissenschaftlichen Publikationen sehen kann, die sich im Laufe der letzten Jahre mit der Rolle dieser Moleküle bei der Krebsprävention befasst haben.

Die Natur, ein freigiebiger Lieferant krebshemmender Moleküle

Pflanzen können nicht vor ihren Angreifern fliehen, sie mussten daher ein beachtliches chemisches Arsenal entwickeln, um unter feindlichen Umweltbedingungen überleben zu können. Dieser »chemische Krieg« wird durch den hohen Gehalt der Pflanzen an Molekülen möglich, die wirkungsvoll Bakterien, Insekten oder Pilze abtöten und ihnen einen effektiven Kampf gegen die Aggressoren ermöglichen. Diese Moleküle sind oft in außerordentlich hohen Konzentrationen in der Schale der Pflanzen vorhanden, wo sie insbesondere im Fall der Früchte die Unversehrtheit des im Kern gespeicherten Erbmaterials gewährleisten und damit die Fortpflanzung der Art sichern sollen. Das beste Beispiel für diesen Mechanismus liefert zweifellos das in Traubenschalen enthaltene Resveratrol – ein Molekül, das ein wirkungsvolles Fungizid ist und die Traube vor dem Befall mit mikroskopisch kleinen Pilzen schützt. Viele dieser Moleküle haben zusätzlich zu ihrer positiven Rolle im Überlebenskampf der Pflanzen eine erhebliche antikarzinogene Wirkung, die wir bestens zur täglichen Prävention nutzen können.

Viele Untersuchungen der Ethnopharmakologie (einer Wissenschaft, die natürlich vorkommende Wirkstoffe zu identifizieren versucht, indem sie die traditionelle Verwendung von Pflanzen als Heilpflanzen erforscht) haben gezeigt, dass die Pflanzenwelt, abgesehen von diesen aus der Nahrung stammenden Wirkstoffen, einen wahren Schatz von Molekülen mit heilsamer Wirkung birgt, von denen viele besonders wirksam gegen Krebszellen sind. Manche krebshemmenden pflanzlichen Wirkstoffe sind sehr effizient und können so, wie sie sind, zur Behandlung eines fortgeschrittenen Krebsleidens eingesetzt werden (Taxol, Vincristin, Vinblastin), oder aber sie dienen als Ausgangsstoffe für die Herstellung von noch wirksameren Derivaten (Etoposid, Irinotecan, Docetaxel). Diese therapeutische Nutzung von krebshemmenden Wirkstoffen pflanzlichen Ursprungs ist alles andere als eine Randerscheinung, denn mehr als 60 Prozent der heute in der klinischen Chemotherapie eingesetzten Medikamente, durch die zahlreiche Menschenleben gerettet werden können, stammen auf die eine oder andere Weise aus natürlichen Quellen!

Eine Ernährungsweise, die auf dem Verzehr großer Mengen von krebshemmenden Nahrungsmitteln basiert, nutzt folglich die lange Latenzperiode, die präkanzeröse Zellen benötigen, um ein reifes Stadium zu erreichen (d.h., um Krebszellen zu werden). Dabei werden diese Zellen unablässig attackiert und an der Vollziehung jener Mutationen gehindert, die sie brauchen, um zu wachsen und allmählich das Nachbargewebe zu infiltrieren (Abbildung 5, S. 23). Doch die präventive Rolle der Ernährung beschränkt sich nicht darauf, das Auftreten von Krebs zu verhindern (primäre Prävention); sie ermöglicht außerdem die Bekämpfung von verbliebenen Krebszellen nach einer chemotherapeutischen Behandlung, die sich zu neuen Tumoren entwickeln (Rezidiv) und dadurch das Leben des Betroffenen erneut bedrohen könnten. Mit anderen Worten: Die Entscheidung für eine Ernährung mit reichlich vegetarischer Kost bedeutet nichts anderes, als dass man Krebsvorläuferzellen (präkanzeröse Zellen) einer alltäglichen, nicht toxischen Chemotherapie unterzieht. Und diese machen die Versuche der präkanzerösen Zellen, sich zu einem fortgeschrittenen Krebsstadium zu entwickeln, durch die kontinuierliche Gegenwart von krebshemmenden Wirkstoffen zunichte.

Die krebshemmenden Eigenschaften von Verbindungen, die in Nahrungsmitteln mit pflanzlichem Ursprung vorhanden sind, sind in keiner Weise abstrakt oder theoretisch, ganz im Gegenteil: Moleküle, die die Entwicklung von Krebs stören können, sind ein weit verbreitetes Phänomen bei Pflanzen, sodass die Mehrzahl der heute in der Chemotherapie verwendeten Medikamente aus pflanzlichen Quellen stammt (siehe Kasten). Im gleichen Sinne dienen heute viele Moleküle pflanzlicher Herkunft, die auf bestimmte, mit der Entwicklung von Krebs verbundene Vorgänge hemmend wirken, als Modell für die pharmazeutische Industrie, die hofft, analog dazu Mittel zur Krebsbekämpfung herzustellen (Abbildung 5, S. 23).

Dieser Ansatz wird noch interessanter, wenn man bedenkt, dass diese pflanzlichen Moleküle in manchen Fällen ähnliche Wirkmechanismen haben wie die synthetisch im Labor erzeugten Verbindungen! So stellten wir vor Kurzem fest, dass Luteolin und Apigenin – zwei Moleküle, die besonders reichhaltig in Kräutern wie Minze, Thymian und Petersilie enthalten sind – effektiv die Aktivität eines Schlüsselenzyms hemmen, das vom Wachstumsfaktor PDGF aktiviert wird und an

Ähnlichkeit zwischen pharmazeutischen und nutrazeutischen Molekülen

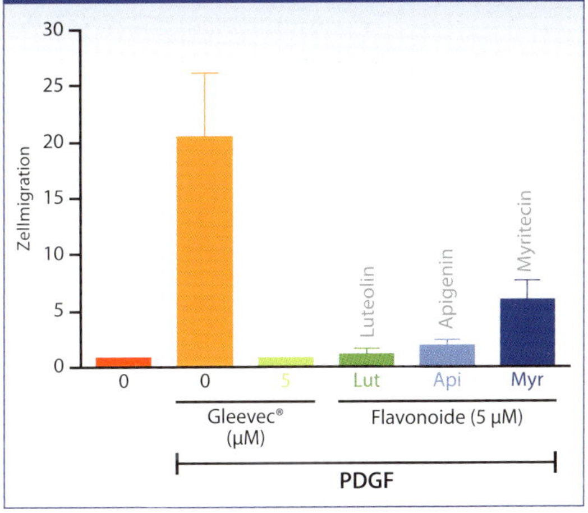

Abbildung 6

der Bildung neuer Blutgefäße in Tumoren beteiligt ist. Diese Moleküle wirken auf ähnliche Weise wie Gleevec®, ein neues und hochwirksames, chemotherapeutisches Medikament, das sich in den letzten Jahren zum Spitzenreiter bei der Behandlung bestimmter Leukämien entwickelt hat (Abbildung 6). Diese Beobachtungen veranschaulichen, in welchem Ausmaß in unseren alltäglichen Nahrungsmitteln krebshemmende Wirkstoffe enthalten sind, die die Entstehung von Krebs blockieren und damit ein effektives Bollwerk gegen diese Krankheit bilden können.

Die Vorteile eines nachhaltigen Blitzangriffs

Es ist in vieler Hinsicht vorteilhaft, wenn wir diese lange Latenzperiode nutzen, um den Krebs mit Hilfe krebshemmender sekundärer Pflanzenstoffe zu behandeln und dadurch seine Weiterentwicklung effektiv zu bekämpfen (Abbildung 7). Rein quantitativ gesehen ist es viel einfacher, einige tausend Zellen in einem gutartigen Mikrotumor zu eliminieren als Milliarden von Krebszellen, die einen reifen Tumor bilden. So könnte ein hochwirksames antikarzinogenes Molekül, das 99,9 Prozent der Krebszellen zerstören könnte, zwar einen Mikrotumor ausmerzen, doch bei der Behandlung eines fortgeschritteneren Tumors würde unweigerlich eine größere Anzahl von Krebszellen überleben. Eine frühzeitige Behandlung ist umso effektiver, weil die präkanzerösen Zellen sich in einem verletzlichen Stadium befinden; infolgedessen sind sie weniger fähig, einerseits ihre Gene so zu modifizieren (Mutation), dass sie ein für ihren Energiebedarf unverzichtbares Netz an Blutgefäßen bilden, und andererseits die Proteine zu produzieren, durch die sie sich der Wirkung der krebshemmenden Moleküle widersetzen können. Anders gesagt, je kleiner und unreifer der Tumor ist, umso größer sind die Chancen, ihn zu zerstören.

Zusammenfassend können wir also feststellen, dass die vielfältigen phytochemischen Verbindungen, die in Nahrungsmitteln pflanzlichen Ursprungs enthalten sind, einen Schatz an krebshemmenden Wirkstoffen bilden; sie sind echte chemotherapeutische Mittel, die die Entstehung von Krebs schon an der Wurzel unterbinden können, indem sie Krebsvorläuferzellen am Erwerb der Merkmale hindern, die für ihre Reifung unabdingbar sind. Diese präventive Wirkung der Ernährung ist noch ausgeprägter, wenn wir auch andere Faktoren in unserem Leben dahingehend verändern, dass die prämalignen Tumoren keine günstigen Bedingungen vorfinden, die ihre Entwicklung unterstützen würden. Denn der Krebs ist ein hartnäckiger und einfallsreicher Feind. Er liegt immer auf der Lauer nach der kleinsten Lücke oder Schwäche, die ihm hilft, sich die für sein Wachstum notwendigen Merkmale zu verschaffen, und er ist fest dazu entschlossen. Ein machiavellistischer Feind, den man unbedingt des Umfelds berauben muss, das ihn befähigt, sein gewaltiges Zerstörungspotenzial freizusetzen.

Therapeutische Vorteile einer frühen Tumorbehandlung

- Gesamtmenge der Tumorzellen, die zerstört werden müssen (Tausende vs. Milliarden)
- Keine genetische Degeneration
- Keine Medikamententresistenz
- Keine Gefäßneubildung für den Tumor

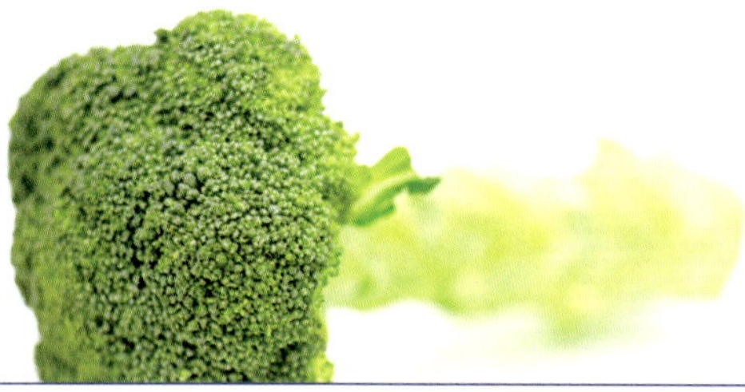

Abbildung 7

Zusammenfassung

- Krebsprävention durch Veränderung unserer Lebensgewohnheiten stellt eine wirkungsvolle Waffe dar, um die Häufigkeit von Krebserkrankungen zu reduzieren.

- Pflanzliche Lebensmittel spielen aufgrund ihres außergewöhnlichen Gehalts an krebshemmenden Wirkstoffen, die die Entstehung von Krebs schon an der Wurzel bekämpfen, eine Schlüsselrolle bei der Prävention.

- Diese Prävention kann man mit einer präventiven, nicht-toxischen Chemotherapie vergleichen, bei der die krebshemmenden Eigenschaften der Inhaltsstoffe bestimmter Nahrungsmittel die präkanzerösen Zellen daran hindern, ein fortgeschrittenes Stadium zu erreichen.

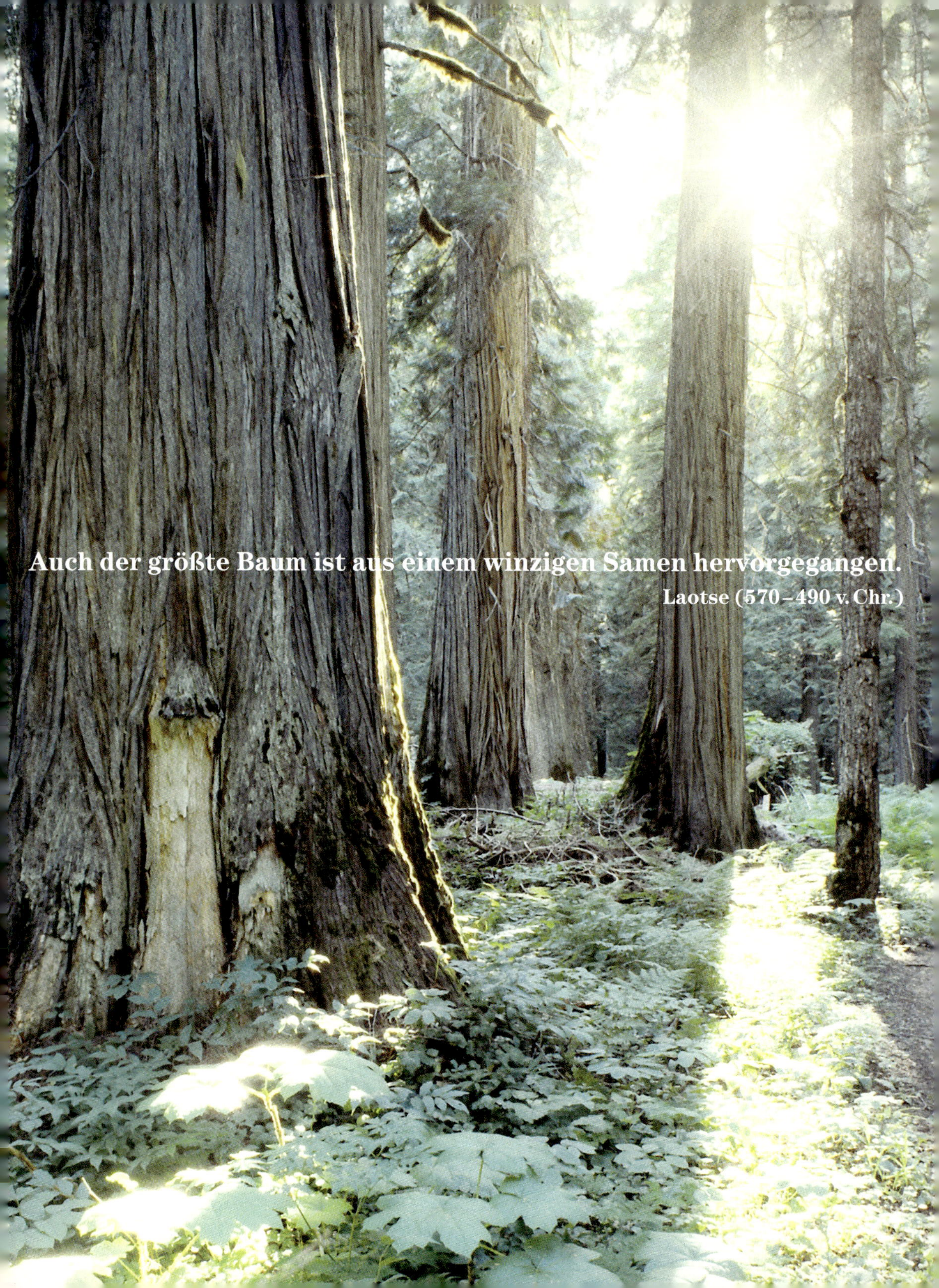

Auch der größte Baum ist aus einem winzigen Samen hervorgegangen.
Laotse (570–490 v. Chr.)

Kapitel 2

Krebs: eine Frage der zellulären Umgebung

Vorbeugung gegen Krebs beschränkt sich nicht darauf, mit Hilfe krebshemmender Wirkstoffe aus bestimmten Nahrungsmitteln volle Breitseiten auf die unreifen Krebszellen abzufeuern. Denn Krebszellen allein können trotz ihrer genetischen Instabilität – das heißt ihrer Prädisposition zu einer schnelleren Mutation ihrer Gene als normale Zellen – nicht das Gewebe infiltrieren, in dem sie sich befinden. Sie benötigen dazu eine Umgebung, die dieses Wachstum begünstigt; ein Milieu, das sie mit den für ihre Weiterentwicklung lebenswichtigen Nährstoffen versorgt und ihrem unablässigen Streben nach jenen Mutationen entgegenkommt, die für die Verwirklichung ihrer Invasionsabsichten unabdingbar sind. Wenn wir effektiv gegen die Entwicklung von Krebs vorgehen wollen, müssen wir daher unbedingt die Entstehung eines solchen krebsfördernden Milieus verhindern.

Ein Samen im Boden

Man kann die Entwicklung von Krebs in gewisser Weise mit der eines Samens in der Erde vergleichen, eines Samens, der auf den ersten Blick verletzlich erscheint, der jedoch unter günstigen Bedingungen die unglaubliche Fähigkeit besitzt, sich sämtliche in der Erde verborgenen Reichtümer zunutze zu machen, um bis zur vollen Reife zu wachsen (Abbildung 8, S. 30). Im Fall der Pflanze weiß man, dass dieser Samen auf eine adäquate Versorgung mit Sonne und Wasser angewiesen ist, zwei Faktoren, die für die Aufnahme der Nährstoffe aus dem Boden unerlässlich sind. Das Gleiche gilt für den Krebs: Mikrotumoren – egal ob genetischen Ursprungs oder im Laufe des Lebens erworben – sind allein genommen unfähig, aus den Nährstoffen des umliegenden Gewebes Nutzen zu ziehen. Tatsächlich besteht die Umgebung, in der diese präkanzerösen Zellen sich entwickeln (das sogenannte Stroma), aus einer großen Anzahl normaler Zellen, insbesondere Zellen des Bindegewebes; dieses Milieu ist für Mikrotumoren wenig anfällig, ja es weist sogar krebshemmende Eigenschaften auf, die ihre Entwicklung behindern. Die Mikrotumoren sind also vollkommen von zusätzlichen Faktoren abhängig, die dieses Stroma »aktivieren« und zur Veränderung seines Status quo zwingen, damit sie sich die darin enthaltenen und für ihre Weiterentwicklung notwendigen Nährstoffe zunutze machen können.

Zwei Arten krebsfördernder Faktoren in der unmittelbaren Umgebung der präkanzerösen Zellen sind für die Entstehung von Krebs besonders wichtig. Der erste, den man in gewisser Weise mit dem Wasser vergleichen kann, zielt auf die Veran-

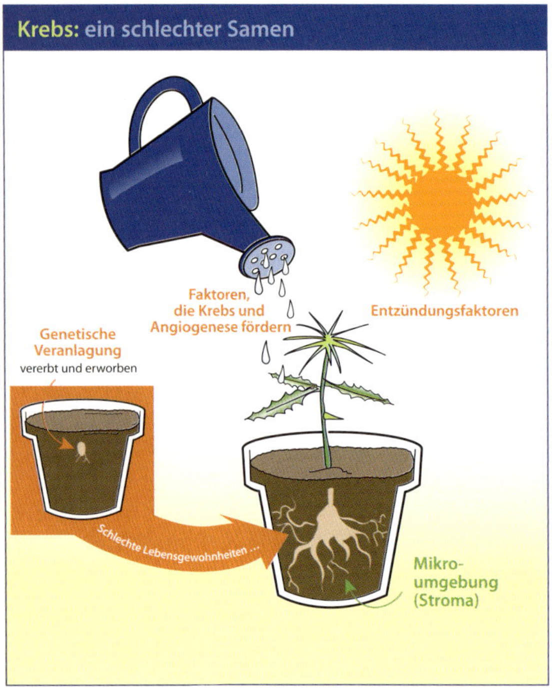

Abbildung 8

kerung des Samens im Boden, damit er sich dort festsetzt und seine regelmäßige Versorgung mit Nährstoffen gesichert ist. Zu diesem Zweck greifen die krebsfördernden Faktoren in die Funktionsweise der Stroma-Zellen ein und zwingen sie, verschiedene Substanzen freizusetzen; diese erlauben dem Mikrotumor einerseits, sich einen Weg ins Innere des Gewebes zu bahnen, und fördern andererseits seine Progression, indem sie ihn mit einem neuen Blutgefäßnetz versorgen, durch das er seinen Energiebedarf decken kann.

Dieses von krebs- und angiogenese-fördernden Faktoren stimulierte Wachstum würde jedoch deutlich langsamer vonstatten gehen, wenn der Mikrotumor nicht auf einen weiteren günstigen Faktor zählen könnte. Dieser beschleunigt den Prozess nämlich ähnlich wie die Sonne bei der Pflanze, indem er eine wichtige Quelle potenter Stimulatoren erschließt: die Entzündungszellen unseres Immunsystems. Mit anderen Worten: Wie Wasser und Sonne bei der Pflanze, so wirken krebsfördernde Faktoren und Entzündungszellen dergestalt zusammen, dass Krebsvorläuferzellen die Nährstoffe, welche sie für ihr Wachstum benötigen, aus ihrer unmittelbaren Umgebung schöpfen können.

Krebsvorbeugung beinhaltet also nicht nur, dass man die Samen – das heißt die zukünftigen Tumoren – angreift, um zu verhindern, dass sie sich vermehren und die gesamte Umgebung infiltrieren. Sie impliziert auch eine Veränderung dieser Umgebung dahingehend, dass man alle Elemente daraus entfernt, die ein für das Wachstum dieser Tumoren günstiges Klima schaffen. *Dieser doppelte Präventionsansatz ist von zentraler Bedeutung*, denn viele Aspekte unserer Lebensweise, insbesondere unsere Ernährung, können aktiv zu einer Beschleunigung des Krebswachstums beitragen, indem sie ein dafür günstiges Milieu fördern. Nichts verdeutlicht den Einfluss der Umgebung besser als die zentrale Rolle, die Entzündungsvorgänge bei der Progression von Krebs spielen.

Krebs: eine entzündliche Krankheit

Die durch das Immunsystem bewirkte Entzündung ist ein wesentlicher Vorgang für die Unversehrtheit unseres Organismus; ohne sie wären wir auf Gedeih und Verderb den zahlreichen pathogenen Faktoren in unserer äußeren Umgebung

Die Entzündung: ein Verbündeter, der zum Feind werden kann …

Als Immunsystem bezeichnet man die Gesamtheit der Phänomene, die uns dazu befähigen, uns gegen Aggressionen zu wehren, seien sie pathogener (Bakterien, Viren), chemischer oder traumatischer Natur. Dieses System kann man mit einer regelrechten Armee von Elitesoldaten vergleichen, die wie Spezialeinheiten für Zerstörungsaufgaben oder umschriebene Angriffe zuständig sind. An vorderster Front steht das »Entzündungsgeschwader« – eine Division, die Eindringlinge schnell neutralisieren soll. Die Zellen dieses Geschwaders, insbesondere bestimmte weiße Blutkörperchen, die sogenannten Makrophagen, heißen Entzündungszellen, weil sie hochreaktive Substanzen freisetzen, die potenziell pathogene Elemente eliminieren sollen, welche in unseren Körper einzudringen versuchen; gleichzeitig löst dies eine Entzündungsreaktion aus, die leicht an Rötungen, Schwellungen oder Juckreiz erkennbar ist. Die Entzündungsreaktion setzt außerdem mit Hilfe einer Vielzahl von Wachstumsfaktoren, die von den Entzündungszellen freigesetzt werden, die Reparatur des beschädigten Gewebes in Gang. Diese Wachstumsfaktoren beschleunigen das Eintreffen gesunder Zellen und fördern die Bildung neuer Blutgefäße. Unter normalen Umständen ist diese Reaktion von kurzer Dauer, denn die ständige Anwesenheit von Entzündungszellen ist für das betroffene Gewebe äußerst irritierend. Wenn sie allerdings andauert, setzt ein chronischer Entzündungszustand ein, der heftige Schmerzen am Ort der Entzündung hervorrufen kann.

Wie wir noch sehen werden, kann eine chronische Entzündung auch durch bestimmte Faktoren der Lebensweise begünstigt werden (Rauchen, Übergewicht, Mangel an Omega-3-Fettsäuren). Auch wenn dieser Typ einer chronischen Entzündung nicht unbedingt sichtbare Symptome hervorruft, so schafft er dennoch ein Klima, das das Zellwachstum in der Umgebung der Entzündung begünstigt – ein besonders gefährlicher Zustand, wenn das Gewebe Mikrotumoren aus Krebsvorläuferzellen enthält. Diese können dann die von den Entzündungszellen freigesetzten Wachstumsfaktoren sowie das in der Nähe des Entzündungsgeschehens neu entstandene Blutgefäßnetz nutzen, um sich zu einem reifen Tumor zu entwickeln.

ausgeliefert (siehe Kasten oben). Wird die Entzündung jedoch zu stark oder dauert sie zu lange an, dann kann sie die Entwicklung verschiedener Krankheiten auslösen und sogar die Progression von Krankheiten wie Krebs begünstigen. Schon die ersten Pathologen, die sich mit Krebs beschäftigten, kannten die enge Beziehung zwischen Krebs und Entzündung. Tatsächlich ist es ein fundamentales Merkmal zahlreicher Krebserkrankungen, dass in den Tumoren eine große Menge von Makrophagen und anderen Immunzellen zu finden sind; dabei gilt im Allgemeinen, dass der Tumor umso gefährlicher und weiter fortgeschritten ist, je mehr davon nachzuweisen sind.

Die Zusammenhänge zwischen Krebs und Entzündung	
➤ Viele Tumorarten treten bevorzugt in entzündetem Gewebe auf.	➤ Die Hemmung von Entzündungssignalstoffen verhindert die Entstehung von Krebs.
➤ Immunzellen, die chronische Entzündungen hervorrufen, finden sich im Überfluss in Tumoren.	➤ Genetische Abweichungen der Entzündungsgene beeinflussen die Wahrscheinlichkeit einer Krebserkrankung sowie die Gefährlichkeit des Karzinoms.
➤ Die chemischen Mediatoren (Signalstoffe), die Entzündungen kontrollieren, werden von Tumoren produziert.	➤ Die langfristige Anwendung von Entzündungshemmern reduziert das Risiko für bestimmte Krebserkrankungen.

Tabelle 3

Dass Entzündungsprozesse eine immens wichtige Rolle bei der Entstehung von Krebs spielen, wird auch an der engen Beziehung zwischen verschiedenen, durch chronische Entzündungen verursachten Krankheiten einerseits und der drastischen Steigerung des damit verbundenen Krebsrisikos andererseits deutlich (Tabelle 3). Seit langem ist bekannt, dass die fortgesetzte Gefährdung durch toxische Substanzen (Tabak, Asbestfasern), bestimmte Bakterien oder Viren (Helicobacter pylori, Hepatitisvirus) oder eine chronische Stoffwechselstörung das Risiko einer Krebserkrankung der von diesen Entzündungsprozessen betroffenen Organe beträchtlich erhöht (Tabelle 4). So erhöht die Entzündung, die durch die dauerhafte Präsenz von *H. pylori* im Magen verursacht wird, das Magenkrebsrisiko um das Drei- bis Sechsfache, während Colitis ulcerosa, eine chronisch-entzündliche Dickdarmerkrankung, das Risiko für Darmkrebs verzehnfacht. Diese Zusammenhänge sind keinesfalls Einzelfälle: Derzeit schätzt man, dass eine von sechs Krebserkrankungen weltweit direkt mit chronischen Entzündungsprozessen verbunden ist.

Entzündliche Erkrankungen, die eine Prädisposition für Krebs bedeuten	
Entzündliche Darmerkrankung ➤	Kolorektalkarzinom
Durch *Helicobacter pylori* verursachte Gastritis ➤	Magenkrebs
Salpingitis (Eileiterentzündung) ➤	Eierstockkrebs
Bilharziose ➤	Blasenkrebs
Helicobacter pybri ➤	MALT-Lymphom
Virushepatitis B und C ➤	Leberkrebs
HHV-8 (humanes Herpesvirus 8) ➤	Kaposi-Syndrom
Silikose ➤	Bronchialkarzinom
Asbestose ➤	Mesotheliom
Barrett-Metaplasie ➤	Speiseröhrenkrebs
Thyroiditis (Schilddrüsenentzündung) ➤	Papilläres Schilddrüsenkarzinom
Prostatitis ➤	Prostatakrebs

Tabelle 4

Die Entzündung legt Feuer an die Lunte!

Die Mechanismen, durch die präkanzeröse Zellen sich Entzündungen zunutze machen, um sich zu einem reifen Stadium weiterzuentwickeln, sind komplex und zeigen einmal mehr, mit welchem außerordentlichen Geschick der Krebs sich alle Elemente in seiner unmittelbaren Umgebung zunutze macht, um sein Ziel zu erreichen.

So senden Krebszellen Botenstoffe an Entzündungszellen in ihrer Nähe und zwingen sie dadurch, eine große Anzahl an Wachstumsfaktoren und Enzymen freizusetzen, mit deren Hilfe die Krebszellen sich einen Weg durch das Gewebe bahnen können, sowie bestimmte Moleküle zu aktivieren, die für die Bildung von Blutgefäßen und damit für die Progression des Tumors unerlässlich sind (Abbildung 9). All diese Faktoren beschleunigen normalerweise die Heilung und stellen das Gleichgewicht des geschädigten Gewebes wieder her, doch für einen prämalignen Tumor, der seine Wachstumschancen verbessern will, sind sie ein Geschenk des Himmels!

Diese Faktoren begünstigen das Überleben der Krebszellen außerdem durch die Aktivierung eines Schlüsselproteins namens Nuklearfaktor-κB (NF-κB). Dieser NF-κB spielt ebenfalls eine zentrale Rolle für das Wachstum dieser Zellen, denn er steigert erheblich die Produktion von Cyclooxygenase-2 (COX-2), ein sehr wichtiges Enzym, das an der Produktion von Entzündungsmolekülen beteiligt ist. Ein Überschuss an COX-2 erhöht die Anzahl von Makrophagen und Immunzellen am Entzündungsort. Die Folge ist ein wahrer Teufelskreis, in dem die von den Makrophagen produzierten Wachstumsfaktoren von den Krebszellen für ihr Wachstum und ihre Ausbreitung missbraucht werden. Parallel dazu bewirken die sich vermehrenden Krebszellen die weitere Freisetzung großer Mengen von Entzündungsmolekülen, was wiederum zur Rekrutierung von noch mehr Makrophagen führt. Das ist der Grund, weshalb die Entzündung ein Schlüsselelement bei der Krebsprogression ist: Die Entzündungszellen bewirken durch ihre ständige Präsenz die Freisetzung einer großen Zahl von Wachstumsfaktoren und schaffen dadurch für die präkanzerösen Zellen ideale Bedingungen, unter denen sie ihre Mutationsversuche beschleunigen

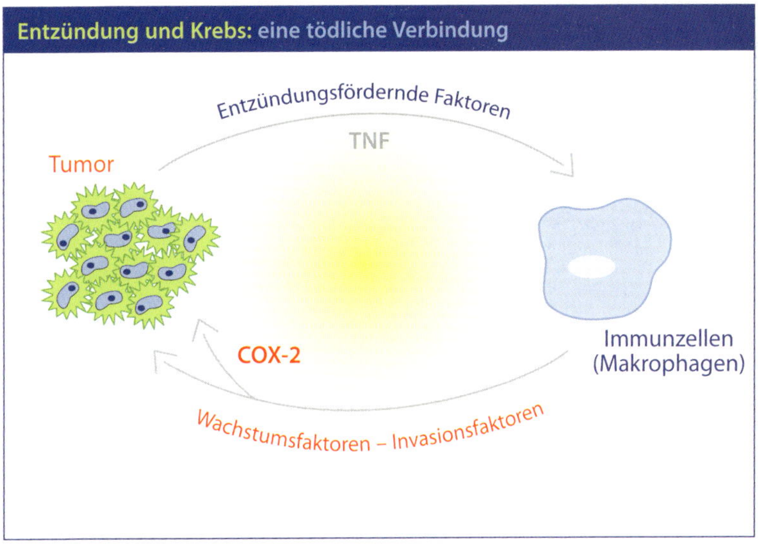

Abbildung 9

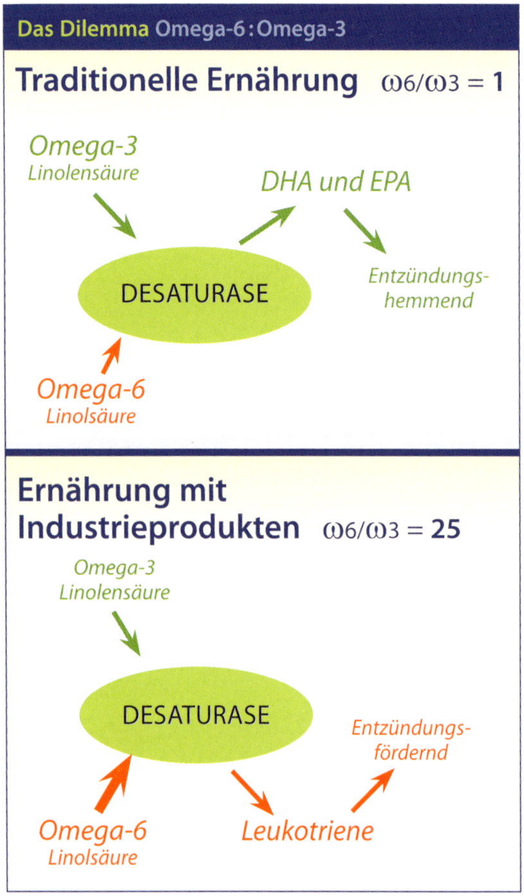

Abbildung 10

und die neuen Eigenschaften erwerben können, die für ihre weitere Vermehrung unerlässlich sind.

Die Entzündung durch Ernährung eindämmen

Im Laufe der letzten Jahre haben viele Untersuchungen gezeigt, dass die regelmäßige Einnahme von entzündungshemmenden Medikamenten, die spezifisch die COX-2-Aktivität hemmen (Vioxx® und Celebrex®) eine deutliche Reduzierung des Erkrankungsrisikos für bestimmte Krebsarten, insbesondere Darmkrebs, bewirkt. Diese Medikamente haben allerdings gravierende Nebenwirkungen auf das Herz-Kreislauf-System (die im Fall vom Vioxx® sogar zu seiner Rücknahme vom Markt geführt haben), was ihre Verwendung zu Präventionszwecken einschränkt. Dennoch weist der Schutzeffekt dieser entzündungshemmenden Substanzen darauf hin, dass der Kampf gegen die Entzündung ein vielversprechender Weg zur Krebsvorbeugung ist.

Die für die Entwicklung von Krebs so wichtige chronische Entzündung wird allerdings nicht immer durch äußere Aggressoren verursacht, sondern kann auch durch die Ernährungsweise massiv begünstigt werden. So besehen stellt der exzessive Verzehr von industriellen Fertigprodukten, die mit Zuckern und schädlichen Fetten vollgestopft sind, in Verbindung mit einem Mangel an pflanzlichen Produkten (insbesondere Obst und Gemüse) die beste Kombination dar, um ein entzündungsförderndes Milieu zu schaffen – das heißt einen chronischen Entzündungszustand, der die Entstehung von Krebs begünstigt.

Der Mangel an Omega-3-Fettsäuren

Man kann die mehrfach ungesättigten Fette in zwei große Klassen unterteilen, die sogenannten Omega-3- und die Omega-6-Fettsäuren. Diese beiden Fettarten heißen »essenzielle« Fette, weil sie für das reibungslose Funktionieren unseres Körpers unverzichtbar sind. Wir sind jedoch nicht in der Lage, sie selbst zu produzieren, müssen sie

Die entzündungshemmende Wirkung von Beeren

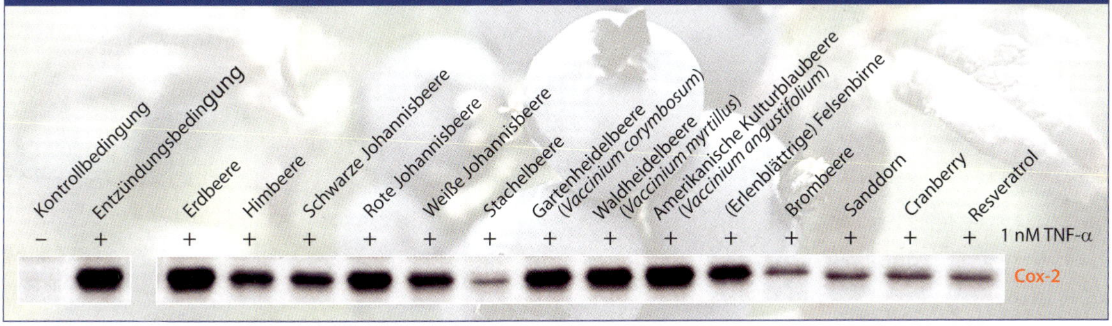

Abbildung 11

also aus der Nahrung beziehen. Sie sind an der Bildung der Zellmembranen, an der Entwicklung und der Aktivität des Gehirns, an der Produktion von Substanzen, die für die Regulierung des Blutdrucks verantwortlich sind, an der Elastizität der Blutgefäße und an der Entzündungs- und Immunreaktion beteiligt.

Die Omega-6-Fettsäuren werden im Körper in Leukotriene umgewandelt. Dabei handelt es sich um entzündungsfördernde Moleküle, die die Gerinnung und das Zellwachstum begünstigen; diese beiden Prozesse spielen eine Rolle bei der Abwehr pathogener Stoffe und bei der Reparatur von Schäden, die durch ein Aufbrechen der Zellen (eine Wunde) verursacht wurden. Die Omega-3-Fettsäuren hingegen werden in Docosahexaensäure (DHA) und Eicosapentaensäure (EPA) umgewandelt – zwei Arten mehrfach ungesättigter Fettsäuren, die dank ihrer entzündungshemmenden, gerinnungshemmenden und antiproliferativen Aktivität verhindern, dass diese Phänomene außer Kontrolle geraten und das umliegende betroffene Gewebe schädigen (Abbildung 10). Folglich kommt es entscheidend darauf an, in der Ernährung ein Gleichgewicht zwischen diesen beiden Substanzen herzustellen, um eine angemessene Kontrolle der Entzündungsprozesse zu gewährleisten.

Omega-6- und Omega-3-Fettsäuren werden mit Hilfe des gleichen Enzyms (Desaturase) in aktive Moleküle umgewandelt. Unser Körper hat sich im Laufe der Evolution daran angepasst, dass er mit einer ausgeglichenen Bilanz von mehrfach ungesättigten Fettsäuren in der Nahrung funktioniert, sodass das Pendel zur Produktion von EPA und DHA ausschlägt und auf diese Weise ein entzündungshemmendes Milieu schafft. Dieses Gleichgewicht ist jedoch heute infolge der tiefgreifenden Veränderungen durch die industrielle Fertigung der Nahrung und insbesondere durch die exzessive Verwendung von Pflanzenölen, die reich an Omega-6-Fettsäuren sind, gestört: Die meisten von uns konsumieren fünfundzwanzig Mal so viel Omega-6-Fettsäuren wie Omega-3-Fettsäuren. Dieses Ungleichgewicht hat weitreichende Folgen im Hinblick auf die Krebsprävention, denn durch einen Überschuss an Omega-6-Fettsäuren neigt sich die Waage unseres Körpers

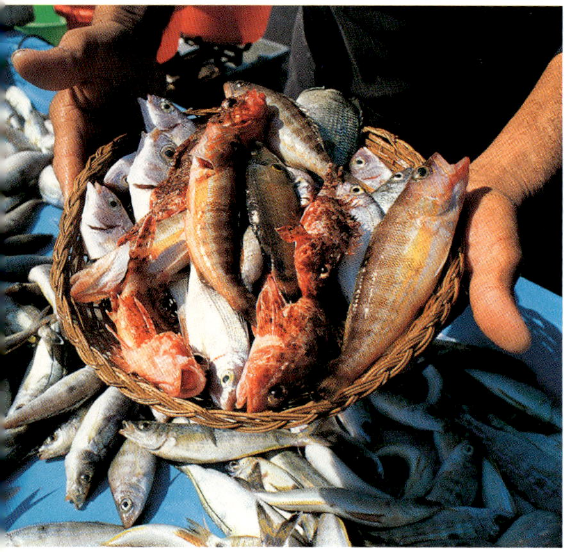

zur Entzündungsseite. Will man dieses Gleichgewicht wiederherstellen und dadurch die Entstehung eines chronischen Entzündungsklimas verhindern, dann ist eine gesteigerte Zufuhr von Omega-3-Fettsäuren, verbunden mit einer gleichzeitigen Senkung des Verzehrs von Omega-6-Fettsäuren, eine wichtige Voraussetzung, um gegen Krebs vorzubeugen (siehe auch Kapitel über Leinsamen, S. 79 ff.). Auch bestimmte fette Seefische wie, Makrele, Hering und Sardinen enthalten bedeutende Mengen von EPA und DHA, und ihr regelmäßiger Verzehr bildet ein weiteres wirksames Mittel, um Entzündungsvorgänge einzuschränken.

Das Defizit an pflanzlichen Nahrungsmitteln

Bestimmte Nahrungsmittel pflanzlicher Herkunft besitzen hochwirksame entzündungshemmende Eigenschaften. Fehlen sie in unserem Speiseplan oder essen wir zu wenig davon, trägt dies zur Entstehung eines Entzündungsklimas bei, das eine Krebserkrankung begünstigt. Doch wir können gegensteuern: Resveratrol im Rotwein beispielsweise sowie das Curcumin in Kurkuma (siehe Kapitel 8, S. 88 f.) enthalten Substanzen, die eine entscheidende Phase der Synthese von COX-2 durch Krebszellen blockieren können; diese Eigenschaft trägt erheblich zu ihrer Fähigkeit bei, das Wachstum bestimmter Typen von Krebszellen zu stören. Offenbar besitzen viele Pflanzen dieses entzündungshemmende Merkmal. Neuere Untersuchungen in unserem Labor deuten darauf hin, dass durch die Verabreichung von Johannisbeer-, Brombeer- oder Cranberry-Extrakten der drastische Anstieg von COX-2, der durch TNF induziert wird, erheblich gebremst werden kann. TNF ist ein hochwirksames Molekül, das beim Auftreten einer Entzündung eine Rolle spielt (Abbildung 11, S. 35). Wenn man weiß, welch große Bedeutung Entzündungen für die Krebsentwicklung haben, kann man den extrem positiven Einfluss der entzündungshemmenden Eigenschaften vieler Nahrungsmittel auf die Krebsvorbeugung gar nicht genug betonen.

Zusammenfassend gesagt, sollte man also das Krebswachstum nicht als ein isoliertes Phänomen betrachten, sondern vielmehr als einen Prozess, dessen Erfolg direkt von günstigen Umgebungsbedingungen abhängt. Um es nochmals zu betonen: Diese starke Abhängigkeit des Krebses von seiner Umgebung ist eine Schwäche, eine Lücke in seinem Panzer, die wir ausnutzen können. Der Krebs erschafft nichts selbst; er ist ein totaler Parasit, der so lange in einem verletzlichen Zustand verharrt, wie er sich in unwirtlichem Gelände befindet. Wenn die Bedingungen für ihn günstig sind, entfaltet er, wie wir gesehen haben, einen ungeheuren Einfallsreichtum, um seine unmittelbare Umgebung zu seinem Vorteil zu manipulieren; er ist unablässig auf der Suche nach neuen Mutationen, die ihm ein Weiterwachsen ermöglichen. Fehlen hingegen diese günstigen Bedingungen, so ist der Krebs machtlos und kann sein volles Potenzial nicht entfalten. Dann ist er dazu verurteilt, anonym und wirkungslos im Verborgenen zu bleiben.

Es kommt also ganz entscheidend darauf an, chronische Entzündungen durch eine pflanzenreiche Kost auf ein Minimum zu beschränken und zugleich um jeden Preis die Faktoren zu vermeiden, die eine solche Entzündung begünstigen. In diesem Sinne sind der exzessive Konsum von Fertigprodukten, die mit Zucker und schädlichen Fetten überfrachtet sind, und die daraus resultierende Fettleibigkeit ohne Zweifel die wichtigsten Faktoren in unserem Lebensstil, durch die wir Entzündungen und die Progression von Mikrotumoren zu einem fortgeschrittenen Stadium fördern.

Zusammenfassung

- Die Zellumgebung ist für die Krebsprogression von zentraler Bedeutung. Diese Umgebung versorgt die präkanzerösen Zellen mit vielen Stoffen, die ihnen eine bessere Ansiedlung in ihrem Wirtsgewebe erlauben.

- Unter diesen Umgebungsfaktoren tragen die Zellen des Immunsystems, die für chronische Entzündungen verantwortlich sind, aktiv zum Wachstum des Krebses bei, indem sie das Überleben und die Vermehrung der Krebsvorläuferzellen begünstigen und ihnen zudem die Bildung neuer Blutgefäße ermöglichen, die ihre Energieversorgung gewährleisten.

- Eine Ernährungsweise, die durch die reichliche Verwendung pflanzlicher Nahrungsmittel sowie durch eine erhebliche Zufuhr von Omega-3-Fettsäuren gekennzeichnet ist, spielt eine entscheidende Rolle bei der Reduzierung von Entzündungen und ist ein unerlässlicher Faktor der Krebsprävention.

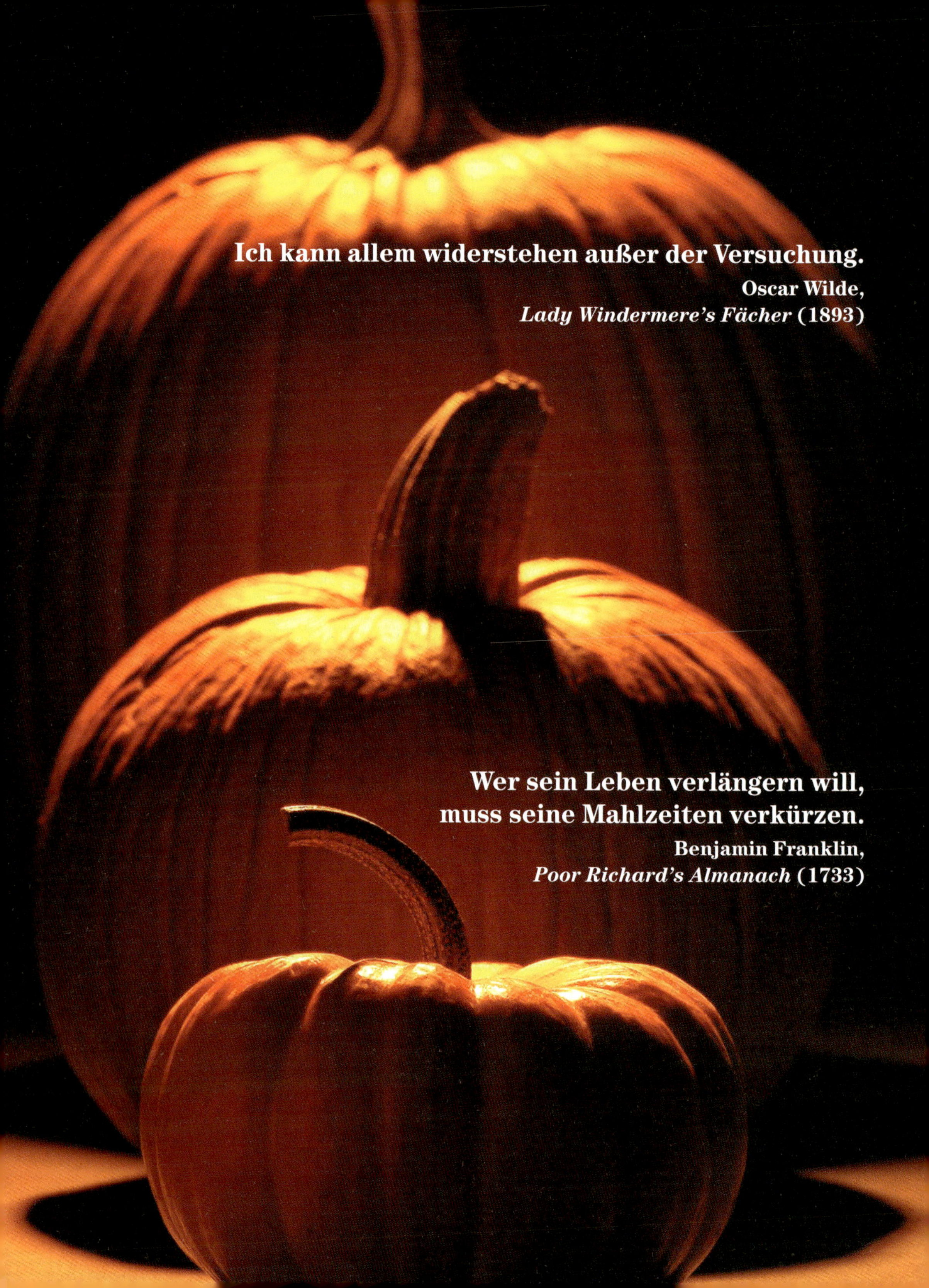

Ich kann allem widerstehen außer der Versuchung.

Oscar Wilde,
***Lady Windermere's Fächer* (1893)**

Wer sein Leben verlängern will,
muss seine Mahlzeiten verkürzen.

Benjamin Franklin,
***Poor Richard's Almanach* (1733)**

Kapitel 3
Fettsucht: ein gewichtiges Problem

Vor gerade einmal einem Jahrhundert war das Haupternährungsproblem, das unsere Gesellschaft bedrohte, die Unterernährung. Die unvermeidlichen Nährstoff- und Vitamindefizite, die damit einhergehen, waren direkt für den vorzeitigen Tod von Tausenden von Menschen verantwortlich. Ein Jahrhundert später gibt die Ernährung noch immer Anlass zur Sorge, allerdings dieses Mal aus vollkommen anderen Gründen, zumindest in den reichen Ländern. Übermäßiger Konsum und die schlechte Qualität der Nahrung stellen heute ein zentrales Problem für das öffentliche Gesundheitswesen dar, denn sie sind für viele chronische Krankheiten verantwortlich, die die Lebensqualität und -erwartung einer ständig wachsenden Anzahl von Menschen einschränken. Diese unglaubliche Umkehrung der Situation verdeutlicht nicht nur, welch großen Stellenwert die Ernährung bei der Erhaltung der Gesundheit hat, sondern auch, wie störungsanfällig und komplex diese Beziehung ist. Achten wir also in unserer Ernährung bewusst darauf, wieder ein Gleichgewicht herzustellen, das mit dem Schutz unserer Gesundheit vereinbar ist. Dann wird sich dies mit Sicherheit positiv auf die Vorbeugung gegen Krankheiten wie Krebs auswirken, unter denen unsere Gesellschaft leidet.

Die schlechten Seiten des Füllhorns

Der griechischen Mythologie zufolge hatte das Horn an der Stirn der Ziege Amalthea, die Zeus als Kind nährte, Zauberkräfte und konnte Nahrung und Getränke in beliebiger Menge hervorbringen. Uns steht heute ein Überfluss zur Verfügung, der der Götter würdig wäre: Niemals seit dem Auftreten der menschlichen Rasse auf der Erde hatten wir so leicht Zugang zu einer solchen Menge und Vielfalt an Nahrungsmitteln. Das kommt einem ungeheuren Fortschritt gleich. Denn in den zwei Millionen Jahren der Menschheitsgeschichte bedeutete es immer eine gewaltige Herausforderung, die zum Überleben notwendige Nahrung zu beschaffen, und diese Notwendigkeit erzwang eine Vielzahl von Adaptationen. Der besagte Fortschritt ist eine direkte Folge der industriellen Revolution und der damit verbundenen Entwicklung neuer Produktionsverfahren sowie der intensiven Landwirtschaft; beide erleichtern heute den Zugang zu gewaltigen Nahrungsmengen – und das zu erschwinglichen Preisen für die große Mehrheit der Weltbevölkerung. Dieser Überfluss, der Abwechslungsreichtum von rund um das Jahr verfügbarem frischem Obst und Gemüse und die Unmenge von Lebensmitteln aus aller Herren Länder haben unseren kulinarischen Horizont erweitert und bescheren uns eine Fülle und eine Vielfalt von Nahrungsmitteln, nach denen sich unsere Vorfahren gesehnt hätten …

Bedauerlicherweise ist dieser Überfluss jedoch nicht unbedingt gleichbedeutend mit Qualität. In den letzten Jahrzehnten entstand ein neuer Industriesektor, der auf die Massenproduktion von energiereichen Nahrungsmitteln ausgerichtet ist, die zum schnellen Verzehr bestimmt sind. Dieses »Junk Food« hatte nicht nur für die Essgewohnheiten ungeheuer weitreichende Konsequenzen, sondern auch für das Verhältnis der Menschen zur Ernährung. Seitdem ist es nicht mehr nötig, zu kochen oder sich zum Essen zu Tisch zu setzen: Man kann sich überall schnell und effektiv ernähren, sogar im Auto oder vor dem Fernsehapparat. Die Nahrung ist zu einem Konsumgut wie alle anderen geworden, zu einem problemlos verfügbaren Produkt, das so standardisiert wurde, dass es eine maximale Anzahl von Menschen anspricht. Dadurch wurde die Freude an der Entdeckung neuer Geschmacksnuancen und Konsistenzen zweitrangig; an ihre Stelle trat die schlichte Befriedigung darüber, dass man wieder satt war … bis zur nächsten Mahlzeit (siehe Kasten, S. 42).

Und es gibt mehr als genug, um satt zu werden! Heutige Nahrungsmittel sind nämlich nicht

Kaloriengehalt von Fast Food	
Fast Food Muffin	500
Große Portion Pommes frites	540
Big Mac	1000
Becher Popcorn mit Butter	1640

Tabelle 5

Damals und heute: eine Frage der Größenordnung	1960	2000
Durchschnittlich am häufigsten verkaufte Größe bei Damenbekleidung (Europa)	34	40
Gewicht eines Muffins	75 g	170 g
Colaflasche	200 ml	500 ml
Tüte Kartoffelchips	30 g	85 g
Hamburger	40 g	40–225 g

Tabelle 6

nur sehr kalorienreich (insbesondere Fast-Food-Lebensmittel, siehe Tabelle 5), auch die angebotenen Portionen werden immer größer (Tabelle 6). Tatsächlich ist das Größenformat der am häufigsten konsumierten Produkte in den letzten Jahrzehnten signifikant gestiegen, oft unter dem Vorwand, dass der Verbraucher mehr für weniger Geld bekommt. Aus vielen Untersuchungen geht jedoch klar hervor, dass der durch eine größere Portion ausgelöste visuelle Anreiz unsere inneren Mechanismen der Appetitregulierung beeinträchtigt und uns dazu verführt, dass wir mehr Essen zu uns nehmen, als wir eigentlich brauchen. Es versteht sich von selbst, dass dieser übermäßige Konsum von zumeist hochkalorischen Nahrungsmitteln auch ernsthafte Auswirkungen auf das Gewicht der Verbraucher hat!

Hunger ohne Ende

Dass wir so viel essen, ist umso paradoxer, als wir dank der technischen Fortschritte des letzten Jahrhunderts noch nie so wenig Energie verbrauchen mussten, um zu funktionieren. Die vielen Stunden, die wir vor dem Fernseher oder vor dem Computer verbringen, sowie die Verschiebung des Arbeitsmarkts zugunsten des Dienstleistungssektors führen dazu, dass unsere Lebensweise weitaus sesshafter ist als je zuvor.

Man schätzt, dass der Energiebedarf der meisten Menschen durch die tägliche Aufnahme von zirka 1900 Kalorien (Frauen) bzw. zirka 2200 Kalorien (Männer) bei Weitem gedeckt wird. Anstatt aber nun ihre Kalorienaufnahme entsprechend dieser sesshaften Lebensweise zu reduzieren, nehmen sie immer größere Mengen zu sich: In Kanada beispielsweise ist innerhalb von fünfundzwanzig Jahren, von 1981 bis 2004, die tägliche Kalorienaufnahme von durchschnittlich 2294 auf 2674 gestiegen, was einer Steigerung um 17 Prozent entspricht! Andere Länder werden ähnliche Probleme haben.

Diese Überschwemmung mit hochkalorischen Nahrungsmitteln ist der Art von Ernährung, an die unser Organismus sich im Laufe der Evolution angepasst hat, diametral entgegengesetzt. Ob in prähistorischer Zeit, als die Ungewissheit über den Erfolg der Jäger oder Sammler langes Fasten bedeuten konnte, oder auch später, nach der Entwicklung des Ackerbaus, der immer durch die Unbilden des Wetters oder die Vernichtung der Ernte gefährdet war – stets war der menschliche Alltag weit mehr durch Knappheit als durch Überfluss an Nahrung geprägt. Unser Stoffwechsel, das heißt die Art, wie wir die in Nahrungsmitteln enthaltene Energie assimilieren, musste sich folglich an diesen Wechsel zwischen »Festmahl« und Hunger gewöhnen und effiziente Methoden entwickeln, um den Energieüberschuss zu speichern, damit er Hungerperioden überstehen konnte. In unserer heutigen Situation, die durch Nahrungsüberfluss und Bewegungsarmut gekennzeichnet ist, leisten diese effizienten Speichermechanismen allerdings zuviel des Guten, vor allem, wenn zum Erwerb der Nahrung keinerlei körperliche Anstrengung notwendig ist: Es kommt dann zu einem exzessiven Speichern der überschüssigen Kalorien im Fettgewebe. Wenn dieses Speichern chronisch wird, führt es zu Übergewicht und Fettleibigkeit.

Ein expandierendes Universum

Legt man die Kriterien der Weltgesundheitsorganisation zugrunde, so leiden Menschen mit einem Body-Mass-Index zwischen 25 und 30 an Übergewicht und diejenigen mit einem BMI über 30 an Fettleibigkeit oder Adipositas (Tabelle 7). Etwa eine Milliarde Menschen auf der Welt wiegen zu-

Standardnormen zur Definition von Übergewicht und Fettleibigkeit*

BMI (kg/m²)	Klassifikation (WHO)	Beschreibung
< 18,5	Untergewicht	Mager
18,5 – 24,9	Empfohlenes Gewicht	Normalgewicht
25 – 29,9	Übergewicht	Mäßiges Übergewicht
30 – 34,9	Adipositas Grad I	Fettleibigkeit
35 – 39,9	Adipositas Grad II	Starke Fettleibigkeit
> 40	Adipositas Grad III	Morbide Fettleibigkeit

Der BMI wird berechnet, indem man das Gewicht in Kilogramm durch das Quadrat der Körpergröße dividiert.

** Nach der Klassifikation der World Health Association (WHO)*

Tabelle 7

Warum essen wir so viel?

Die Gründe, die Menschen dazu treiben, trotz eines immer bewegungsärmeren Lebens immer mehr zu essen, sind komplex. Zum einen spricht der hohe Gehalt energiereicher Substanzen in unseren Nahrungsmitteln unser Gehirn besonders an, das während seiner Entwicklung erkennen lernte, wie wichtig diese Substanzen für das Überleben in Zeiten der Nahrungsknappheit waren (was ja wirklich mehr als zwei Millionen Jahre lang der Fall war). Das gleichzeitige Vorhandensein von großen Mengen an Zucker und Fett in einem Nahrungsmittel, das in der Natur sehr selten vorkommt, ist in dieser Hinsicht besonders reizvoll, denn es verschafft eine Befriedigung, die nach Wiederholung verlangt. Auf der anderen Seite darf man auch den Einfluss der Werbung auf die Konsumgewohnheiten nicht unterschätzen, besonders in einer Zeit, in der so viele Stunden vor dem Fernseher oder dem PC verbracht werden wie nie zuvor: Die Nahrungsmittelindustrie gibt jährlich Unsummen für ihre Werbung aus – vor allem auch für die Fernsehwerbung.

Für den Stoffwechsel bedeutet die Aufnahme riesiger Mengen an kalorienreicher Nahrung einen Überschuss an Zucker im Blut, auf den unser Körper mit der Produktion hoher Mengen von Insulin reagiert, um all diesen Zucker zu resorbieren ... Das löst paradoxerweise nur wenige Stunden nach der Mahlzeit eine Hypoglykämie (Unterzuckerung) aus! Der unmittelbare Reflex darauf besteht darin, dass man sofort wieder etwas isst, um einen ausgeglichenen Zuckerpegel herzustellen; daraus entsteht ein Kreislauf, der unseren Stoffwechsel gewaltig strapaziert. Übermäßiges Essen kann folglich als eine Form der Abhängigkeit betrachtet werden, als eine psychische wie physische »Droge«, die massiv von einem Industriesektor »gepusht« wird, der die »Vorteile« dieser Lebensmittel im XXL-Format anpreist ...

viel, und 312 Millionen von ihnen, darunter etwa 30 Millionen Kinder, sind krankhaft fettleibig.

Diese Zahlen sind noch beeindruckender, wenn man die Entwicklung dieser Tendenz beispielsweise in Nordamerika betrachtet: Innerhalb von knapp vierzig Jahren hat sich die Anzahl der fettleibigen Erwachsenen mehr als verdoppelt, während die Anzahl der fettleibigen Kinder, Jungen wie Mädchen, sich sogar mehr als verdreifacht hat. Man schätzt derzeit, dass etwa 30 Prozent der Erwachsenen und 10 Prozent der Kinder in Nordamerika fettsüchtig sind (Abbildung 12). Es besteht sogar die Gefahr, dass die Situation sich noch verschlimmert, denn das Übergewicht breitet sich stetig weiter aus und bedroht nun auch Länder wie zum Beispiel Frankreich oder China, die man früher aufgrund ihrer kulinarischen Traditionen für immun gegen diese Geißel hielt.

Übergewicht und Fettleibigkeit (Adipositas) gelten allgemein als rein ästhetische Probleme, und die meisten Menschen, die abnehmen wollen, tun dies oft allein mit dem Ziel, ihr Aussehen zu verbessern. Dabei ist das wirklich noch das geringste Übel, das mit einem zu hohen Körpergewicht verbunden ist! Denn Fettleibigkeit ist in erster Linie ein gravierendes medizinisches Problem. Sie ist nicht nur Ursache vieler Erkrankungen des Skeletts oder der Gelenke, sondern sie fördert auch zahlreiche Stoffwechselkrankheiten. Darunter sind insbesondere Diabetes, Herz-Kreislauf-Erkrankungen und bestimmte Krebsarten zu nennen. Wollen wir das ganze Ausmaß der durch diese Krankheit verursachten Folgeschäden ermessen, so müssen wir uns vergegenwärtigen, dass neueren Untersuchungen zufolge heutzutage mehr Menschen an Krankheiten sterben, die direkt mit Fettleibigkeit verbunden sind, als an den Folgeschäden des Rauchens.

Fettleibigkeit und Krebs

Abgesehen davon, dass Fettleibigkeit ein bedeutender Risikofaktor für Diabetes und Herz-Kreislauf-Erkrankungen ist, spielt sie auch bei der Entstehung bestimmter Krebsarten eine entscheidende Rolle (Abbildung 13, S. 44). Das Erkrankungsrisiko für Darm-, Gallenblasen-, Speiseröhren- und Nierenkrebs ist bei Adipositas um 200 bis 300 Prozent erhöht. Dieser Prozentsatz steigt im Fall von Endometriumkrebs (das Endometrium ist die Gebärmutterschleimhaut) auf 350 Prozent. Fettleibigkeit allein ist für etwa 30 Prozent aller Fälle von Darmkrebs bei Männern und für beinahe 60 Prozent aller Fälle von Endometriumkrebs bei

Eine schwerwiegende Tendenz

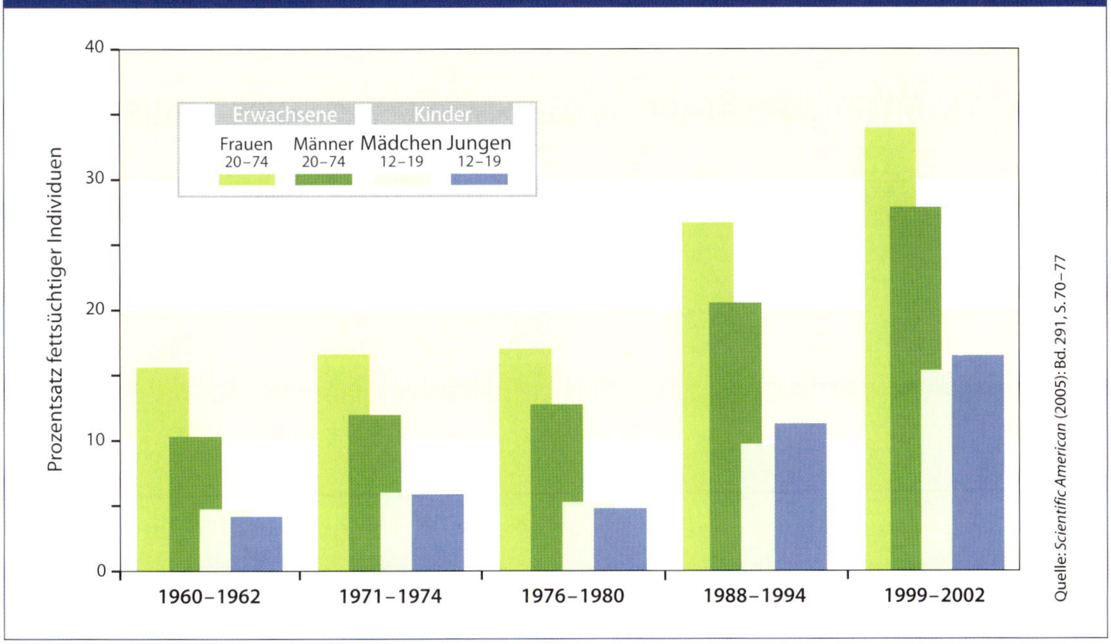

Abbildung 12

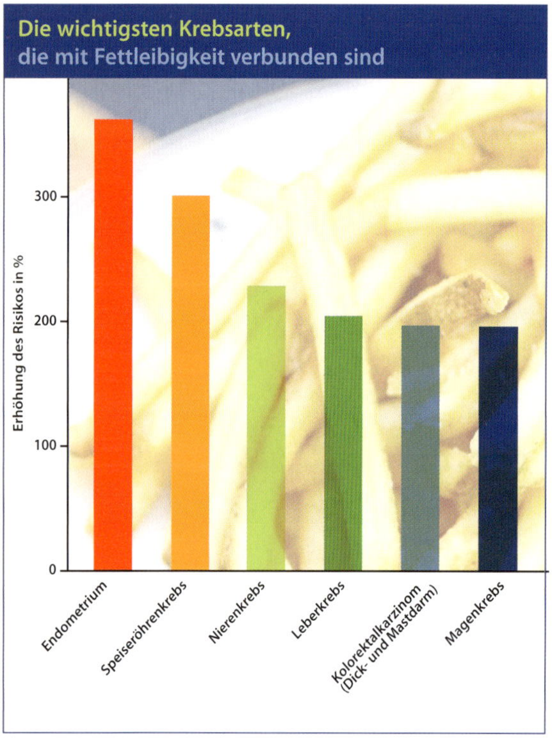

Abbildung 13

Frauen verantwortlich! Insgesamt schätzt man, dass etwa 15 Prozent der Todesfälle durch Krebs beispielsweise in den USA auf das Konto von Übergewicht und Fettleibigkeit gehen und dass annähernd 100 000 Todesfälle alljährlich vermeidbar wären, wenn die Bevölkerung einen normalen Body-Mass-Index hätte.

Fettleibigkeit löst durch komplexe Mechanismen, die wir erst allmählich besser verstehen, Krebs aus. Im Gegensatz zu einem weit verbreiteten Irrglauben haben die Zellen des Fettgewebes (die Adipozyten) nicht nur die Aufgabe, überschüssige Energie in Form von Fett zu speichern. Diese hochaktiven Zellen agieren vielmehr ganz ähnlich wie eine Drüse, die verschiedene Botenstoffe in das umliegende Gewebe freisetzt; beispielsweise produzieren die Adipozyten bei intensiver körperlicher Anstrengung Fettsäuren, um die Muskeln mit Energie zu versorgen. Bei fettleibigen Menschen sind diese Zellen jedoch mit Fett überfrachtet, was zu einer Funktionsstörung führt (Abbildung 14, S. 46).

Weil sie viel zu viele Fettsäuren absondern, zwingen sie die Leber- und Muskelzellen, zur Erfüllung ihrer normalen Funktionen anstatt Zucker diese Fette zu benutzen. Dieser Rückgang des Zuckerverbrauchs hat weitreichende Folgen, denn der Blutzuckerspiegel bleibt trotz gesteigerter Insulinproduktion auf einem erhöhten Niveau. Damit tritt die sogenannte »Insulinresistenz« ein, die für die Entwicklung von Typ-2-Diabetes verantwortlich ist. Dieser Insulinanstieg kann auch am Wachstum bestimmter Tumoren beteiligt sein, indem er den Blutspiegel anderer Hormone oder Wachstumsfaktoren wie IGF-1 erhöht, die die Vermehrung der Zellen des Nachbargewebes stimulieren und damit das Risiko einer Krebserkrankung erhöhen.

Parallel dazu löst Insulin außerdem die Synthese von Entzündungsstoffen aus, die die Entstehung von Diabetes fördern und außerdem günstige Wachstumsbedingungen für die präkanzerösen Zellen schaffen. All diese schädlichen Effekte werden noch potenziert dadurch, dass die Adipozyten das ausgedehnte Netz der Blutgefäße im hypertrophischen Fettgewebe benutzen (jedes Kilo Fett enthält nicht weniger als 3,5 Kilometer Blutgefäße!), um eine Vielzahl von Entzündungsstoffen und krebsfördernden Substanzen zu transportieren, die das Krebswachstum und die Angiogenese weiter begünstigen.

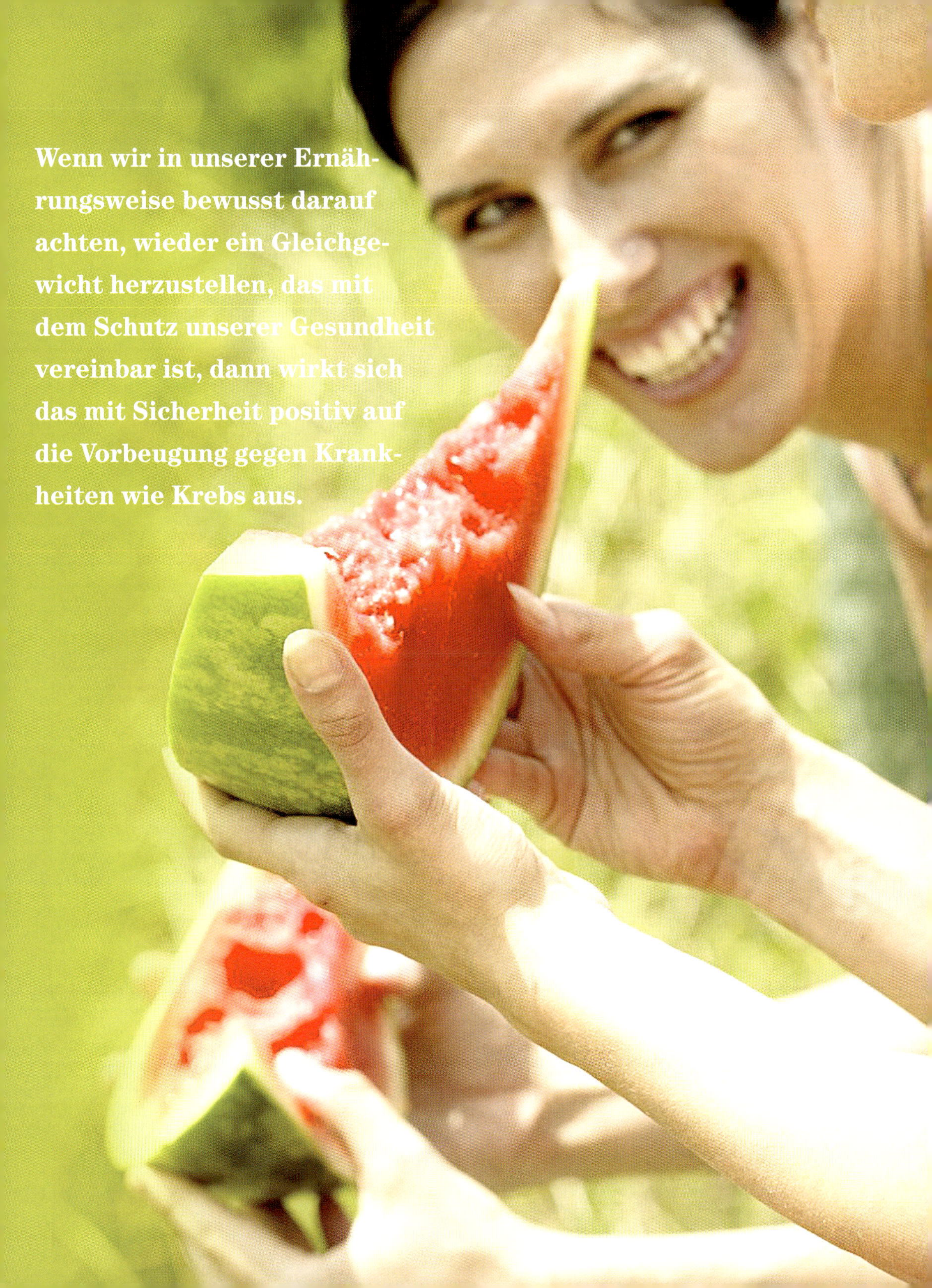

Wenn wir in unserer Ernährungsweise bewusst darauf achten, wieder ein Gleichgewicht herzustellen, das mit dem Schutz unserer Gesundheit vereinbar ist, dann wirkt sich das mit Sicherheit positiv auf die Vorbeugung gegen Krankheiten wie Krebs aus.

Verbindende Mechanismen zwischen Krebs und Fettleibigkeit

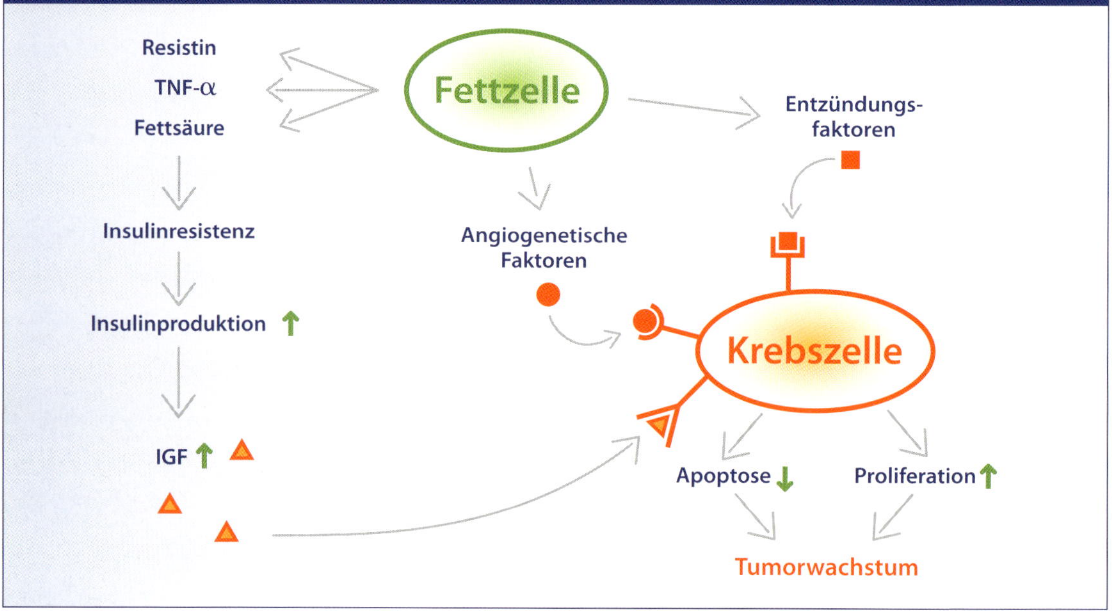

Abbildung 14

Fettleibigkeit bedeutet also weit mehr als ein schlichtes Zuviel an Gewicht: Es handelt sich um einen komplexen Zustand, der immense Auswirkungen auf viele Funktionen des Organismus hat und die Entstehung schwerwiegender oder sogar tödlicher Krankheiten wie Krebs fördern kann.

Wie der Mangel an Obst und Gemüse, so trägt auch übermäßiger Nahrungskonsum zur hohen Inzidenz (= zu große Häufigkeit, Anm. d. Ü.) bestimmter Krebserkrankungen bei. Besonders förderlich für ihre Entwicklung ist die Kombination beider Faktoren: Die schwache Zufuhr von krebshemmenden Wirkstoffen aus der Nahrung ermöglicht es den Krebszellen, sich ungebremst zu vermehren; und ihr Wachstum wird durch die Entzündungsbedingungen, die durch Kalorienüberschwemmung und Fettleibigkeit verursacht werden, noch weiter begünstigt.

Wir müssen diese Ernährungsweise folglich nicht nur wegen ihrer Exzesse, ihrer Monotonie und ihrem Mangel an Originalität in Frage stellen, sondern vor allem wegen ihrer außerordentlich negativen Folgen für die Gesundheit. Wenn wir vom Überfluss an verfügbaren Nahrungsmitteln profitieren wollen, so bedeutet das nicht, dass wir mehr essen, als wir brauchen, sondern dass wir diese vielfältigen Ressourcen nutzen, um mehr Freude an gutem Essen zu haben und zugleich gegen Krankheiten vorzubeugen. Die Nahrung ist nicht weniger kostbar als früher, nur weil sie nicht mehr so knapp ist; im Gegenteil, sie bildet heute unsere beste Waffe im Kampf gegen den Krebs.

Zusammenfassung

- Die Fettsuchtepidemie, die derzeit in den Industriestaaten zu beobachten ist, steht in direktem Zusammenhang mit dem übermäßigen Verzehr von kalorienreichen Nahrungsmitteln, vor allem, wenn dieser mit einem Mangel an körperlicher Bewegung verbunden ist.

- Die Zunahme des Fettgewebes wirkt sich auf vielerlei Weisen auf die menschlichen Körperfunktionen aus; sie begünstigt insbesondere die Entstehung einer entzündungsfördernden Umgebung, die die Entwicklung vieler Krebsarten unterstützt.

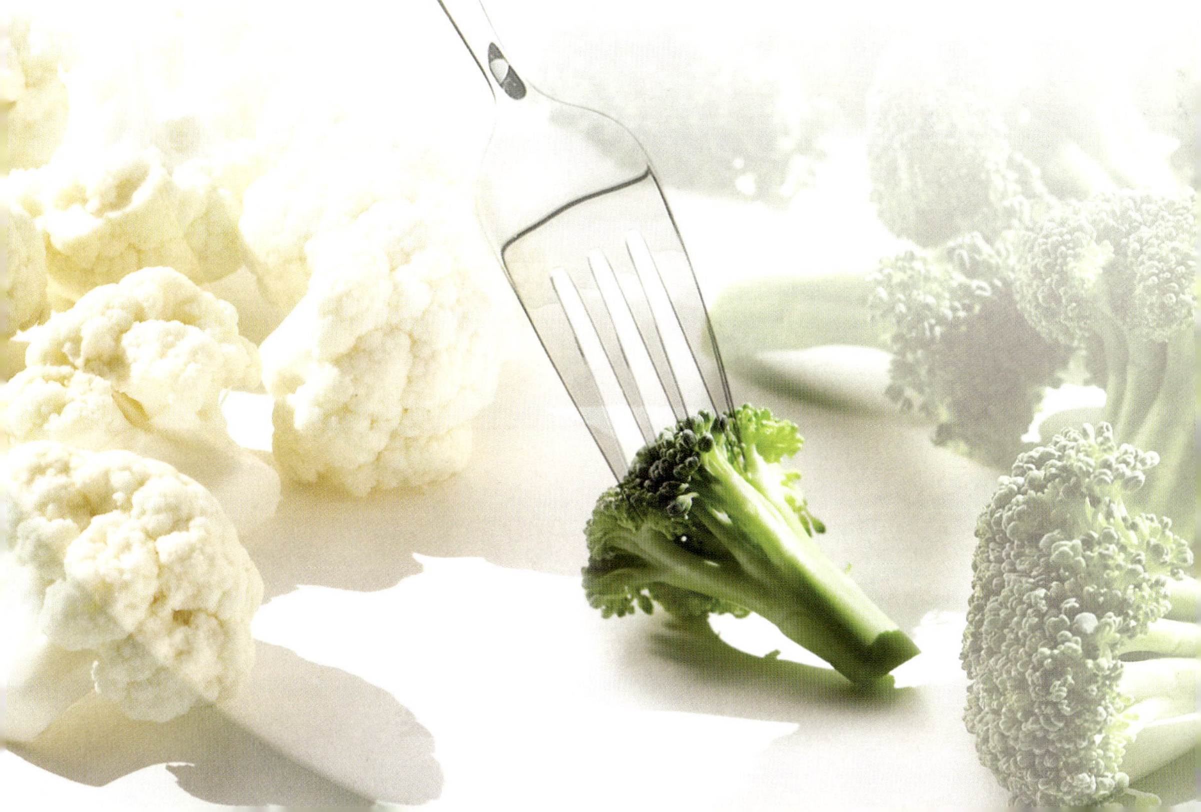

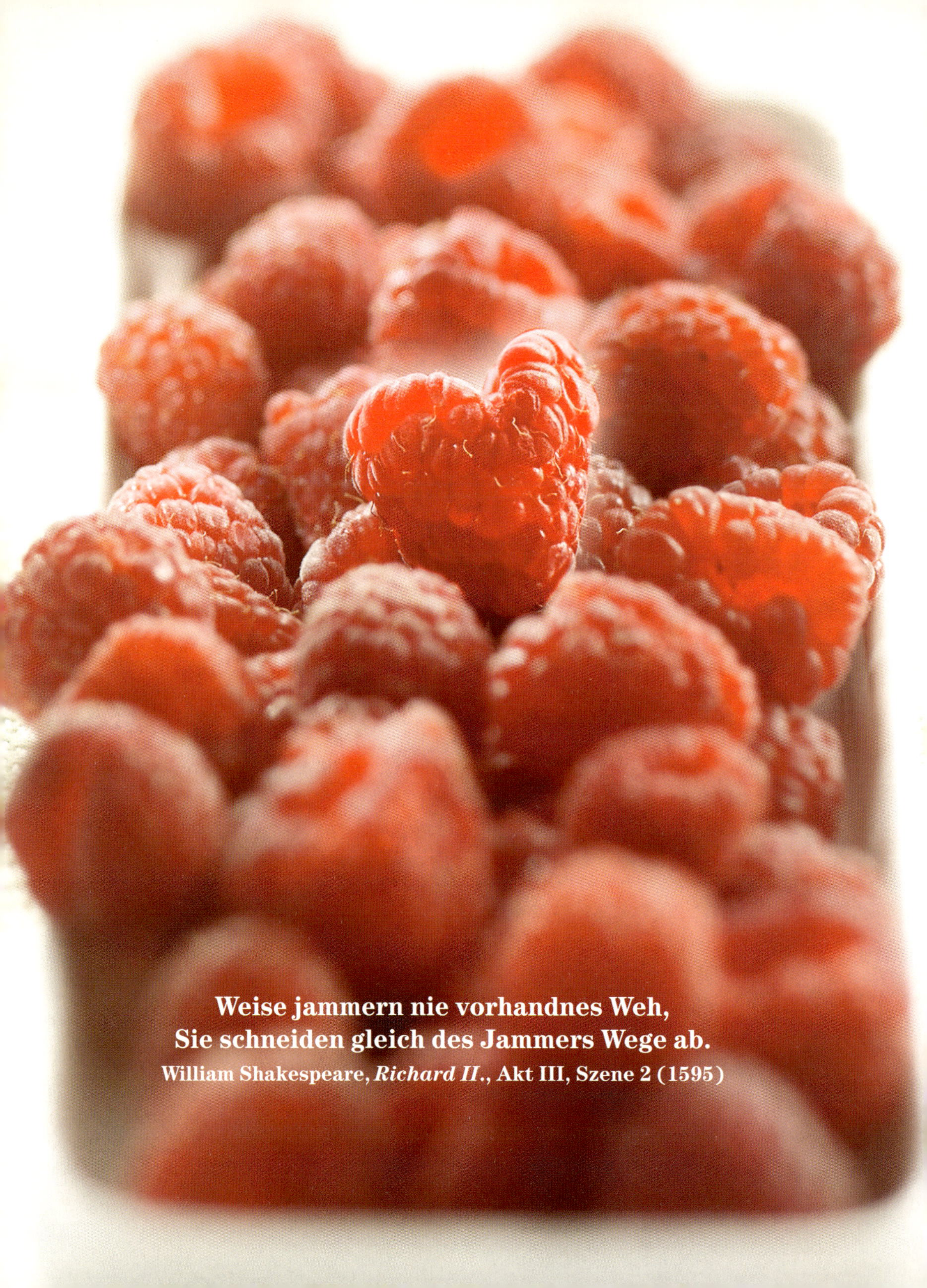

Weise jammern nie vorhandnes Weh,
Sie schneiden gleich des Jammers Wege ab.

William Shakespeare, *Richard II.*, Akt III, Szene 2 (1595)

Kapitel 4
Ernährung: das Herzstück der Krebsprävention

Es besteht kein Zweifel daran, dass die erhöhte Häufigkeit bestimmter Krebsarten in den Industrieländern durch eine tiefgreifende Veränderung unserer Essgewohnheiten erheblich reduziert werden könnte. Eine solche Veränderung der Lebens- und Ernährungsgewohnheiten ist freilich keine leichte Aufgabe, sodass es manchmal verlockend ist, sich für scheinbar einfache Lösungen zu entscheiden. Die Industrie hat das sehr gut erkannt und bietet uns dazu eine immer weiter wachsende Anzahl an Medikamenten, Nahrungsergänzungsmitteln oder »natürlichen« Extrakten an, die allesamt die Probleme lösen sollen, die durch eine qualitativ schlechte Ernährung verursacht werden, ohne dass wir deswegen unsere Ernährungsgewohnheiten in Frage stellen müssten (siehe Kasten, S. 50).

Mark Twain sagte: »Der Mensch ist das einzige Lebewesen, das sich unwiderstehlich zu Pillen hingezogen fühlt.« Man kann ihm darin nur Recht geben, wenn man sich die astronomischen Verkaufszahlen von Produkten ansieht, die den negativen Folgen schlechter Ernährungsgewohnheiten entgegenwirken sollen.

Wenn Magie die Realität verschleiert

Man muss diese Produkte mit kritischen Augen sehen, denn sie bestätigen uns in unseren schlechten Angewohnheiten und verfestigen sie in der Praxis letztlich nur weiter, indem sie uns in einem falschen Sicherheitsgefühl wiegen. Es zeugt weit mehr von magischem Denken als von einer wirklich präventiven Strategie, wenn wir uns bei der Vorbeugung gegen so schwere Krankheiten wie Krebs einzig auf die Einnahme einiger Pillen verlassen, ohne unsere Lebensweise im Geringsten zu verändern.

Es scheint so, als sei der ewige Kampf, in dem sich seit Hippokrates Wissenschaft und Magie gegenüberstehen, noch immer nicht beendet und als seien wir auch heute noch unverwandt auf der Suche nach dem Elixier der ewigen Jugend, aus dem die Scharlatane des »Wilden Westens« so hemmungslos Profit geschlagen haben, indem sie allerlei Wundermittelchen und Pülverchen mit »natürlichen« Ingredienzien verkauften, die angeblich mühelos alle Krankheiten heilten oder verhinderten.

Der Glaube an Wundermittel

Vor einigen Jahren pries eine amerikanische Werbung die Vorzüge eines bekannten magensäurebindenden Mittels an und zeigte dabei eine Hausfrau, die sich Sorgen über den Gesundheitszustand ihrer Familie machte: »Mein Mann leidet an Durchfall, meine ältere Tochter an Verstopfung, mein Sohn an Bauchweh und ich an Sodbrennen. Was fällt mir zu all dem ein? ›…‹ (es folgte ein Medikamentenname).« Diese Werbung offenbart in aller Deutlichkeit eine ungesunde und leider weit verbreitete Einstellung zur Ernährung: Anstatt dass wir uns in unseren Essgewohnheiten auf eine gesündere Ernährung umstellen, suchen wir nach dem »Wundermittel«, das es uns erlaubt, weiterhin schlecht zu essen und dabei die Beschwerden zu vermeiden, die unweigerlich mit dieser Lebensweise verbunden sind. Doch die richtige Reaktion, um diesen Beschwerden ein Ende zu machen, besteht in einer grundlegenden Veränderung unserer Essgewohnheiten und nicht in der Zuflucht zu Medikamenten, die die Folgen einer zu fetten und zu üppigen Ernährung nur vorübergehend mildern können …

Das Gleiche gilt für viele Nahrungsergänzungsmittel, die all jene lebenswichtigen Vitamine liefern sollen, die in unserer ungesunden Ernährung fehlen. Das Problematische an diesen Vitaminpillen ist, dass sie den Verbraucher in einem falschen Sicherheitsgefühl wiegen und bestärken, indem sie ihm suggerieren, dass er durch die Einnahme von Vitaminen schlechte Essgewohnheiten wie den mangelnden Verzehr von Obst und Gemüse kompensieren kann. Im Hinblick auf das Krebsrisiko ist dieser Gedankengang schlechterdings gefährlich, denn zahlreiche Untersuchungen aus den letzten zwanzig Jahren konnten nicht überzeugend nachweisen, dass diese Vitaminergänzungsmittel tatsächlich eine positive Auswirkung auf die Häufigkeit von Krebserkrankungen haben. Vielmehr deuten sie darauf hin, dass durch die Einnahme hoher Dosen von Vitamin A und E das Risiko für bestimmte Krebsarten sogar steigt. Auf der anderen Seite ist eindeutig belegt, dass der reichliche Verzehr von Obst und Gemüse ein Schutzfaktor gegen viele Krebsarten ist und dass dieser Schutz, wie wir gesehen haben, auf Mechanismen beruht, bei denen die Vitamine keinerlei Rolle spielen. Obst und Gemüse sind folglich die einzigen Nahrungsmittel, die gleichzeitig die notwendigen Vitamine und Mineralstoffe und auch die sekundären Pflanzenstoffe liefern können, die zur Vorbeugung gegen Krebs geeignet sind.

Es empfiehlt sich daher eine realistische Sichtweise: Kein Medikament und kein Multivitaminpräparat wird je eine Ernährung ersetzen, die reich an Obst und Gemüse sowie an mehrfach ungesättigten Omega-3-Fettsäuren ist und wenige gesättigte Fette enthält, in der komplexe Zucker aus Fasern oder Cerealien die Hauptlieferanten für Kohlenhydrate sind und in der Proteine nicht nur aus rotem Fleisch, sondern auch aus Fisch, Gemüse und Hülsenfrüchten stammen. Und last but not least verschafft eine solche Ernährungsweise weit mehr Vergnügen als ein paar geschmacklose Pillen!

Wir müssen den Dingen ins Auge sehen und aufhören, begeistert irgendwelche Wundermittel zu propagieren, deren Erfinder sich nur unsere Trägheit und unseren Widerstand gegen eine Änderung unserer Lebensgewohnheiten zunutze machen. Diese »Wundermittel«, egal, ob sie aus exotischen Pflanzen, Hirschgeweihen oder anderen »natürlichen« Quellen gewonnen werden, wirken sich nicht auf unsere Gesundheit positiv aus, sondern auf die finanzielle Gesundheit ihrer Produzenten: Keine Pille kann für sich genommen gegen eine so komplexe und zerstörerische Krankheit wie Krebs vorbeugen, noch kann sie die katastrophalen Folgen einer schlechten Ernährung kompensieren. Dies gilt vor allem dann nicht, wenn diese sich durch eine geringe Zufuhr an frischem Obst und Gemüse und ein Zuviel an Zucker, schädlichen Fetten und bis zum Exzess industrialisierten Fertigprodukten auszeichnet.

Das Gleiche gilt auch für die in diesem Buch geschilderten Prinzipien: Man darf diese Empfehlungen nicht als eine Diät oder ein Wunderprogramm betrachten, das hundertprozentigen Schutz vor Krebs garantiert. Dennoch bleiben sie die Strategie, durch die das Risiko einer Erkrankung am ehesten verringert werden kann. Wie wir gesehen haben, ist Krebs eine ungeheuer komplexe Krankheit; der Krebs macht sich jede Schwäche in unserem Organismus zunutze, um sich auszubreiten, und es ist unrealistisch zu glauben, dass man sich vollkommen gegen sein Auftreten wappnen kann.

Zur Veranschaulichung könnte man das Risiko, an Krebs zu erkranken, mit dem einer Person vergleichen, die am Steuer eines klapprigen Autos mit schlechter Straßenlage sitzt. Wenn der Fahrer betrunken ist, zu schnell fährt und leidenschaftlich per Handy über die letzten Sportergebnisse diskutiert, ohne auf den Verkehr zu achten, dann ist das Risiko, dass er die Kontrolle über das Fahrzeug verliert, weitaus höher als bei einem anderen, der dasselbe Fahrzeug fährt, aber durch sein Verhalten keine zusätzlichen Gefahren heraufbeschwört. Das Gleiche gilt für den Krebs: Wer raucht, stark übergewichtig ist, viele schlechte Fette (und folglich wenig Omega-3-Fettsäuren) und wenig Obst und Gemüse isst und sich wenig bewegt, hat zwangsläufig ein stark erhöhtes Erkrankungsrisiko. Umgekehrt hat ein körperlich aktiver Mensch, der nicht raucht, fünf bis zehn Portionen Obst und Gemüse täglich verzehrt (darunter solche mit einem hohen Gehalt an krebshemmenden sekundären Pflanzenstoffen), für eine hohe Zufuhr an Omega-3-Fettsäuren sorgt und nicht übermäßig viel isst, natürlich ein deutlich geringeres Erkrankungsrisiko.

Man kann, wie gesagt, das Risiko, an Krebs zu erkranken, nicht vollständig ausschalten. Aber wenn wir gesundheitsbewusst leben und unsere Lebensweise und insbesondere unsere Ernährungsgewohnheiten grundlegend verändern, ist dies zweifellos der beste Weg, um den Einfluss dieser Krankheit auf unser Leben zu verringern.

Hin zu einer Ernährung, die gegen Krebs vorbeugt

Essgewohnheiten spiegeln die Lebensbedingungen und die vorherrschenden Einstellungen einer Gesellschaft wider. Die kulinarischen Extravaganzen des Apicius sind Ausdruck der unwiderstehlichen Anziehung, die Prunk und Ausschweifung auf die Römer ausübten. Die zahlreichen Fastentage, die die Kirche im Mittelalter den Gläubigen

Praktisch denken, konkret handeln!

- Essen wir kleinere Portionen.
- Verändern wir unsere Ernährungsgewohnheiten, anstatt nutzlose Diäten zu befolgen.
- Trinken wir mehr Wasser.
- Essen wir mehr Ballaststoffe; Ballaststoffe sättigen, ohne dick zu machen.
- Es gibt keine Wundernahrungsmittel und keine Wunderdiät.
- Der Verzehr von Gemüse macht nicht dick.

Tabelle 8

auferlegte, veranschaulichen die schwierigen Lebensbedingungen dieser Zeit, die durch wiederholte Hungersnöte und Krankheiten geprägt war. Die Bedeutung, die die Asiaten guter Ernährung und dem damit verbundenen Wohlergehen beimessen, ist ein Zeichen für den hohen Wert, den diese Völker dem Erreichen eines hohen Lebensalters beimessen.

In unserer Gesellschaft ist das nicht anders. Der für unsere Zeit so charakteristische exzessive Nahrungskonsum ist Teil eines allgemeinen Konsumwahns, der durch einen nie dagewesenen Überfluss an reizvollen neuen Produkten, revolutionären Technologien und eine Fülle unwiderstehlicher Waren bestimmt ist. Wir müssen diese Tendenz, ohne über ihre Vor- oder Nachteile urteilen zu wollen, berücksichtigen, um realistische Lösungsvorschläge zu entwickeln, durch die wir unsere Lebensweise und damit das Erkrankungsrisiko für so schwere Krankheiten wie Krebs beeinflussen können. Denn ob es uns gefällt oder nicht: Eine Verbrauchergesellschaft ist unweigerlich auch eine arbeitende Gesellschaft von Menschen, die immer in Eile und im Stress sind, die oft nur wenig Zeit für ihre Ernährung haben und sie häufig für nebensächlich halten – für ein Bedürfnis, das man schnell durch aufregende neue Kalorienbomben befriedigen kann.

Dennoch steht es uns frei, unsere Ernährungsweise an diesen rasanten Lebensrhythmus anzupassen, ohne deshalb in die Exzesse zu verfallen, die wir derzeit beobachten können und die so katastrophale Auswirkungen auf unsere Gesundheit haben. Gut essen ist nicht notwendigerweise kompliziert! Es geht vielmehr darum, dass wir unsere Ernährung wieder selbst in die Hand nehmen, ihren Platz in unserem Leben überdenken und darin nicht nur ausschließlich ein Mittel zur Befriedigung unserer lebensnotwendigen Bedürfnisse sehen, sondern auch einen zentralen Beitrag zu unserem allgemeinen Wohlbefinden. Mit dieser Zielrichtung möchten wir Ihnen hier einige Prinzipien vorstellen, die unsere Essgewohnheiten tiefgreifend beeinflussen können (Tabelle 8).

Hara hachi bun!

Wir alle wissen, dass zu reichliches Essen dem Körper eine Menge überflüssige Kalorien beschert, die zum Verlust unseres Idealgewichts führen, und es besteht kein Zweifel daran, dass dieser maßlose Nahrungskonsum eine herausragende Rolle bei der Fettsuchtepidemie spielt, deren Zeuge wir zur Zeit sind. Überschüssige Kalorien bewirken eine Überhitzung der Mechanismen, die die Nahrung resorbieren und in Energie umwandeln; dadurch wiederum entstehen noch mehr freie Radikale, die die DNA schädigen und Alterungsprozesse beschleunigen können. Man weiß im Übrigen seit langer Zeit, dass eine eingeschränkte Kalorienaufnahme bei Versuchstieren ihre Lebenserwartung erhöht. So besehen sollte man sich von dem japanischen Motto *Hara hachi bun* leiten lassen: Es bedeutet, dass man zu essen aufhört, wenn der Magen zu 80 Prozent voll ist. Das lässt dem Gehirn die notwendige Zeit, um einen Zustand der Sättigung zu erkennen, und gleichzeitig können wir dadurch das Essen genießen, ohne ungezügelt in uns hineinzuschaufeln.

Es ist viel einfacher, unsere Essgewohnheiten zu verändern, indem wir die Menge der aufgenommenen Nahrung reduzieren, als die überschüssigen Kilos mit Hilfe der einen oder anderen gerade aktuellen Abmagerungskur wieder loszuwerden. Diese Diäten versprechen in der Regel keinerlei kulinarisches Vergnügen, sodass die Begeisterung der Leute über ein paar anfänglich verlorene Kilos aufgrund der Monotonie und Langeweile ihrer alltäglichen Ernährung schnell wieder abkühlt. Und dies führt unweigerlich zum Abbruch der Diät und damit zur Rückkehr an den Ausgangspunkt! Es nutzt nichts, auf die Erfindung einer Wunderdiät zu hoffen: Das einzig wirksame Mittel zur Kontrolle des eigenen Gewichts ist eine grundlegende Veränderung unserer Ernährungsgewohnheiten dahingehend, dass wir die Kalorienaufnahme durch den verstärkten Verzehr von Obst und Gemüse reduzieren.

Wollen wir zusammen essen?

Der Esstisch war zu allen Zeiten ein Ort des Austausches und der zwischenmenschlichen Kommunikation, und diese Funktion gewinnt in einer Zeit allgemeiner Hektik sogar noch mehr Bedeutung. Wenn wir die Mahlzeiten auch dazu nutzen, um zu diskutieren, uns auszutauschen und familiäre Bindungen und freundschaftliche Kontakte zu vertiefen, dann steigert dies noch die Freude am Essen; und selbst wenn man alleine isst, kann eine Mahlzeit ein Moment der Besinnung auf sich selbst und der inneren Reflexion sein.

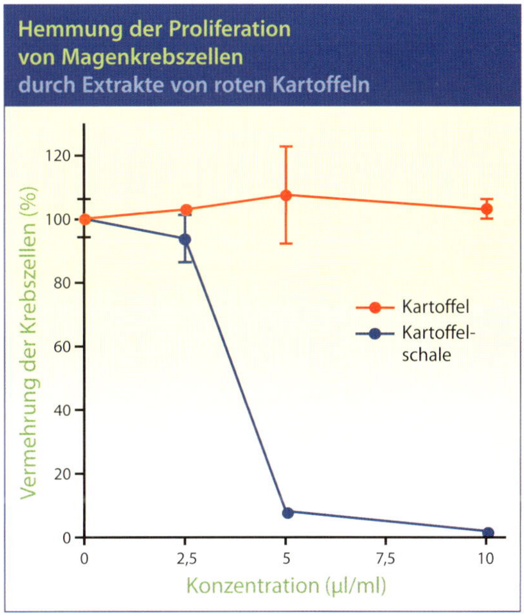

Abbildung 15

Noch ein wenig Salat, Liebling?

Es versteht sich von selbst (und das ist das Leitmotiv dieses Buches), dass der erste Schritt hin zu einer besseren Ernährung ein tiefgreifender Wandel in der Wahl unserer täglichen Nahrungsmittel sein muss. In diesem Sinne besteht die primäre Veränderung zweifelsohne darin, dass wir pflanzlichen Nahrungsmitteln mehr Platz auf unserem Speisezettel einräumen, denn diese Nahrungsmittel haben außergewöhnlich positive Effekte auf

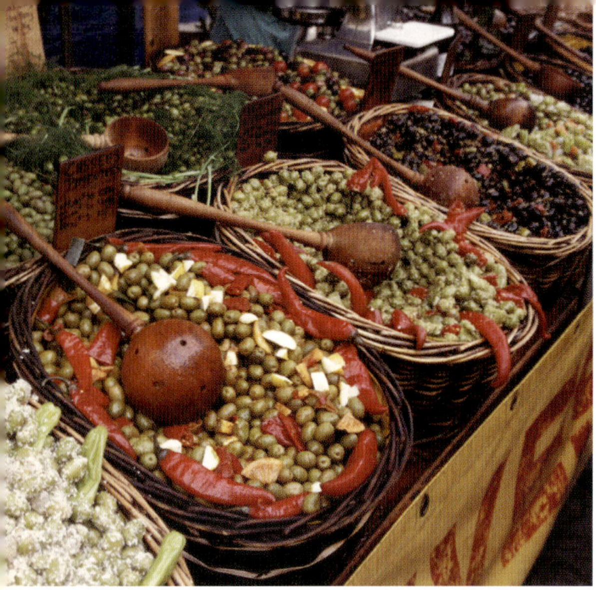

unsere Gesundheit. Alle Produkte pflanzlichen Ursprungs spielen eine zentrale Rolle bei der Krebsvorbeugung und gehören zweifellos zu den besten Waffen, die uns im Kampf gegen diese Krankheit, insbesondere gegen Krebsarten des Verdauungstrakts, zur Verfügung stehen. Manche Pflanzen halten echte Überraschungen für uns bereit! Die Kartoffel beispielsweise, die hauptsächlich aus Stärke besteht, wird häufig als eine Knolle mit geringem Präventionspotenzial gegen Krebs betrachtet. Doch als wir im Labor untersuchten, inwieweit dieses Gemüse das Wachstum von Zellen eines Magenkarzinoms stören konnte, stellten wir fest, dass zwar das Fleisch der Kartoffel keinerlei krebshemmende Wirkung hat, ihre Schale dagegen die Vermehrung dieser Zellen massiv hemmen kann (Abbildung 15, S. 53). Dieses überraschende Ergebnis veranschaulicht, dass das Vorhandensein antikarzinogener Wirkstoffe ein ureigenstes Merkmal pflanzlicher Nahrungsmittel ist; es unterstreicht zugleich, wie wichtig es ist, dass wir so viele pflanzliche Nahrungsmittel wie möglich in unsere Ernährung mit einbeziehen, um dem Krebs die Stirn zu bieten.

Pflanzen sind als Nahrungsmittel auch deshalb so wichtig, weil sie ausgezeichnete Lieferanten von Ballaststoffen sind, die den Magen füllen und ein Gefühl der Sättigung vermitteln, durch das die Kalorienzufuhr leicht gedrosselt werden kann. Versuchen Sie es selbst: Es ist unmöglich, dick zu werden, wenn man Gemüse isst!

Ali, dein Couscous ist großartig!

Wenn wir auf die gesundheitsfördernde Wirkung von Nahrungsmitteln achten, so muss das nicht auf Kosten des Vergnügens am Essen gehen – im Gegenteil: Freude am Essen und Gesundheitsbewusstsein müssen Hand in Hand gehen. Das ist ein wichtiges Konzept, denn gesundes Essen muss wirklich lustvoll und befriedigend sein, damit wir uns jeden Tag gesund ernähren. Im Laufe der Jahre haben wir oft ein zwiespältiges Verhältnis zu unserer Nahrung entwickelt. Genuss ist dabei oft ein Synonym für Exzesse bei Tisch oder für sogenannte »sündige« Vergnügungen, bei denen man »schummelt«, indem man »verbotene« Nahrungsmittel isst, die sehr fett oder zuckerhaltig sind. Umgekehrt hat gesundheitsbewusste Ernährung den Beigeschmack von etwas Langweiligem – man assoziiert damit eine Art körperliche Deprivation, dank der man sich lustlos und trübsinnig fade Mahlzeiten zu Gemüte führt …

Diese Wahrnehmung ist falsch, denn gesund essen bedeutet ganz bestimmt nicht, dass man jeden Genuss aus der Nahrung verbannt; ganz im Gegenteil entpuppen sich gerade die Gerichte mit einem sehr hohen Gehalt an krebshemmenden Wirkstoffen, wie Sie sehen werden, als wahre Köstlichkeiten! *Es ist daher dringend geboten, dass wir diese negative Einstellung zu gesunder Ernährung über Bord werfen und aufhören, sie für einengend und lustfeindlich zu halten und zu einer Angelegenheit von Körnerfreaks erklären.*

Vielmehr sollten wir darin einen epikureischen Akt sehen, das heißt eine wichtige Quelle der Befriedigung, bei der das Vergnügen nicht auf Kosten langfristiger Folgen für die Gesundheit geht. Um das zu erreichen, müssen wir als Erstes dem, was wir essen, den größten Stellenwert in unserem Alltagsleben einräumen. Und wir müssen anerkennen, dass unsere Nahrung den größten Einfluss auf unsere innere Verfassung hat und aus eben diesem Grund bis ins Einzelne durchdacht und überlegt werden muss. Heute wägen wir bei vielen Handlungen, die im Hinblick auf ihre gesundheitlichen Folgen absolut zweitrangig sind – wie beispielsweise der Kauf eines neuen Autos –, gründlich und sorgfältig das Für und Wider ab, um maximal von den Vorzügen dieser Konsumgüter zu profitieren. Im Lichte unseres aktuellen Wissens darüber, welche Folgen eine ungesunde Ernährung für die Entwicklung so schwerer Krankheiten wie Krebs hat, versteht es sich eigentlich von selbst, dass wir diese Prioritäten unbedingt verändern müssen. Das, was wir jeden Tag essen, muss unangefochten an die vorderste Stelle unserer gedanklichen Beschäftigung rücken.

Wir haben das Glück und das Privileg, dass wir, um unsere Ernährungsgewohnheiten zu verändern, auf Jahrtausende alte kulinarische Traditionen aus verschiedensten Teilen der Welt zurückgreifen können, insbesondere auf die Kochkünste von Ländern, in denen die niedrigsten Krebsraten der Welt zu finden sind. Es ist daher nicht verwunderlich, dass ein großer Teil der in diesem Buch vorgestellten Rezepte aus der chinesischen, japanischen, indischen, mediterranen oder orientalischen Küche stammt, denn genau in diesen Ländern findet man die niedrigsten Erkrankungshäufigkeiten für bestimmte Krebsarten (siehe Bildtafel S. 56 f.). Wir müssen die außergewöhnlichen Zutaten dieser Regionen, die viele krebshemmende Wirkstoffe enthalten, durch die wir aktiv gegen Krebs vorbeugen können, besser kennenlernen. In den folgenden Kapiteln von Teil II möchten wir Sie zu einer Entdeckungsreise einladen, auf der Sie vom hohen Stellenwert von Algen in der japanischen Küche erfahren, die Vielfalt und Komplexität der Welt der Pilze kennenlernen, die vielfachen Heilwirkungen von Kräutern und Gewürzen erkunden und in die Vorzüge von Leinsamen und fermentierter Milch mit ihrem hohen Gehalt an probiotischen Bakterien eingeweiht werden. Diese Nahrungsmittel bilden zusammen mit denen, die wir in unserem ersten Buch *Krebszellen mögen keine Himbeeren* vorgestellt haben, unverzichtbare Bausteine jeder Strategie der Krebsbekämpfung durch Ernährung – und zwar nicht nur wegen ihrer positiven gesundheitlichen Wirkungen, sondern auch wegen ihrer unvergleichlichen geschmacklichen Qualitäten.

In Teil III schöpfen wir begeistert aus der Zusammenarbeit mit einem phantastischen Team erfahrener Küchenchefs, um Ihnen eine große Auswahl an einfachen, preiswerten Rezepten vorzustellen, die Sie mit dem kulinarischen Vergnügen einer gesunden und abwechslungsreichen Ernährung vertraut machen. Wir sind davon überzeugt, dass Sie erstaunt feststellen werden, wie gut wir durch eine besondere Sorgfalt bei der Auswahl unserer Nahrungsmittel gegen Krebs vorbeugen und dabei einfache Zubereitung und köstlichen Geschmack mit Gesundheit in Einklang bringen können.
Guten Appetit!

Bevorzugte Gerichte der Länder mit den niedrigsten Krebsraten

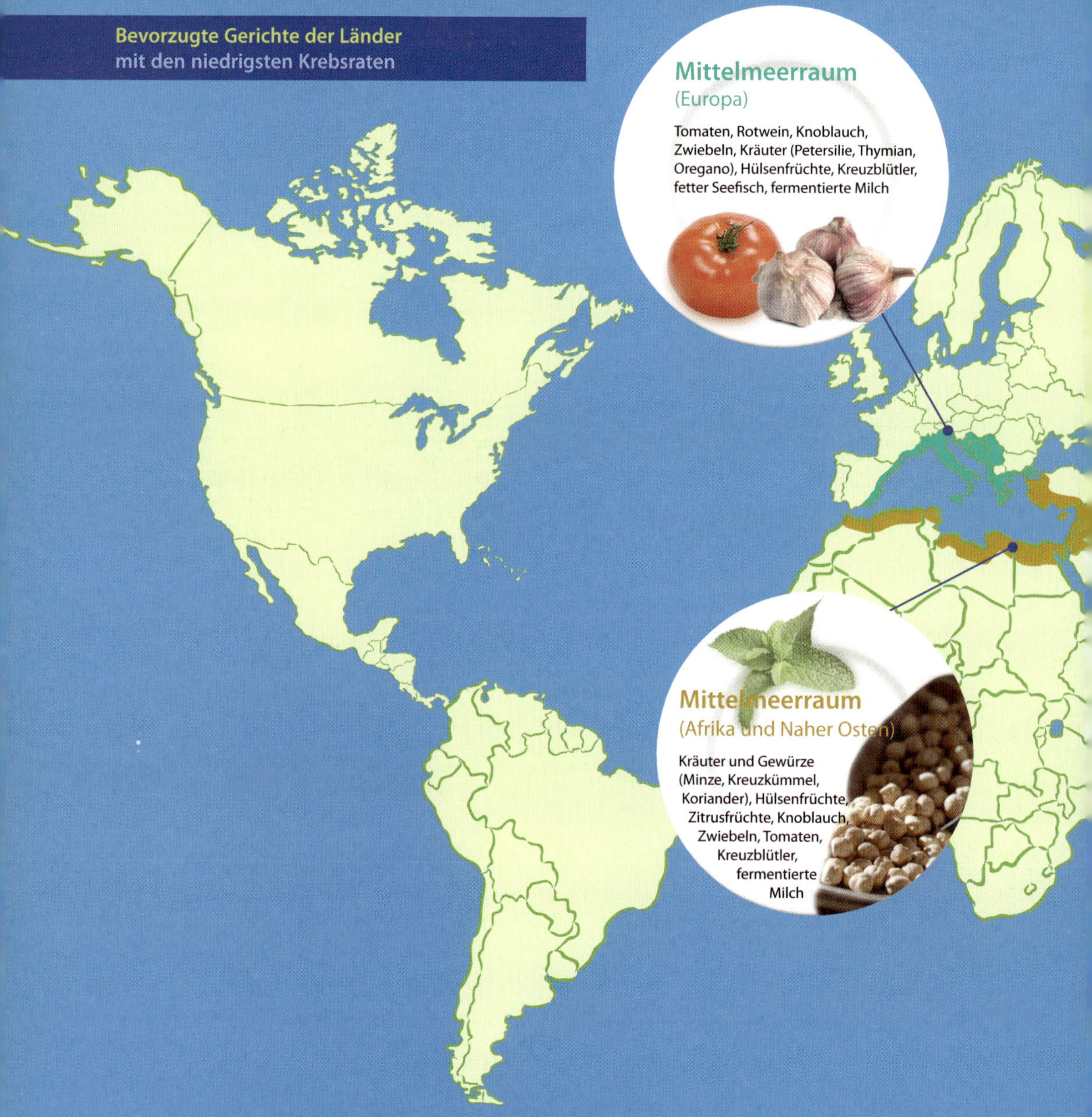
Mittelmeerraum
(Europa)
Tomaten, Rotwein, Knoblauch, Zwiebeln, Kräuter (Petersilie, Thymian, Oregano), Hülsenfrüchte, Kreuzblütler, fetter Seefisch, fermentierte Milch
Mittelmeerraum
(Afrika und Naher Osten)
Kräuter und Gewürze (Minze, Kreuzkümmel, Koriander), Hülsenfrüchte, Zitrusfrüchte, Knoblauch, Zwiebeln, Tomaten, Kreuzblütler, fermentierte Milch

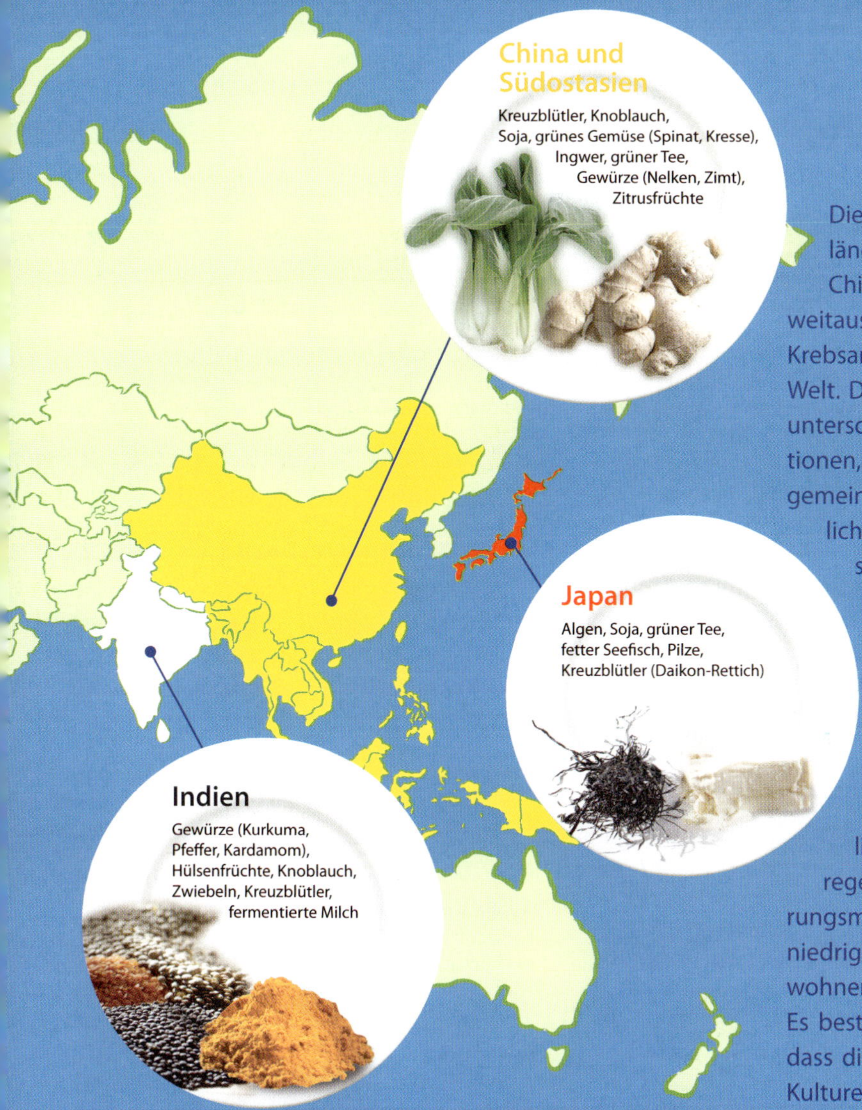
China und Südostasien
Kreuzblütler, Knoblauch, Soja, grünes Gemüse (Spinat, Kresse), Ingwer, grüner Tee, Gewürze (Nelken, Zimt), Zitrusfrüchte
Japan
Algen, Soja, grüner Tee, fetter Seefisch, Pilze, Kreuzblütler (Daikon-Rettich)
Indien
Gewürze (Kurkuma, Pfeffer, Kardamom), Hülsenfrüchte, Knoblauch, Zwiebeln, Kreuzblütler, fermentierte Milch

Die Bewohner der Mittelmeerländer, Indiens, Japans sowie Chinas und Südostasiens sind weitaus weniger von bestimmten Krebsarten betroffen als der Rest der Welt. Diese Regionen besitzen sehr unterschiedliche kulinarische Traditionen, doch sie haben eines gemeinsam: Nahrungsmittel pflanzlichen Ursprungs nehmen einen sehr großen Stellenwert in ihrer Ernährung ein, seien es Obst und Gemüse, Gewürze und Kräuter, verschiedene Hülsenfrüchte oder auch Getränke wie Rotwein und grüner Tee. Eine Vielzahl wissenschaftlicher Studien zeigt, dass der regelmäßige Verzehr dieser Nahrungsmittel eine Hauptrolle bei der niedrigeren Erkrankungsrate der Bewohner aus diesen Regionen spielt. Es besteht also kein Zweifel daran, dass die Aufnahme der von diesen Kulturen bevorzugten Nahrungsmittel in unseren Speiseplan unverzichtbarer Bestandteil einer Strategie der Krebsprävention ist.

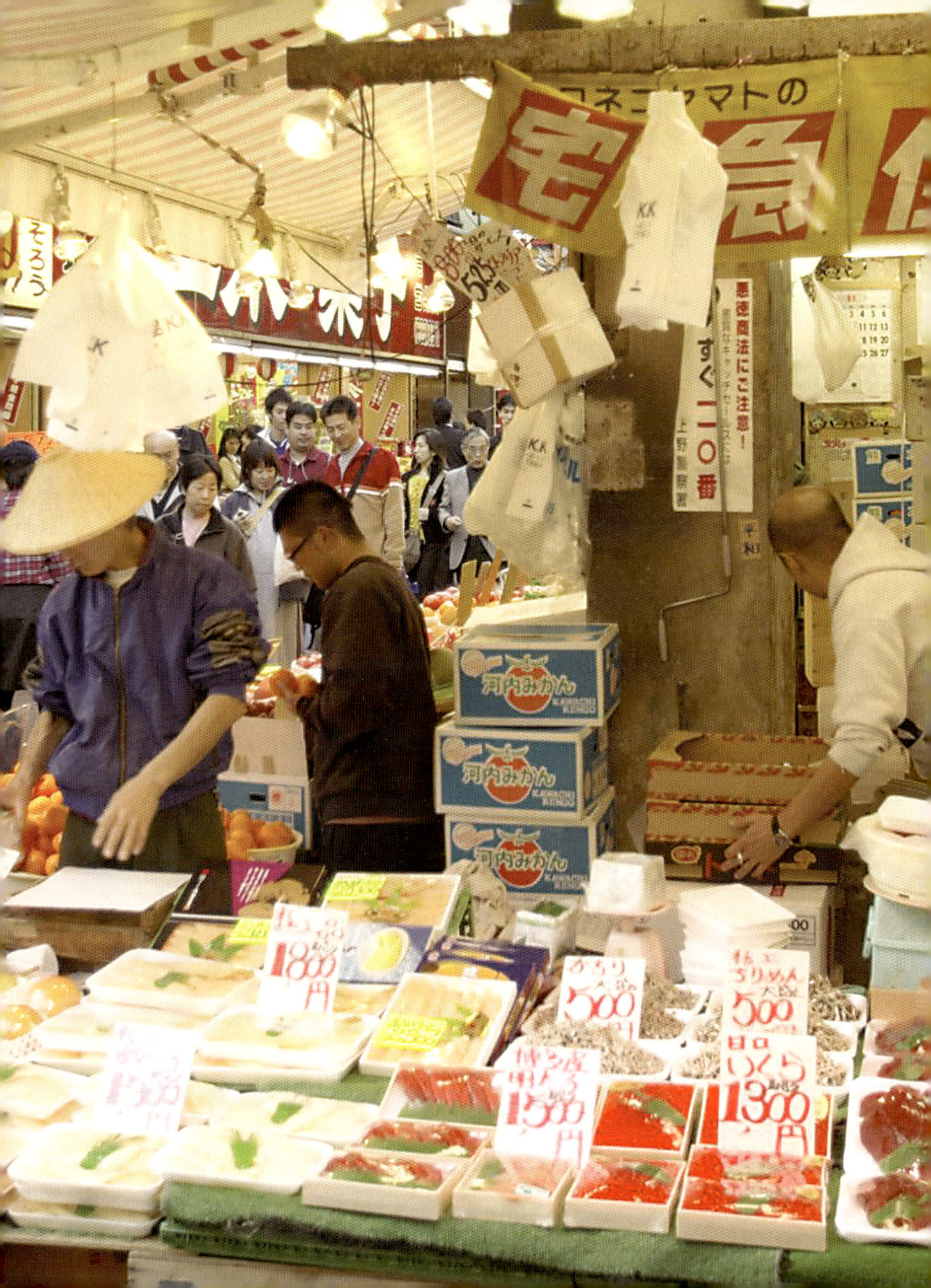

ネコヤマトの
宅 急
悪徳商法にご注意!
上野警察署
河内みかん
河内みかん
河内みかん
1800円
500
500
いくら
1300円
1500円

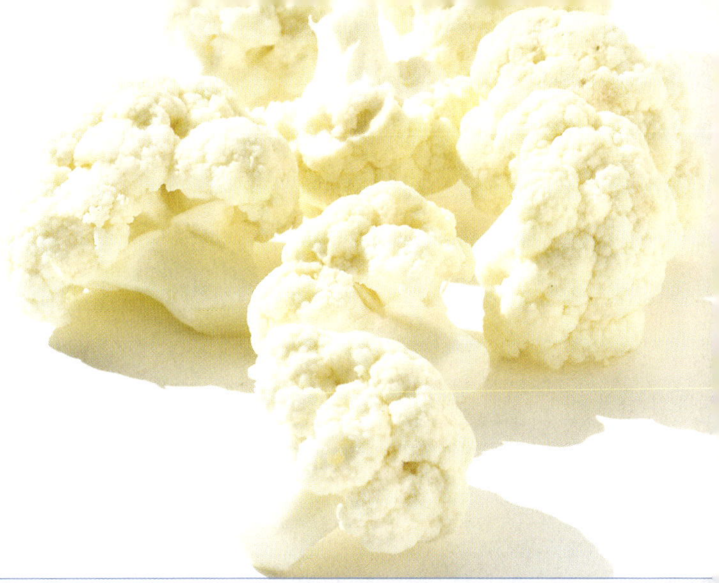

Teil II

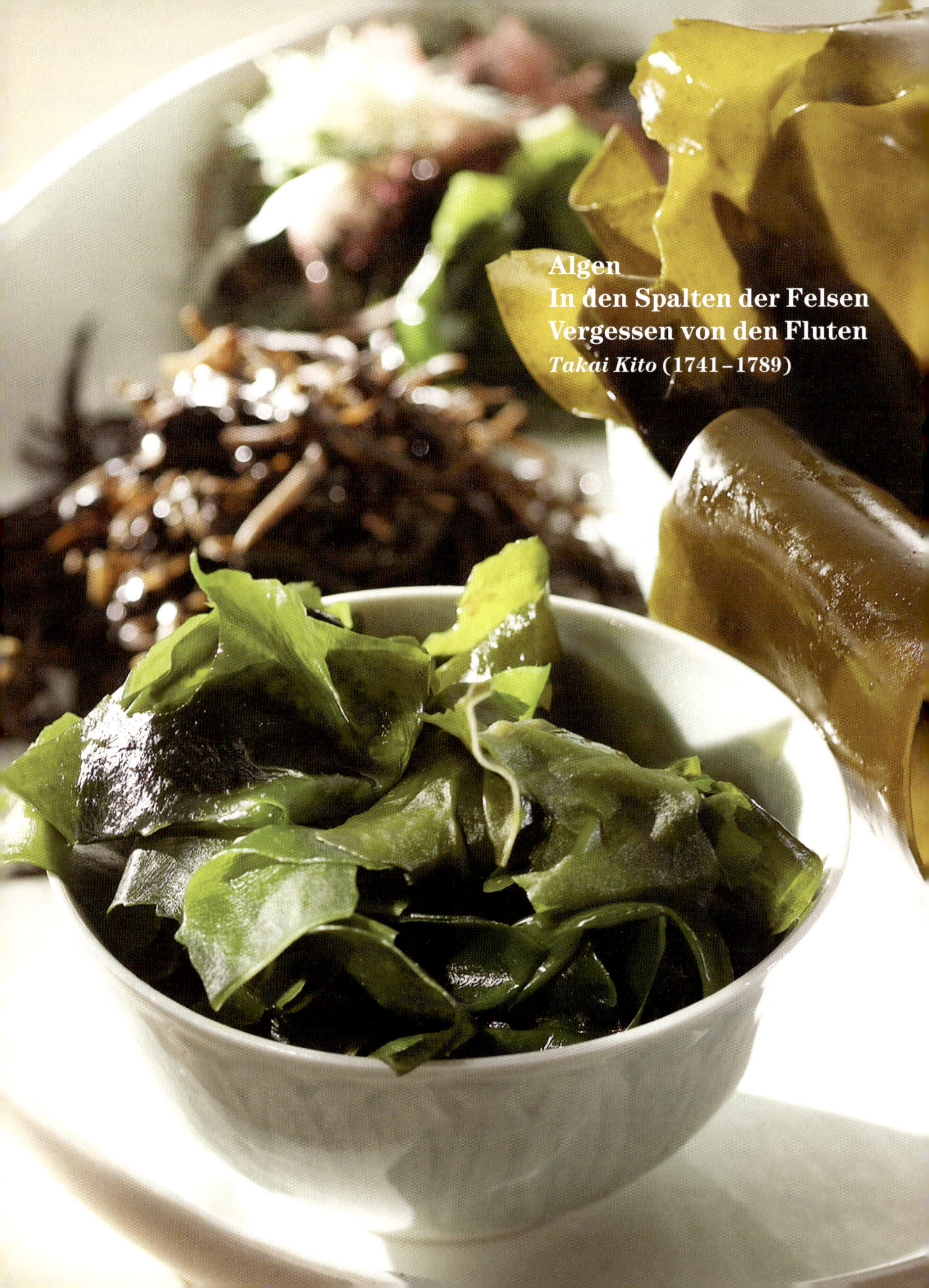

Algen
In den Spalten der Felsen
Vergessen von den Fluten
Takai Kito **(1741–1789)**

Kapitel 5
Meeresalgen: den Krebs mit Sirenengesängen becircen

Die Völker, die am Meer leben, haben eine enge Beziehung zur unendlichen Weite dieser Wasserflächen. Es verkörpert für sie einerseits den einzigen Weg, um ihre Sehnsucht nach der Erforschung ferner Horizonte zu befriedigen. Vor allem aber stellt es eine schier unerschöpfliche Nahrungsquelle dar, durch die sie ihr Überleben sichern können. Das in Jahrtausenden der Symbiose zwischen Mensch und Meer angesammelte Wissen hat es uns ermöglicht, eine Vielzahl von köstlichen Fischen, Krustentieren und Muscheln zu identifizieren, die immer erste Wahl in den Ernährungsgewohnheiten waren. Auch heute noch gelten diese »Meeresfrüchte« als außergewöhnliche Köstlichkeiten – Luxuserzeugnisse, die oft erlesenen und raffinierten Festmahlen vorbehalten sind.

Doch die Schätze des Meeres sind bei Weitem nicht überall so gut bekannt. Tatsächlich sind manche der im Überfluss vorhandenen Nahrungsquellen des Meeres, die alltäglicher Bestandteil der Ernährung in bestimmten Kulturen sind, in den meisten Industriegesellschaften heute entweder in Vergessenheit geraten oder praktisch unbekannt. Das gilt insbesondere für Meeresalgen.

Algen: das Gemüse des Meeres

Algen sind vor etwa 1,5 Milliarden Jahren auf der Erde erschienen und gelten als die Vorläufer unserer heutigen Landpflanzen. Algen waren die erste lebende Art, die fähig war, Sonnenenergie durch Fotosynthese in für das Funktionieren der Zelle lebensnotwendige Substanzen umzuwandeln – eine Erfindung, von der sie im Laufe der Zeit ungeheuer profitierten, denn heute existieren über die Küsten der Welt verteilt nicht weniger als 10 000 Algenarten! Durch die Fotosynthese stieg die Sauerstoffmenge auf der Erde immens an, und das spielte eine Schlüsselrolle bei der Entwicklung des Lebens …

Abgesehen von ihrer zentralen Rolle in der Ökologie des Planeten sind Algen (bzw. Tang) der Prototyp eines für die Gesundheit idealen Nahrungsmittels. Sie sind sehr reich an essenziellen Mineralstoffen und Spurenelementen, insbesondere an Jod, Kalium, Eisen und Kalzium (bestimmte Algen enthalten bis zu zehnmal mehr Kalzium als Kuhmilch und fünfmal mehr als Spinat!), sowie an Proteinen, allen essenziellen Eiweißsäuren, Vitaminen und Ballaststoffen. Algen enthalten außerdem wenig Fett, und wenn doch, so handelt es sich größtenteils um die essenziellen Omega-3- und Omega-6-Fettsäuren in einem idealen Ver-

(Fortsetzung S. 64)

Die wichtigsten essbaren Algen

Es gibt beinahe 10 000 Arten von Meeresalgen, grüne *(Chlorophyceae)*, rote *(Rhodophyceae)* und braune *(Phaecophyceae)*, wobei ihre Farbe von ihrem Gehalt an lichtabsorbierenden Pigmenten abhängig ist. Da Algen besonders häufig an den Küsten Japans – dem Hauptkonsumenten weltweit – anzutreffen sind, sind die meisten von ihnen heute unter ihrem japanischen Namen bekannt.

NORI *(Porphyra-Arten, besonders Porphyra yezoensis)*
Nori-»Algen« sind im Naturzustand rot oder purpurfarben und werden beim Trocknen schwarz; im Deutschen heißen sie auch »Purpurtang«. Nori werden am häufigsten in Form von dünnen, getrockneten Platten verkauft und dienen seit dem 18. Jahrhundert zur Herstellung bestimmter Sushi, nämlich Maki und Temaki. Nori werden seit Jahrhunderten wildwachsend im Ariake-Meer vor der Insel Kyushu geerntet. Erst im Jahr 1947 erforschte eine englische Professorin namens Kathleen Mary Drew den Reproduktionszyklus der Nori; ihre Erkenntnisse ermöglichten ihren Anbau in großem Maßstab und eine massive Steigerung ihrer Produktion, die heute 350 000 Tonnen pro Jahr beträgt und einem Wert von ca. 640 Millionen Euro entspricht. Gegenwärtig werden jedes Jahr 10 Milliarden getrocknete Nori-Blätter verzehrt, was sie zur mit Abstand beliebtesten Alge weltweit macht! Nori besitzen einen hohen Gehalt an Proteinen (35 % ihres Trockengewichts), zahlreiche Vitamine, darunter B12, und eine Vielzahl an Mineralstoffen. Sie gehören zu den seltenen Pflanzenarten, die langkettige Omega-3-Fettsäuren (besonders EPA) enthalten; diese sind unerlässlich für das ordnungsgemäße Funktionieren des Gehirns, wirken entzündungshemmend und senken das Risiko für Herz-Kreislauf-Erkrankungen und Krebs.

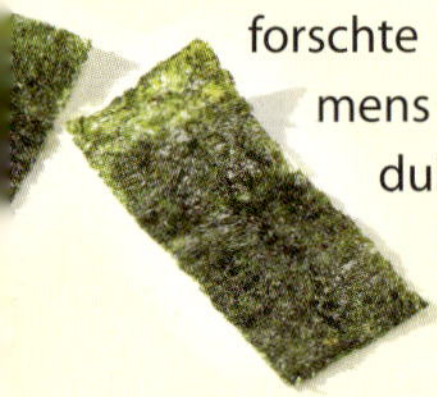

KOMBU *(Laminaria japonica)*
Kombu wurde vermutlich bereits vor zehntausend Jahren während der Jomon-Periode (14 000 – 300 v. Chr.) in Japan verzehrt und ist eine in japanischen Küchen unverzichtbare Braunalge; sie dient dort seit dem 7. Jahrhundert als Hauptzutat für *dashi*, die japanische Brühengrundlage par excellence. Dieser Tang wächst in tiefen, kalten Gewässern (die beste Qualität kommt von der Insel Hokkaido im Norden Japans) und weist einen besonders hohen Gehalt an Jod und Glutaminsäure auf, daher seine Bezeichnung als »natürliches« Mononatriumglutamat.

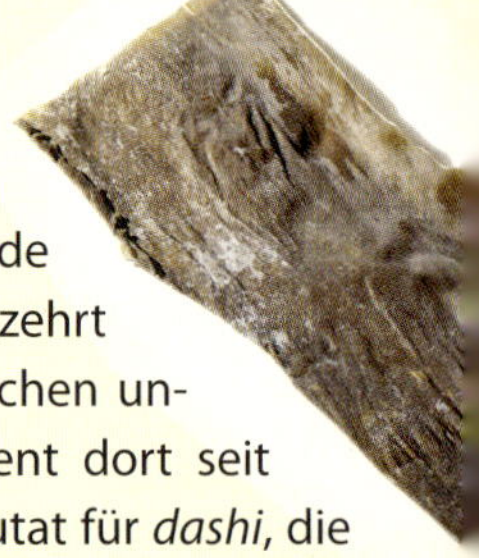

Kombu hat einen leicht süßen, jodartigen Geschmack, soll die Verdauung fördern und die Kochzeit bestimmter Nahrungsmittel – insbesondere der Hülsenfrüchte – verkürzen. Lange Zeit war Kombu ein Luxusnahrungsmittel, das nur dem Kaiser vorbehalten war, und galt als Glücksbringer; es gehörte sogar zu dem Geschenkpaket, das einst an den Hof des Kaisers von China gesandt wurde. Erst durch die Kolonisation und Entwicklung der Insel Hokkaido während der Edo-Periode (1603 – 1868) wurde diese Alge für jedermann zugänglich und erwarb ihren Status als unverzichtbare Kochzutat. In Japan liegt der durchschnittliche Verbrauch von Kombu bei etwa 0,5 Gramm pro Person und Tag, er erreicht sogar 1 Gramm pro Tag in Okinawa, wo dieser Tang besonders geschätzt wird, wenn er wie im *kubuirichi* zusammen mit Schwein und Gemüse zubereitet wird. Die Einwohner Okinawas, die für ihr außergewöhnlich hohes Lebensalter bekannt sind, betrachten Kombu als ein wesentliches Element des *ishokudogen*, was bedeutet, dass jedes Nahrungsmittel zugleich ein Medikament ist.

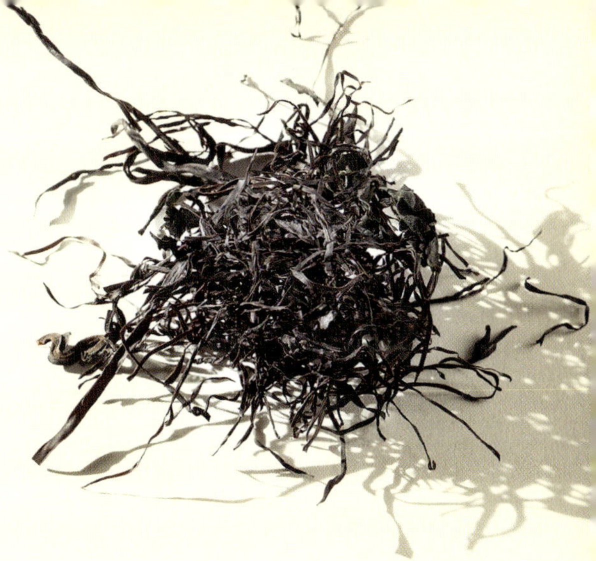

WAKAME *(Undaria pinnatifida)*

Wakame, eine sehr zarte Alge von schönem Dunkelgrün, wird am häufigsten als Einlage in die Misosuppe gegeben, den großen Klassiker der japanischen Küche. Diese Tangart hat einen ausgeprägten Meeresgeschmack, der an Austern erinnern kann. Abgesehen von seinem außergewöhnlich hohen Kalziumgehalt (13 × so viel wie Milch) enthält Wakame (wie auch Kombu) große Mengen an Fucoxanthin und Fucoidan, zwei mächtige Hemmstoffe für das Wachstum von Krebszellen. Wakame und Mekabu, die treibenden Teile von Wakame, wirken besonders aktiv gegen Zellen, die aus Mammakarzinomen isoliert wurden.

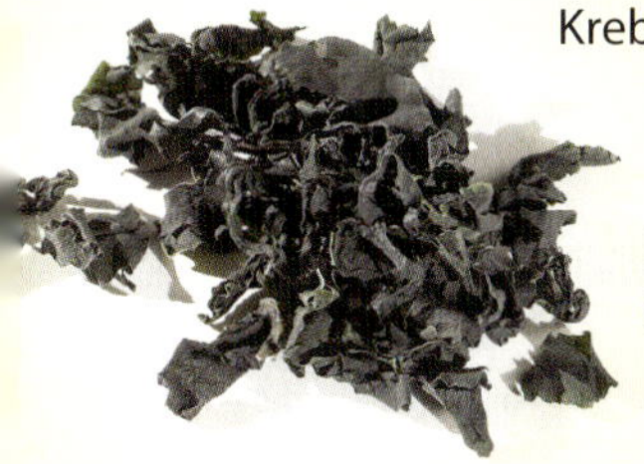

ARAME *(Eisenia bicyclis)*

Die milde, beinahe süße Alge Arame ist ideal geeignet, um sich mit dem köstlichen Geschmack von Seetang vertraut zu machen. Arame wird traditionell in der Region Ise geerntet, wo sie seit Jahrtausenden als Opfergabe in den lokalen und in Japan am meisten verehrten Shinto-Schreinen dient. Arame hat große Ähnlichkeit mit Hijiki *(Hizikia fusiformis)* einer Alge, die der Legende nach für die dicken und glänzenden schwarzen Haare der Japaner verantwortlich sein soll. Im Gegensatz zu Hijiki allerdings, das Spuren von Arsen enthalten kann und daher nur maßvoll genossen werden sollte, kann Arame in unbeschränkten Mengen verzehrt werden, sei es im Salat, in der Suppe oder als Beilage zu einer großen Bandbreite von Gerichten, wo seine intensive schwarze Farbe einen starken Kontrast bildet, der dem Gericht einen besonderen Reiz verleiht.

DULSE *(Palmaria palmata)*

Dulse, auch bekannt als Lappentang, ist eine der weltweit bekanntesten Arten unter den essbaren Algen, die nicht aus Japan kommen. Diese rötliche Alge wird seit Jahrtausenden in Irland, Schottland, Wales und vor allem in Island verzehrt, wo ihre Ernte bereits im 10. Jahrhundert streng reglementiert war! In Kanada findet man bedeutende Mengen von Dulse um die Insel Grand Manan, in der Bay of Fundy vor der Küste von New Brunswick. Dulse hat eine weiche Konsistenz und erinnert im Geschmack an Haselnüsse; sie ist sehr protein- und eisenhaltig und enthält eine Vielzahl von Vitaminen. Dieses von den Briten übernommene kulinarische Erbe wird noch heute in vielen britischen und amerikanischen Küstenregionen gepflegt: Getrocknet ist Dulse dort ein beliebter Snack zum Bier … eine Tradition, die mindestens achthundert Jahre alt ist!

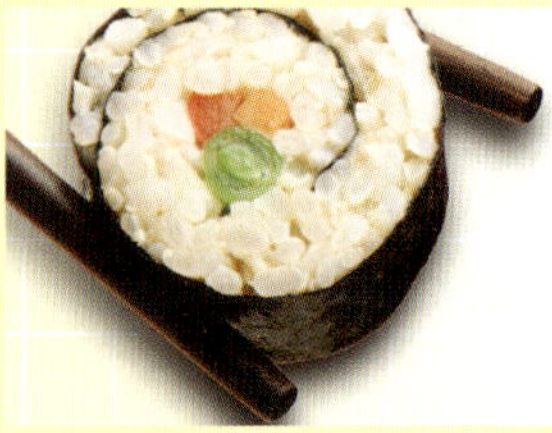

Fucoxanthin

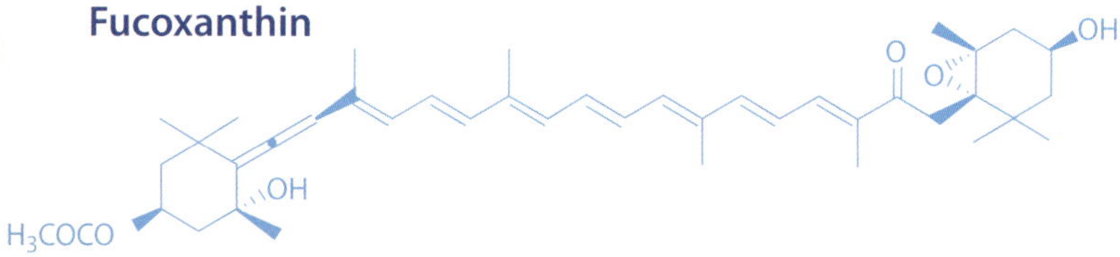

hältnis von 1 : 1. Manche roten Algen wie Nori weisen sogar die Besonderheit auf, dass sie langkettige Omega-3-Fettsäuren enthalten – extrem wirksame Mittel zur Vorbeugung gegen viele Krankheiten (nur wenige fette Fischarten liefern diese Fette ebenfalls). Seetang, im wahrsten Sinn des Wortes ein »Meeresgemüse«, bildet also unter Ernährungsgesichtspunkten eine Klasse für sich und ist deshalb erste Wahl innerhalb einer gesundheitsbewussten Diät.

Dieser außergewöhnliche Nährstoffreichtum ist den Asiaten seit Jahrtausenden bekannt. Die Chinesen beispielsweise nutzten Algen bereits vor 5000 Jahren als Nahrungs- und Heilmittel, und in manchen chinesischen Werken aus der Zeit um 2000 v. Chr. wird erwähnt, dass bestimmte Algen »eine Delikatesse sind, die den vornehmsten Gästen und dem König selbst vorbehalten sind«. Ihr »Lieblingsmeer« haben die Algen jedoch in Japan gefunden; die Geografie dieser Inseln sowie die Knappheit kultivierbaren Bodens haben die Japaner zu allen Zeiten dazu getrieben, eine Fülle von Nahrungsmitteln tierischer wie pflanzlicher Herkunft aus dem Meer zu beziehen. Noch heute ist Japan praktisch das einzige Land, in dem Algen einen Vorzugsplatz in der Ernährung einnehmen (siehe S. 62 f.). Der Algenverzehr macht dort bis zu 10 Prozent der täglichen Nahrungsaufnahme aus, eine Menge, die dem Konsum von beinahe zwei Kilo Algen pro Person und Jahr entspricht!

Die systematische Verwendung von Algen in Japan steht in krassem Gegensatz zu ihrem Verbrauch im Westen, wo dieses Gemüse, vielleicht mit Ausnahme der Schotten und Iren, immer verschmäht wurde (die Griechen der Antike gaben es dem Vieh und nutzten es als Dünger). Auch heute finden Algen in unseren Ländern kaum als Lebensmittel Verwendung, ausgenommen als Ausgangsstoff für Agar-Agar, Carrageen und Alginate – dabei handelt es sich um komplexe Polymere, die als Gelier- und Verdickungsmittel bei der Herstellung einer Vielzahl von Milchprodukten (Speiseeis, Joghurt), Gebäck, Fertiggerichten, Tierfutter und sogar Zahnpasta, Magensäuremitteln und … Lippenstiften eingesetzt werden!

Diese Unterschiede veranschaulichen, wie sehr der Satz zutrifft, dass »die eine Hälfte der Welt nicht weiß, wie die andere lebt«, wie Rabelais vor fünf Jahrhunderten schrieb, doch der reichliche Algengenuss der Japaner ist mehr als ein schlichter kultureller Unterschied zwischen Orient und Okzident. Viele Beobachtungen der letzten Jahre deuten darauf hin, dass Algen bedeutende Mengen an krebshemmenden Wirkstoffen enthalten und dass ihr Verzehr teilweise die großen Differenzen bei bestimmten Krebsarten, besonders bei Brust-

und Prostatakrebs, zwischen Japan und den westlichen Ländern erklären kann.

Die krebshemmenden Eigenschaften von Algen

Die enormen Differenzen in der Häufigkeit bestimmter Krebsarten, die zwischen Asiaten und Bewohnern der westlichen Welt bestehen, sind zu einem großen Teil in Zusammenhang mit den gravierenden Unterschieden in der Ernährungsweise dieser Länder zu sehen.

So wird häufig vermutet, dass der erhöhte Sojakonsum der Asiaten Ursache für die geringe Häufigkeit von hormonabhängigen Krebsarten (Brust, Gebärmutterschleimhaut, Eierstock und Prostata) im Fernen Osten ist. Diese Schutzwirkung führt man auf den außerordentlich hohen Gehalt dieser Nahrungsmittel an Phytoöstrogenen zurück – Molekülen, die den schädlichen Folgen eines zu hohen Spiegels von Sexualhormonen im Blut entgegenwirken. Viele Untersuchungen haben gezeigt, dass Japanerinnen längere Menstruationszyklen und einen niedrigeren Östrogenspiegel im Blut haben; diese zwei Faktoren reduzieren die Einwirkungszeit dieser Hormone auf ihr Zielgewebe (Brust, Gebärmutterschleimhaut und Eierstöcke) und infolgedessen das Risiko einer Krebserkrankung.

Neuere Studien sprechen allerdings dafür, dass neben Soja auch Meeresalgen die gleiche Wirkung haben könnten. So führt der Verzehr von Braunalgen bei Versuchstieren zu einer Verlängerung des Menstruationszyklus um 37 Prozent, und der Östrogenspiegel im Blut sinkt deutlich. Diese Ergebnisse sind auch auf Menschen übertragbar, denn eine Untersuchung an Frauen vor der Menopause erbrachte vergleichbare Resultate, das heißt eine bedeutsame Verlängerung der Dauer des Menstruationszyklus und eine Senkung des Östrogenspiegels. Algen spielen also offenbar eine zentrale Rolle bei der Vorbeugung gegen hormonabhängige Krebsarten, und ihre Anti-Östrogen-Wirkung trägt mit Sicherheit zum geringen Vorkommen dieser Krebsarten in Ländern bei, die wie die Japanerinnen große Algenkonsumenten sind.

Schon im *Codex Ebers*, einem 3500 Jahre alten ägyptischen Medizinlehrbuch, wird die Verwendung von Algen bei der Behandlung von Frauen mit Brustkrebs erwähnt. Diese intuitive Nutzung entbehrt nicht eines realen Bodens, denn Algen können nach neuesten Erkenntnissen nicht nur den Östrogenspiegel beeinflussen, sondern auch die Krebsentwicklung selbst, indem sie direkt auf die Krebszellen einwirken. Tatsächlich reduziert die Anreicherung der Nahrung mit Algenextrakten deutlich die Progression von Brust-, Darm- und Hautkarzinomen, die durch kanzerogene Substanzen hervorgerufen wurden. Auch wenn die Mechanismen, die diesen krebshemmenden Eigenschaften zugrunde liegen, noch nicht gut verstanden werden, so besteht doch kein Zweifel daran, dass sie zu einem großen Teil mit dem hohen Gehalt der Algen an Fucoxanthin und Fucoidan (vom griechischen *phukos* = Alge) zusammenhängen. Diese beiden Moleküle stören mehrere für das Wachstum der Krebszelle unerlässliche Prozesse.

Fucoidan, ein Polysaccharid, das im Überfluss in bestimmten Algen, insbesondere in Kombu und Wakame, vorkommt, verhindert die Vermehrung einer Vielzahl von Krebszellen, die im Labor kultiviert wurden, und löst sogar den programmierten Zelltod durch Apoptose aus. Abgesehen von diesem zytotoxischen Effekt stärkt Fucoidan offenbar auch das Immunsystem, indem es die Aktivität der Abwehrzellen gegen Krankheitserreger erhöht; das trägt zur Schaffung eines feindlichen Klimas für Mikrotumoren und damit zu einer Verlangsamung ihres Wachstums bei.

Fucoxanthin, ein Inhibitor der Vermehrung von Prostatakrebszellen

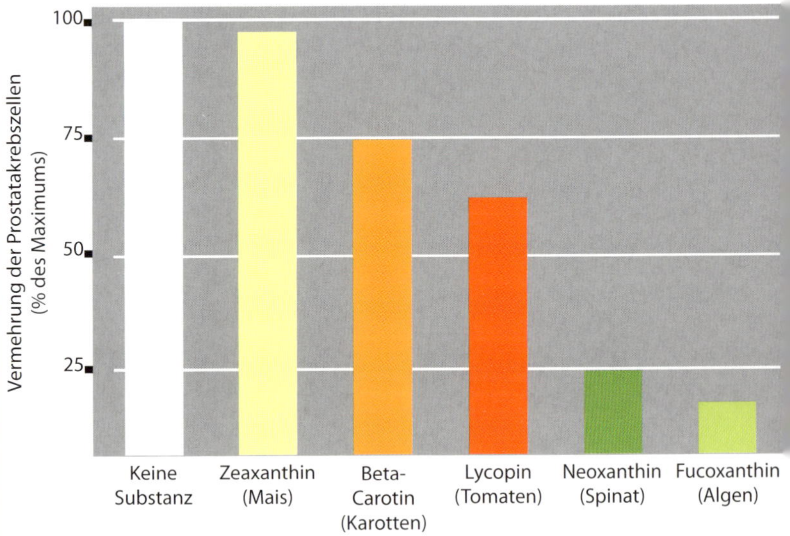

Quelle: *Journal of Nutrition:* vol. 131, S. 3303 – 3306 (2001

Abbildung 16

Fucoxanthin wiederum ist ein gelbes Pigment, das Pflanzen je nach seiner Konzentration eine olivgrüne bis rotbraune Farbe verleiht. Fucoxanthin ist eng verwandt mit anderen Carotinoiden (Beta-Carotin, Lycopin etc.) und weit verbreitet in der Natur, am meisten allerdings in Meerespflanzen, wo es durch seine einzigartige Fähigkeit, auch in großer Tiefe noch Sonnenlicht zu absorbieren, an der Fotosynthese beteiligt ist. Fucoxanthin weist unter allen bisher getesteten Carotinoiden in Nahrungsmitteln mit die stärkste krebshemmende Wirkung auf, und das sowohl bei Versuchstieren im Labor als auch bei Krebszellen, die aus menschlichen Tumoren isoliert wurden. Wie in Abbildung 16 zu sehen ist, führt die Gabe von Fucoxanthin bei Prostatakrebszellen zu einem deutlichen Wachstumsrückgang dieser Zellen. Dieser Hemmeffekt ist erstaunlicherweise noch weitaus ausgeprägter als der des Lycopins, eines Carotinoids, das vor allem in Tomaten enthalten ist und seit langer Zeit als vielversprechende Substanz bei der Vorbeugung gegen Prostatakrebs gilt. Nur Neoxanthin, ein Carotinoid, das in grünem Gemüse wie Spinat enthalten ist, besitzt eine vergleichbare Wirkung wie Fucoxanthin: Der Hemmeffekt dieser beiden Moleküle hängt mit ihrer Fähigkeit zusammen, den programmierten Zelltod der Krebszellen durch Apoptose in Gang zu setzen. Da Algen der einzige Lieferant von Fucoxanthin in Nahrungsmitteln sind, sollten sie integrativer Bestandteil jeder Strategie werden, die durch Ernährung gegen Krebs und insbesondere gegen Brust- und Prostatakrebs vorbeugen will.

Zusammenfassend gesagt tun wir gut daran, Meeresalgen nicht einfach als kulinarische Kuriosität zu betrachten, sondern als echte Verbündete im Kampf gegen Krebs, die die Progression latenter Mikrotumoren auf zweierlei Weise beeinflussen können: zum einen, indem sie direkt auf ihr Wachstum einwirken, und zum anderen, indem sie das Immunsystem stärken und entzündliche Prozesse reduzieren.

Zusammenfassung

- Verwenden Sie getrocknete Algen, die Sie einweichen und dann zu Ihren Suppen oder Hauptgerichten hinzufügen können, um die gesundheitsfördernde Wirkung von Algen voll auszunutzen. Algenextrakte in Nahrungsergänzungsmitteln sind nicht zu empfehlen, da sie große Mengen Jod sowie Spuren von Schwermetallen enthalten.

- Algen passen geschmacklich hervorragend zu Fisch. Warum nicht eine regelmäßige Beilage daraus machen?

- Manche Feinkostabteilungen bieten fertige Algensalate an. Entdecken Sie sie! Probieren Sie sie! Lassen Sie es sich schmecken!

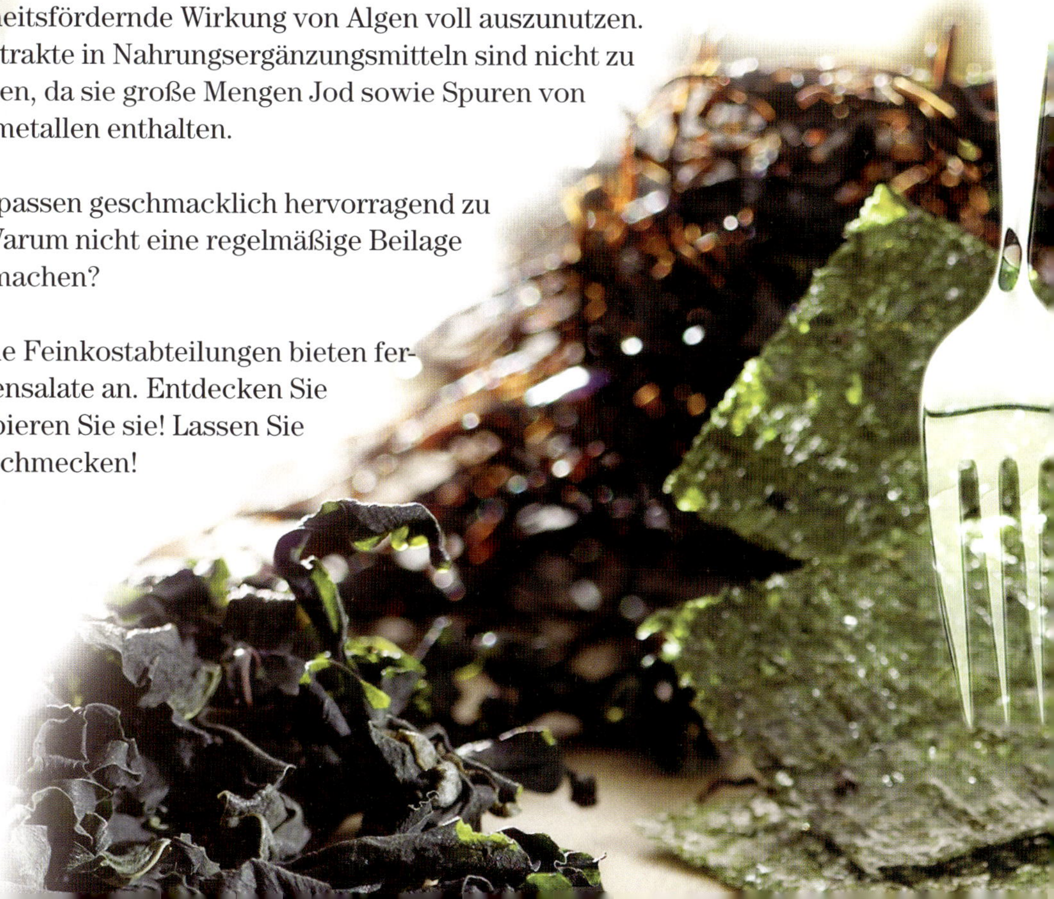

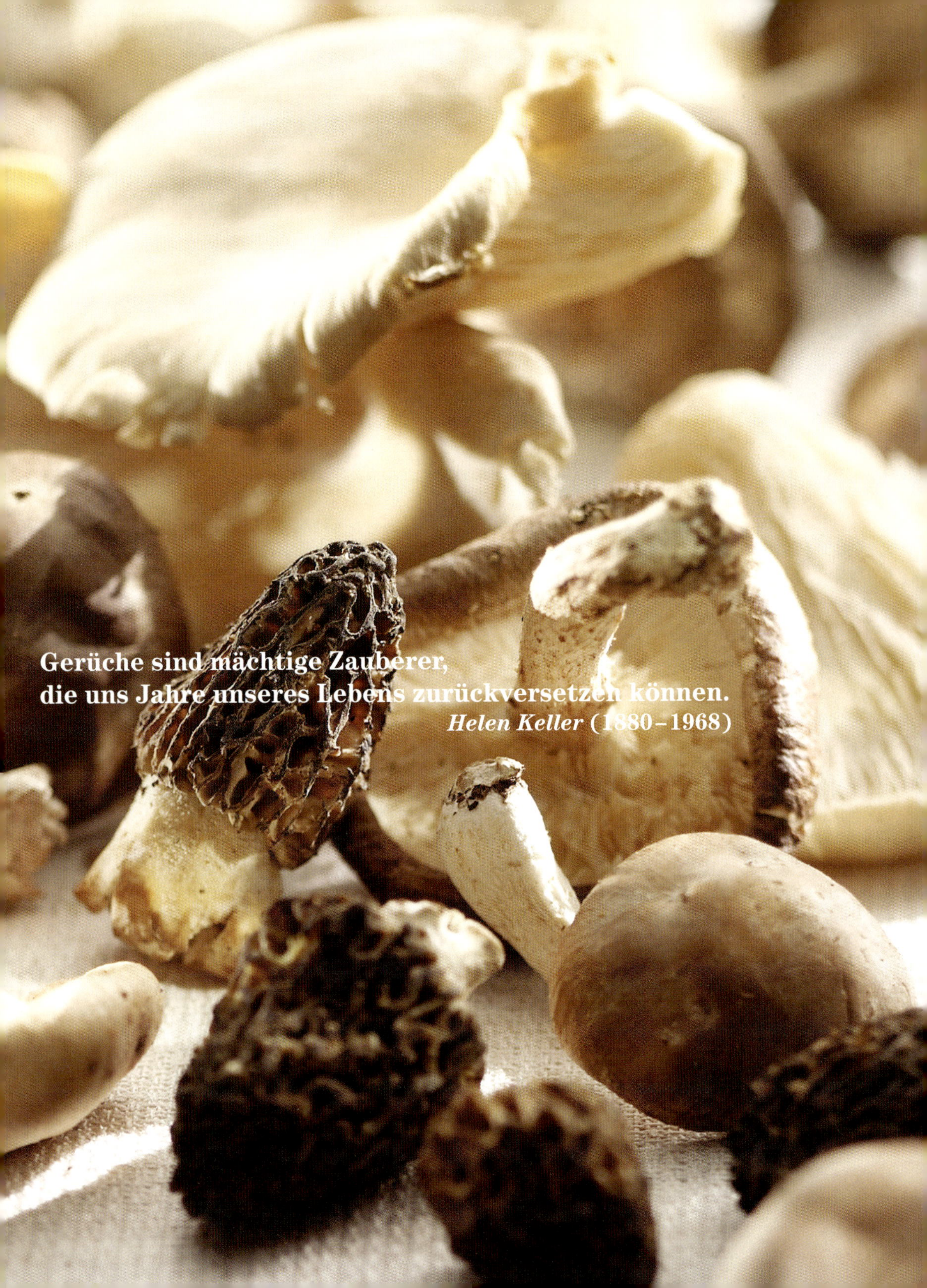

Gerüche sind mächtige Zauberer,
die uns Jahre unseres Lebens zurückversetzen können.
***Helen Keller* (1880–1968)**

Kapitel 6
Der Zauber der Pilze

Wer die Geheimnisse der Pilze kennenlernt, tritt ein in eine seltsame Welt voller Mysterien und Legenden: in ein einzigartiges Universum, vielfältig komplex, in dem exquisite Genüsse, Magie und Gifte dicht beieinander liegen. Pilze sind wahre Spiegelbilder der menschlichen Seele: außergewöhnliche Nahrungsmittel, die zum Besten – zu Gipfeln an Raffinesse und Feinheit – ebenso fähig sind wie zum Schlimmsten – zu schweren, ja irreparablen Gesundheitsschädigungen. Doch abgesehen von ihrem mythischen und magischen Charakter sind Pilze vor allem Nahrungsmittel, die untrennbar mit der Geschichte der menschlichen Ernährung verbunden sind, sowohl aufgrund ihres außergewöhnlichen Geschmacks als auch aufgrund ihrer positiven gesundheitlichen Wirkung.

Ein unvergleichliches »Gemüse«!

Unter biologischen Gesichtspunkten sind Pilze einzigartige Pflanzen. Tatsächlich sind sie keine Pflanzen, denn sie haben weder Blätter noch Wurzeln und besitzen kein Chlorophyll. Dadurch sind sie nicht fähig, das Sonnenlicht für die Produktion der für ihr Überleben unverzichtbaren Nährstoffe zu nutzen. Pilze sind folglich darauf angewiesen, mit Hilfe des Myzeliums, eines unterirdischen Geflechts aus feinen Fädchen, Nährstoffe aus ihrer unmittelbaren Umgebung zu ziehen. Was wir als Pilz bezeichnen, ist in Wahrheit nur der winzige sichtbare Teil dieses weitläufigen Fadengeflechts (1 cm^3 fruchtbarer Boden kann bis zu 100 m Myzelium enthalten!), der ausschließlich seiner Vermehrung dient. Dieses »Fortpflanzungsorgan«, der Karpophor (abgeleitet vom griechischen *karpos* = Frucht, und *phora* = Träger), enthält in Form von Sporen, die vom Wind verstreut werden, das genetische Material des Pilzes. Unter günstigen Bedingungen kann dieser Karpophor mit unglaublicher Geschwindigkeit wachsen: nach dem Regen buchstäblich » wie Pilze aus dem Boden schießen«. Manche Arten können innerhalb weniger Stunden von der Größe eines Stecknadelkopfes bis zur vollen Reife gelangen!

Pilze bilden also eine klar abgegrenzte und extrem variantenreiche Lebensform; von ihren 100 000 Arten sind mindestens 2000 essbar und 500 sind dafür bekannt, dass sie in unterschiedlichem Maße Einfluss auf die Funktionen des menschlichen Körpers haben. Bei diesen Zahlen sind die zahlreichen mikroskopisch kleinen Pilze wie Hefen und Schimmelpilze noch nicht berücksichtigt, die seit langem genutzt und wegen ihrer zentralen Rolle unter anderem bei der Herstellung von Brot, Wein, Käse oder auch Sojasauce ge-

(Fortsetzung S. 72)

Die wichtigsten Pilze

Zuchtchampignons *(Agaricus bisporus)*
Zuchtchampignons, in Frankreich *Champignons de Paris*, sind wild nur selten zu finden, aber die am häufigsten kultivierten Zuchtpilze der Welt. Die Kultur dieser Pilze, die von Jean-Baptiste de La Quintinie, dem Gärtner Ludwigs XIV. (1624 – 1691), eingeführt wurde, erlebte ihren großen Aufschwung unter der Herrschaft Napoleons I., als der Agronom Chambry 1810 durch reinen Zufall entdeckte, dass die aufgelassenen Steinbrüche rund um Paris aufgrund ihrer Temperatur (10 – 15 °C) und ihrer konstanten Feuchtigkeit die idealen Zuchtbedingungen dafür boten. Trotz ihres aus dieser Zeit stammenden Beinamens werden sie heute in erster Linie in den Vereinigten Staaten (besonders in Pennsylvania), China, in den Niederlanden und in der französischen Region Anjou gezüchtet. Zuchtchampignons haben einen relativ schwachen Eigengeschmack und sind vor allem im Westen beliebt, wo ihr Verbrauch rund 1,5 Kilo pro Person und Jahr erreichen kann.

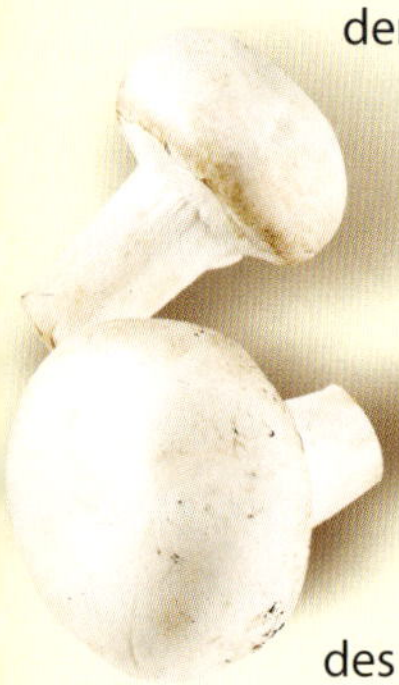

Eine amerikanische Variante des weißen Zuchtchampignons ist der etwas festere, braun gefärbte Cremini (auch Crimini). Von den Gourmets wird besonders der Riesenchampignon (Portobello) geschätzt, der aufgrund einer längeren Wachstumsperiode auch deutlich aromatischer ist. Zuchtchampignons sind zwar weniger für ihre heilsamen Eigenschaften bekannt als ihre asiatischen Verwandten, doch auch sie enthalten Lektine, Proteine ähnlich denen in bestimmten Hülsenfrüchten, die im Laborversuch die Vermehrung bestimmter Krebszellen verhindern.

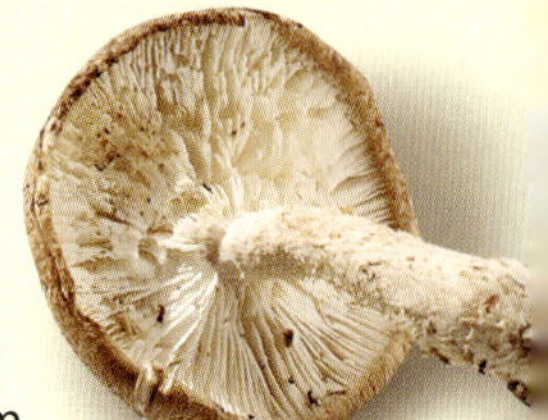

Shiitake *(Lentinula edodes)*
Shiitake, in Asien so verbreitet wie Champignons im Westen, sind Pilze (japanisch *take*), die wild auf dem *shii (Castanopsis cuspidata)* wachsen – einem immergrünen Baum, der mit Buche und Eiche verwandt und in Südostasien beheimatet ist. Seit mehreren Jahrtausenden nutzen die Menschen dieser Region Shiitake sowohl als Nahrungs- wie als Heilmittel. Die Shiitake-Zucht nahm ihren Anfang vermutlich vor zweitausend Jahren in der Region Qingyuan in China und wurde im Laufe der Zeit vor allem in Japan verfeinert. Heute ist der Shiitake nach dem Zuchtchampignon der am zweithäufigsten kultivierte Pilz der Welt. Allein die Asiaten züchten und konsumieren dabei 790 000 Tonnen des Gesamtanbaus von 800 000 Tonnen jährlich! Shiitake gelten in Asien als »Lebenselixier«, und ihr Ruf als Garanten für ein langes Leben, sexuelle Potenz und körperliche Ausdauer ist bis heute unangefochten. Zwar werden gegenwärtig auch in Amerika und Europa (vor allem in Holland und in der Bretagne) Shiitake angebaut, sodass man heute dort frische Shiitake im Supermarktregal finden kann, doch der Großteil der Produktion stammt weiterhin aus Asien. Infolgedessen wird dieser Pilz meistens in getrockneter Form verkauft. Was seinem unverwechselbaren Geschmack keinen Abbruch tut, denn sogar in Asien ziehen viele Kenner den getrockneten Pilz aufgrund seines intensiveren Aromas vor. Aber Shiitake wird nicht nur wegen seiner kulinarischen Qualitäten geschätzt, sondern auch wegen seiner medizi-

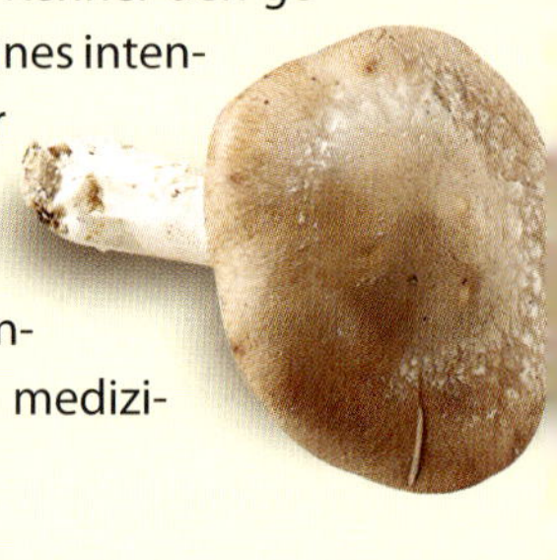

nischen Tugenden: Er ist besonders reich an Lentinan, einem komplexen Zuckermolekül, das eine starke krebshemmende Aktivität aufweist.

Austernpilze *(Pleurotus ostreatus)*
Die in Europa und Nordamerika weitverbreiteten Austernpilze oder Austernseitlinge (vom griechischen *pleura* = Seite, und *otos* = Ohr) wachsen in kompakten Gruppen, die an die Aneinanderreihung von Austern erinnern, daher ihr Name. Austernpilze sind mit ihrem milden Geschmack und ihrem festen Fleisch ideale Begleiter zu Fleisch und Geflügel. Der gemeine Austernpilz wie auch sein südfranzösischer Verwandter, der Kräuterseitling *(Pleurotus eryngii)*, auch bekannt als Königsausternpilz, gehören zu den Champignons mit der höchsten antikarzinogenen Wirkung auf isolierte Tumorzellen (siehe Abbildung 17, S. 72).

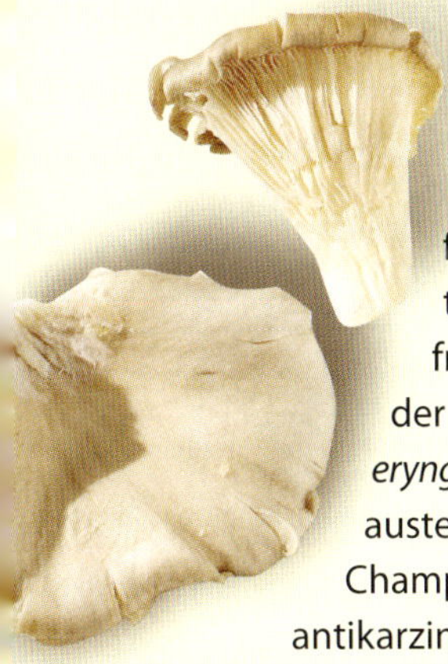

Enokitake *(Flammulina velutipes)*
Dieser auch als Samtfußrübling, Samtfuß oder Winterrübling bekannte Speisepilz wächst in Japan oft wild an Baumstümpfen von *enoki (Celtis sinensis)*, einem mit der Ulme verwandten Baum, von dem er seinen Namen hat. Die Zuchtform des Enokitake besteht aus einer Vielzahl schmaler, weißer Stängel, die zu einem Strauß gebündelt sind. Sie hat aufgrund der speziellen Aufzuchtbedingungen in engen Gefäßen in völliger Dunkelheit keinerlei Ähnlichkeit mit der Wildform des Pilzes. Enokitake sind ästhetisch ansprechende Pilze mit feinem Geschmack. Man isst sie oft roh im Salat

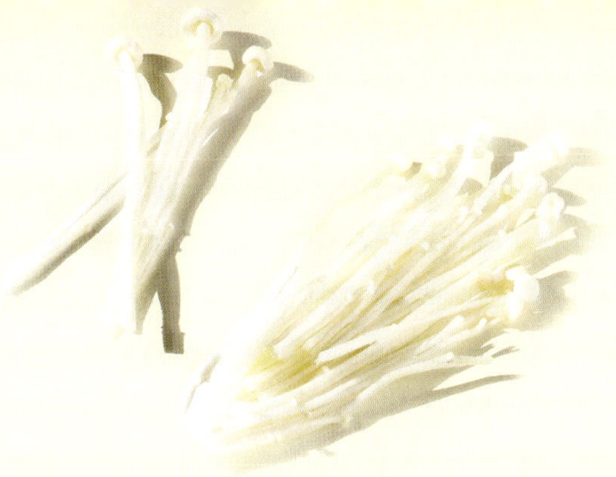

oder man gibt sie in letzter Minute zu Suppen und Schmorgerichten hinzu. Unter medizinischen Gesichtspunkten enthalten Enokitake wie die meisten Pilze komplexe Zuckerpolymere, die das Immunsystem stimulieren.

Maitake *(Grifola frandosa)*
Dieser kleine braune Lamellenpilz, der ursprünglich aus dem Nordosten Japans stammt, wächst in Büscheln, die beeindruckende Ausmaße erreichen können. Maitake bedeutet »tanzender Pilz«. Der Name geht entweder auf die unzähligen übereinandergelagerten kleinen Blätter zurück, die an fliegende Schmetterlinge erinnern, oder aber darauf – so will es die Legende –, dass die Bauern in Japan früher bei seiner Entdeckung Freudentänze aufführten, weil sie sein Gewicht wegen des exquisiten, bei Gourmets hochbegehrten Geschmacks in Geld aufwiegen konnten. Erst in jüngerer Zeit, im Laufe der 1980er-Jahre, entwickelte sich die Zucht dieses Pilzes, wodurch eine größere Zahl von Menschen in den Genuss seiner Vorzüge kommen können. Tatsächlich finden Maitake schon seit langer Zeit in der chinesischen und japanischen Medizin Verwendung, sie gelten dort als unverzichtbar für Gesundheit und lange Lebensdauer. Im Übrigen deuten die in den letzten Jahren durchgeführten Untersuchungen darauf hin, dass der Maitake unter allen Pilzen das Immunsystem am stärksten stimuliert.

Hemmung des Wachstums von isolierten Brustkrebszellen durch Pilzextrakte

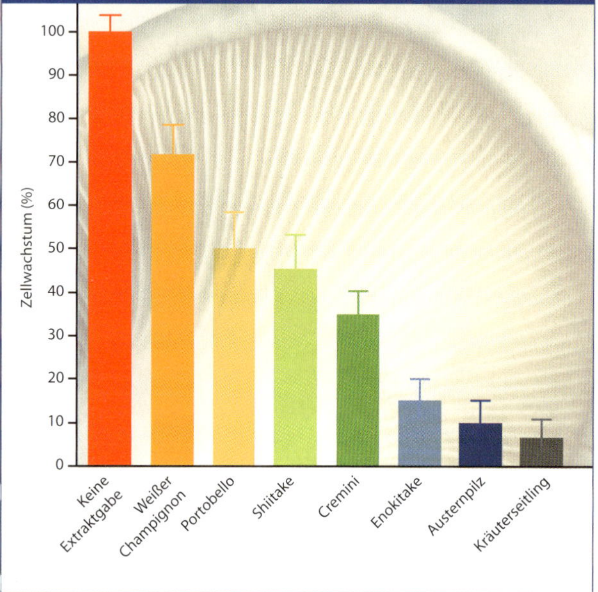

Abbildung 17

schätzt werden. Pilze verbergen also mancherlei Geheimnisse …

Unser angesammeltes Wissen über den Nährwert, aber auch über die toxischen oder halluzinogenen Eigenschaften der Pilze (siehe S. 74 f.) sind das Ergebnis unzähliger Experimente nach dem Prinzip von Versuch und Irrtum; der Überfluss dieser Pflanzen in der unmittelbaren Umgebung der Menschen machte sie sicherlich zu einer wichtigen Nahrungsquelle. Tatsächlich nehmen Pilze seit alters her einen Vorzugsplatz in den großen kulinarischen Traditionen ein. Oft erlangten sie sogar den Status eines »höherwertigen« Nahrungsmittels und wurden Symbol für Luxus und Geschmacksreichtum. Die Pharaonen des alten Ägyptens beispielsweise reservierten Pilze ausschließlich für den eigenen Konsum, und die Mächtigen im antiken Griechenland und in Rom schätzten besonders Trüffeln und Kaiserlinge *(Amanita caesarea)*. Glücklicherweise ist der Verzehr dieser köstlichen Pilze nicht mehr ein Privileg von Kaisern und Königen, und die Zucht vieler Arten hat erheblich dazu beigetragen, dass sie das ganze Jahr über erhältlich sind (siehe S. 70 f.).

Doch über ihre kulinarischen Qualitäten hinaus bildeten Pilze seit jeher einen wichtigen Bestandteil in der traditionellen asiatischen, russischen und afrikanischen Medizin, wie etwa bei den Yoruba in Nigeria. Die wissenschaftlichen Ergebnisse der letzten Jahre deuten darauf hin, dass diese Gewächse in der Tat heilsame Wirkungen haben, insbesondere im Hinblick auf die Krebsprävention.

Die krebshemmenden Eigenschaften der Pilze

In mehreren epidemiologischen Studien wurde die Beziehung zwischen dem Verzehr von Pilzen und der Senkung des Krebserkrankungsrisikos untersucht; die Ergebnisse sind vielversprechend. So fand man in einer japanischen Untersuchung Belege dafür, dass bei Bauern, die hauptsächlich Enokitake anbauten (und daher regelmäßig diese Pilze verzehrten), die Sterblichkeitsrate für Krebserkrankungen weitaus niedriger war als bei der Allgemeinbevölkerung. In die gleiche Richtung weist eine andere Studie, die in der japanischen Stadt Chiba durchgeführt wurde: Dort war der regelmäßige Verzehr von *Hypsizygus marmoreus* (buna-shimej) und *Pholita nameko* (nameko), zwei in dieser Region beliebten Pilzen, mit einem Rückgang des Erkrankungsrisikos für Magenkrebs um etwa 50 Prozent verbunden. Diese präventive Wirkung wurde auch bei Versuchstieren beobachtet, denen Methylcholanthen – eine hochwirksame krebsauslösende Substanz – verabreicht worden war. In Übereinstimmung mit diesen Ergebnissen fanden wir vor Kurzem, dass die Verabreichung von Pilzextrakten an isolierte Krebszellen eines Mammakarzinoms das Wachstum dieser Zellen hemmte, wobei dieser Effekt bei Enokitake und Austernpilzen besonders ausgeprägt war (Abbildung 17).

Eine Reihe von Polysacchariden, komplexen Polymeren aus mehreren Zuckereinheiten, sind für die krebshemmenden Eigenschaften vieler Pilze verantwortlich. Diese Polymere mit unterschiedlicher Struktur und Zusammensetzung sind in großen Mengen in einer Vielzahl von Pilzen asiatischer Herkunft vorhanden; insbesondere in Shiitake, Enokitake und Maitake sowie in Kawaratake *(Coriolus versicolor)* – auch Schmetterlingstramete –, einer nicht essbaren Art, die jedoch extrem reich an diesen Polysacchariden ist.

Lentinan, eine in Shiitake vorhandene Verbindung, ist ein Polysaccharid, dessen tumorhemmende Wirkung relativ gut belegt ist. Bei Patienten mit Magen- oder Darmkrebs bewirkt die Ergänzung der Chemotherapie durch Lentinan einen wesentlichen Rückgang der Tumorgröße und verlängert die Lebenserwartung der Betroffenen im Vergleich zu einer reinen Chemotherapie. Das deutet darauf hin, dass dieses Polysaccharid krebshemmende Eigenschaften besitzt. In Japan wird zur Zeit PSK – ein dem Lentinan ähnliches Polysaccharid – als Ergänzung zur Chemotherapie bei der Behandlung mehrerer Krebsarten, insbesondere von Darmkrebs, eingesetzt;

Lentinane

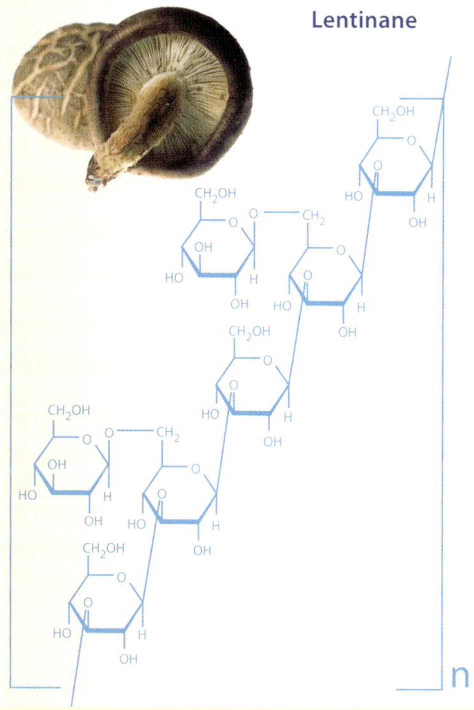

durch die Hinzuziehung dieses Extraktes zur Behandlung kann die langfristige Überlebensrate von Patienten verbessert werden.

Die Mechanismen, die für die krebshemmende Wirkung der genannten Polysaccharide in Pilzen verantwortlich sind, sind sehr komplex, doch es besteht heute Einigkeit darüber, dass diese Wirkstoffe das Immunsystem stimulieren. So haben zahlreiche Arbeiten gezeigt, dass das in Shiitake enthaltene Lentinan ebenso wie ein aus Maitake isoliertes Polysaccharid zu einer starken Zunahme der weißen Blutkörperchen und einer massiven Aktivitätssteigerung dieser Schlüsselzellen des Immunsystems führen. Dadurch wird die Wirk-

(Fortsetzung S. 76)

Ganz besondere Pilze …

Pilze haben seit jeher eine große Faszination auf die Menschen ausgeübt, sei es wegen ihrer großen Beliebtheit auf königlichen Festtafeln oder als Mittel, um gewaltsam den Laufe der Geschichte zu beschleunigen, oder aber aufgrund ihrer Eigenschaft, die Kommunikation mit den Göttern zu erleichtern.

Vom Standpunkt des Feinschmeckers aus ist der Trüffel sicher das beste Beispiel dafür. Dieser geheimnisumwobene Pilz, der schon unter der Herrschaft des Pharao Cheops vor mehr als viertausend Jahren als unvergleichliche Delikatesse galt und in der griechischen wie der römischen Zivilisation gefeiert wurde, reift unterirdisch heran. Und auch heute noch ist ein Tier (im Allgemeinen ein Hund oder ein Schwein) notwendig, um ihn zu finden. Der Trüffel, der seinen Beinamen »schwarzes Gold« wahrlich verdient, bleibt wegen seiner außerordentlichen kulinarischen Qualitäten vor allem ein hochbegehrter Speisepilz: Ein Kilo beste (schwarze) Trüffeln wird heute für etwa 2000 Euro gehandelt, weiße Trüffeln aus Alba kosten bis zu 6000 Euro!

Pilze waren indes nicht immer nur wegen ihres köstlichen Geschmacks begehrt, manche besitzen darüber hinaus ein hohes halluzinogenes Potenzial. Besonders bei den Azteken konsumierten die Schamanen den *teonanacatl* (wörtlich: »das Fleisch Gottes«), um in heiligen Zeremonien mit den Göttern in Verbindung zu treten: »Mit Hilfe dieser Zauberpilze hatten sie Visionen und die Zukunft wurde ihnen offenbart, denn der Teufel sprach zu ihnen, während sie sich in einem Zustand der Ekstase befanden.« (Diego Durán, *Historia de los Indios de Nueva España, ca. 1581*) Man geht davon aus, dass es sich bei dem geschilderten Pilz um *Psilocybe caerulescens* handelt, dessen wichtigste aktive Bestandteile, das Psilocybin und das Psilocyn, hochwirksame Halluzinogene sind, die ähnliche Effekte wie LSD haben. Ein anderer halluzinogener Pilz, der Fliegenpilz *(Amanita muscaria)*, ist leicht an seiner orangeroten, mit weißen Warzen befleckten Kappe zu erkennen. Die verzerrten Sinneswahrnehmungen und die Euphorie, die von diesem Pilz ausgelöst werden, gehen auf die Wirkung des Muscimols zurück – einer Substanz, die vom menschlichen Körper nicht verarbeitet, sondern unverändert im Urin ausgeschieden wird. Anhänger dieser Droge können sie also wieder resorbieren, indem sie ihren Urin oder den eines anderen trinken! Es ist allerdings gefährlich, größere Mengen dieses Pilzes zu sich zu nehmen, denn er enthält außerdem einen hohen Prozentsatz an Muscarin – ein Molekül, das in hohen Dosen zum Tod führen kann.

Bei anderen Pilzarten gibt es am Schicksal derer, die sie verspeist haben, nichts zu deuteln: Der römische Kaiser Claudius (Tiberius Claudius Drusus Nero Germanicus) im Jahr 54, Papst Clemens VII. 1534 und der germanische König Karl VI. 1740 – sie alle gehören zu den berühmten Persönlichkeiten, die dem Gift der Pilze erlagen. Der am besten dokumentierte Fall, nicht zuletzt durch Tacitus, ist die Vergiftung von Kaiser Claudius. Am 13. Oktober 54 n. Chr. erkrankt er, nachdem er eine große Portion Kaiserlinge *(Amanita caesarea)* gegessen hat, kurz darauf stirbt er unter schrecklichen Qualen. Man verdächtigt Agrippina, die Nichte und zweite Ehefrau von Claudius, einige Grüne Knollenblätterpilze *(Amanita phalloides)* in das Pilzgericht gemischt zu haben, damit ihr eigener Sohn Nero die Nachfolge des Kaisers antritt und Britannicus, der andere Erbe des Claudius, von der Thronfolge ausgeschlossen wird. Auch

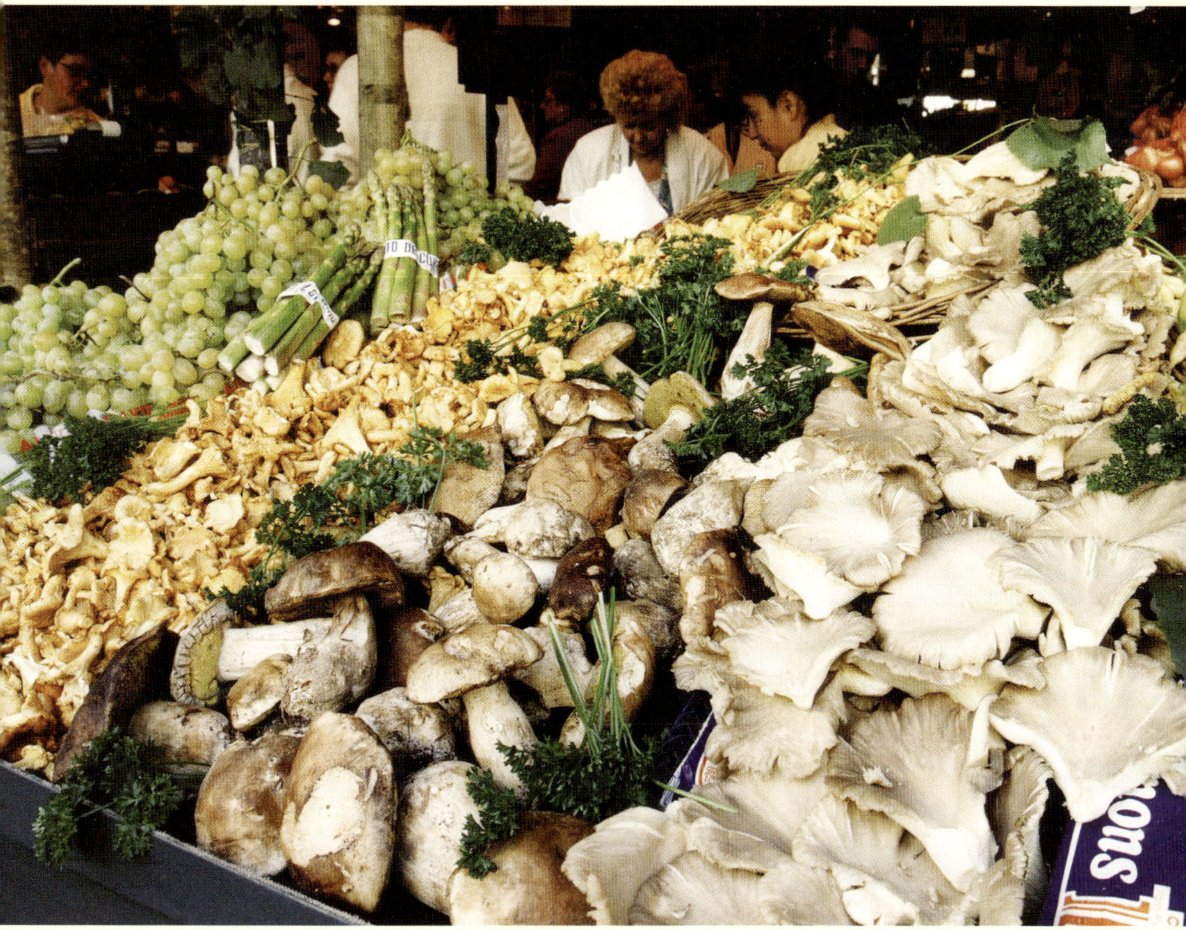

heute ist der Grüne Knollenblätterpilz für die Mehrheit der tödlichen Pilzvergiftungen verantwortlich, denn er enthält hochgiftige Toxine (Amatoxine), die irreversible Leberschäden verursachen. Etwa zwölf Stunden nach der Aufnahme wird der Betroffene schwer krank, einige Zeit später fühlt er sich jedoch wieder besser. Doch diese Erholung ist trügerisch, denn die Toxine greifen weiterhin die Leber an, sodass der Zustand des Kranken sich rapide verschlechtert und ein Stadium erreicht, in dem einzig eine Lebertransplantation noch sein Leben retten könnte. In Europa ist der gefährliche Grüne Knollenblätterpilz weit verbreitet und er hat noch einen nahen Verwandten, den man ebenfalls ernst nehmen muss: den Kegelhütigen Knollenblätterpilz *(Amanita virosa)* – einen (vor allem in Nordamerika) sehr verbreiteten Pilz, dessen toxisches Potenzial mühelos ausreicht, um den unvorsichtigen Sammler zu töten …

samkeit einer Chemotherapie deutlich verbessert. Es scheint also, als würde diese Stimulierung des Immunsystems durch die aktiven Wirkstoffe der Pilze unsere Chancen erhöhen, Tumoren in einem Frühstadium beherrschbar zu machen, sodass wir sie daran hindern können, ein reifes Stadium zu erreichen.

Die krebshemmende und das Immunsystem stimulierende Wirkung der Speisepilze beschränkt sich jedoch nicht nur auf asiatische Sorten. Austernpilze und weiße Champignons beispielsweise enthalten ebenfalls Moleküle, die effektiv die Entwicklung bestimmter Krebsarten, insbesondere von Darmkrebs, stören können, indem sie die Krebszellen direkt angreifen und sie zum Tod durch Apoptose zwingen.

Zusammenfassend können wir also feststellen: Die bisherigen Untersuchungen über die antikarzinogene Wirkung von Pilzen konzentrierten sich in erster Linie auf den Einsatz isolierter Polysaccharide als Modulatoren des Immunsystems und verfolgten das Ziel, die Wirksamkeit der Chemotherapie und das allgemeine Wohlbefinden der Patienten zu verbessern. Die dabei erzielten positiven Resultate sind äußerst ermutigend, vor allem, wenn man die Schwere und Behandlungsproblematik mancher Fälle bedenkt. Im Lichte dieser Ergebnisse steht zweifelsfrei fest, dass Pilze eine wichtige Rolle bei der Krebsprävention spielen können: Indem sie das Immunsystem positiv stimulieren, steigern sie seine Reaktionseffektivität gegenüber der Aggression, die die Krebszelle mit ihrem Drang, sich zu vermehren, darstellt.

Wenn wir uns also mit diesen wunderbaren Nahrungsmitteln vertraut machen, die so herrlich aromatisch duften und schmecken, dann können wir dadurch nicht nur unser Leben um eine neue kulinarische Dimension bereichern, sondern wir nehmen zugleich auch neue Verbündete im Kampf gegen die Entwicklung von Krebs in unsere Ernährung auf.

Tipps für die Pilzzubereitung

In vielen Rezepten kann man frische Pilze durch getrocknete ersetzen. Heute findet man auch in Supermärkten Mischungen mit verschiedenen getrockneten Pilzen (Morcheln, Steinpilze, Shiitake, Pfifferlinge, Maronenröhrlinge usw.). Getrocknete Pilze übergießt man vor der Verwendung in einer Schale mit kochendem Wasser. Lassen Sie sie zugedeckt etwa 30 Minuten einweichen, und pressen Sie anschließend die Restflüssigkeit aus. Danach kann man sie schneiden und genauso benutzen wie frische Pilze. Das Einweichwasser sollten Sie immer aufbewahren, wenn Sie eine Brühe oder Wasser benötigen, denn es ist köstlich und voller Nährstoffe.

Zusammenfassung

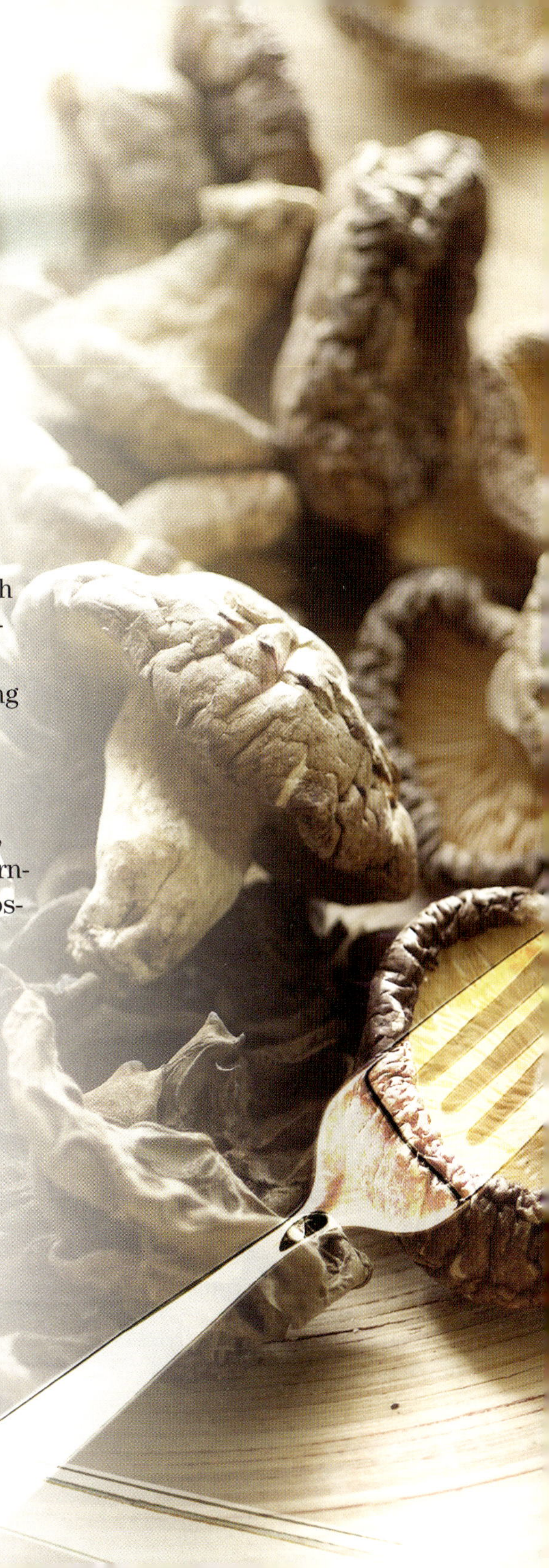

- Pilze nehmen sowohl als kulinarische Delikatesse als auch wegen ihrer positiven gesundheitlichen Wirkung einen einzigartigen Platz in der menschlichen Ernährung ein.

- Manche von ihnen, wie etwa die Pilze asiatischer Herkunft (Shiitake, Enokitake und Maitake) und Austernpilze, sind besonders reich an krebshemmenden Wirkstoffen, die das Tumorwachstum verlangsamen und das Fortschreiten der Krankheit verzögern.

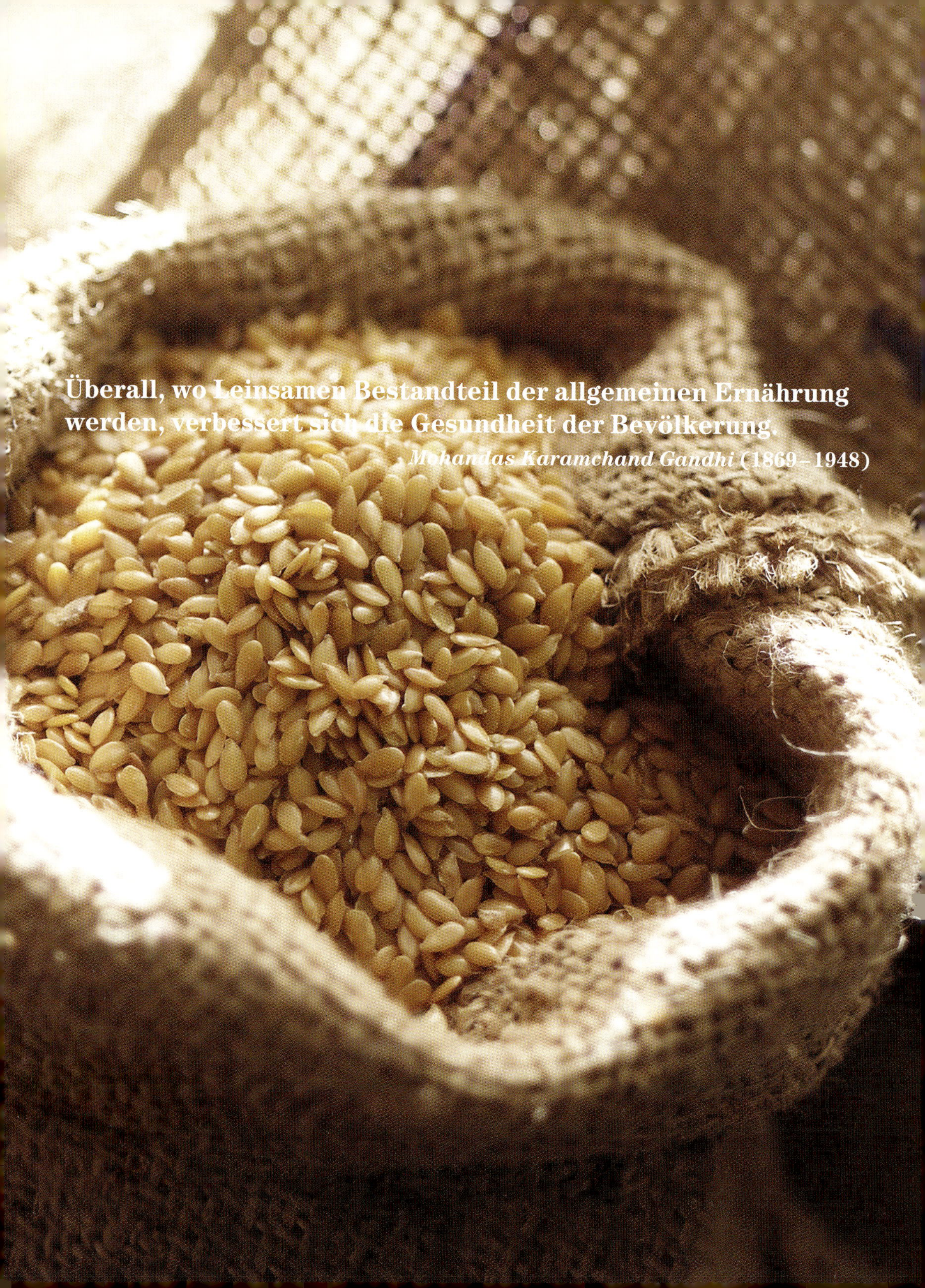

Überall, wo Leinsamen Bestandteil der allgemeinen Ernährung werden, verbessert sich die Gesundheit der Bevölkerung.

- *Mohandas Karamchand Gandhi* (1869–1948)

Kapitel 7
Leinsamen: einen besseren Schutz gegen Krebs weben

Der Flachs oder die Leinpflanze *(Linum usitatissimum)* ist eine der ersten Pflanzenarten, die domestiziert und in großem Maßstab angebaut wurde. Flachs wurde besonders wegen seiner Eignung für die textile Verarbeitung geschätzt und bereits vor mindestens zehntausend Jahren von den Ägyptern zur Herstellung von Kleidung sowie von Leinentüchern, die zur Mumifizierung notwendig waren, verwendet. Die phönizischen Kaufleute spielten später eine wichtige Rolle bei der Ausbreitung des Flachses in Europa, wo sich das Leinen – Linnen – als leichter Stoff, der idealen Schutz vor der Hitze bot, im Laufe der Jahrhunderte immer größerer Beliebtheit erfreute. Die Begeisterung der Weber führte sogar zur Erfindung neuer Stoffarten wie der *crinoline*, bei der Flachs mit Rosshaar (französisch: *crin*) versponnen wird.

Mehr als nur ein Stoff!

Leinsamen als Nahrungs- und Heilmittel sind wahrscheinlich ebenso alt wie der Anbau von Flachs selbst. Leinsamen galten als hochwertige Nahrungsmittel, sie standen täglich auf dem Speisezettel der Pharaonen und waren Bestandteil zahlreicher äthiopischer, indischer oder chinesischer Gerichte. Es heißt sogar, dass der Frankenkönig Karl der Große im 8. Jahrhundert so von den vielseitigen Qualitäten der Leinpflanze und ihrer Samen überzeugt war, dass er deren Verzehr durch einen Erlass verordnete! Wie sich herausstellte, hatte Karl der Große recht damit, denn die Forschungsergebnisse der letzten Jahre zeigen, dass Leinsamen in der Tat viele Substanzen enthalten, die der Gesundheit förderlich sind und sogar eine wichtige Rolle bei der Krebsprävention spielen können.

Omega-3-Fettsäuren auftanken

Wie wir bereits im Vorhergehenden erwähnt haben (siehe Teil I, Kapitel 2, S. 34 ff.), leidet die moderne Ernährungsweise unter einem massiven Mangel an Omega-3-Fettsäuren, der in Verbindung mit der exzessiven Zufuhr von Omega-6-Fettsäuren die Entstehung eines Entzündungsmilieus begünstigt, das die Krebsentwicklung fördert. Daher kann eine Wiederherstellung des Gleichgewichts zwischen diesen beiden essenziellen Fettsäuren im Kampf gegen diese Krankheit nur hilfreich sein.

Leinsamen sind mit weitem Abstand die besten pflanzlichen Lieferanten von Linolensäure, einer Omega-3-Fettsäure, die unsere Zellen zur Synthetisierung der entzündungshemmenden Substanzen EPA und DHA benötigen. Zwei Suppenlöffel Leinsamen liefern bereits 140 Prozent der empfohlenen Tagesdosis an Omega-3-Fettsäuren! Um eine maximale Wirkung der in Leinsamen vorhandenen Omega-3-Fettsäuren zu erzielen, muss man allerdings bedenken, dass die Umwandlung von Linolensäure in EPA und DHA relativ wirkungslos ist, wenn gleichzeitig zu große Mengen Omega-6-Fettsäuren aufgenommen werden. Daher muss jede Zufuhr von Omega-3-Fettsäuren von einem markanten Rückgang der Aufnahme von Omega-6-Fettsäuren begleitet werden, damit ein besseres Verhältnis von Omega-6- zu Omega-3-Fettsäuren erzielt wird und entzündliche Prozesse verhindert werden.

Dieses Gleichgewicht ist umso entscheidender, wenn man bedenkt, dass die Verbesserung des Verhältnisses von Omega-3- zu Omega-6-Fettsäuren eine zentrale Rolle bei der Krebsprävention spielt (Tabelle 9). So zeigt eine Studie aus jüngster Zeit, dass ein in etwa ausgeglichenes Verhältnis von Omega-3- und Omega-6-Fettsäuren im Fettgewebe, kombiniert mit einem hohen Spiegel an einfach ungesättigten Fettsäuren (die beispielsweise in Olivenöl in großen Mengen enthalten sind) zu einer deutlichen Senkung des Erkrankungsrisikos für Brustkrebs führt. Offenbar hat das Gleichgewicht zwischen Omega-3- und Omega-6-Fettsäuren auch einen vergleichbaren Einfluss auf die Entwicklung von Prostatakrebs – wir wissen heute, dass ein Überschuss an Omega-6-Fettsäuren seine Entstehung begünstigt – sowie auf sein Streuen in Form von Knochenmetastasen. Zwei Prozesse also, die durch Omega-3-Fettsäuren gehemmt werden.

Es besteht demzufolge kein Zweifel daran, dass Leinsamen einen erheblichen Beitrag zu einer Ernährungsweise im Sinne der Krebsprävention leisten können: Sie versorgen den Körper mit einer großen Menge an Omega-3-Fettsäuren, die unverzichtbar für die Synthese wirkungsvoller entzündungshemmender Verbindungen sind. Denn diese verhindern die Entstehung eines Umfelds, das das Tumorwachstum begünstigt.

Die wichtigsten Klassen von Phytoöstrogenen

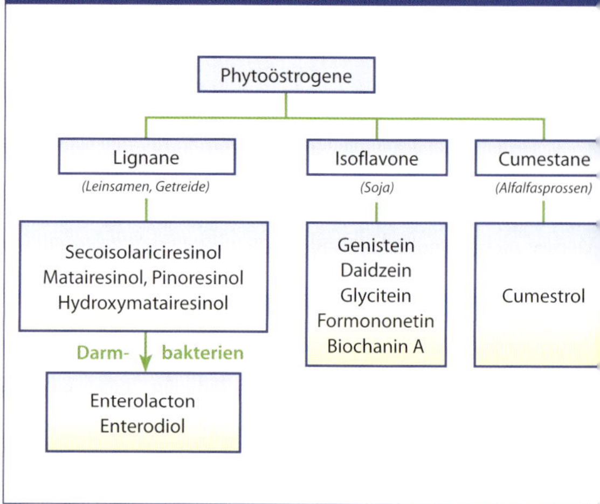

Abbildung 18

Omega-3-Fettsäuren und Krebsprävention
➤ Omega-3-Fettsäuren senken das Erkrankungsrisiko für Brust-, Darm- und Prostatakrebs.
➤ Omega-3-Fettsäuren hemmen die Fähigkeit zur Metastasenbildung der Krebszellen; diese ist der entscheidende Faktor für das Überleben und die Prognose von Krebspatienten.

Tabelle 9

Lignane: krebshemmende Phytoöstrogene

Abgesehen von Omega-3-Fettsäuren enthalten Leinsamen außergewöhnlich hohe Mengen an Phytoöstrogenen – Molekülen, die aufgrund ihrer strukturellen Ähnlichkeit mit den Östrogenen die schädliche Wirkung eines zu hohen Spiegels dieses Hormons ausgleichen können. Zwar standen bisher die Soja-Isoflavone im Mittelpunkt des Interesses der wissenschaftlichen und ärztlichen Community, doch existieren in der Natur auch andere Klassen von Phytoöstrogenen, die ebenfalls

Secoisolariciresinol- (SEC) und Matairesinol-Anteil (MAT) in Nahrungsmitteln mit einem hohen Gehalt an Lignanen

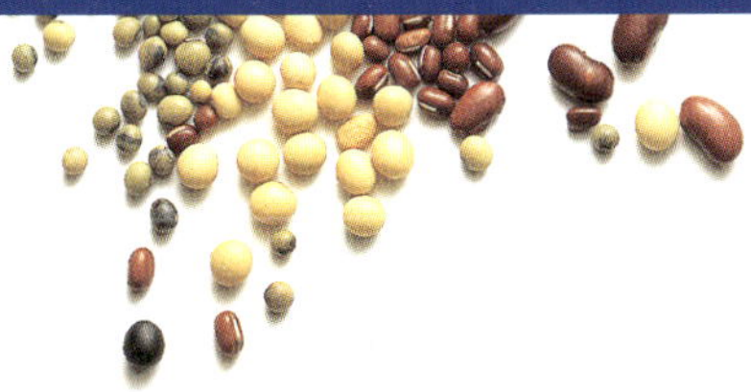

Nahrungsmittel	SEC	MAT
	(Einheiten µg/100 g)	
Leinsamen	**369 900**	**1087**
Sonnenblumenkerne	610	–
Erdnüsse	298	–
Sojabohnen	273	–
Cashew-Nüsse	257	4
Walnüsse	163	5
Rote Bohnen	153	–
Roggenbrot	47	65

Abbildung 19

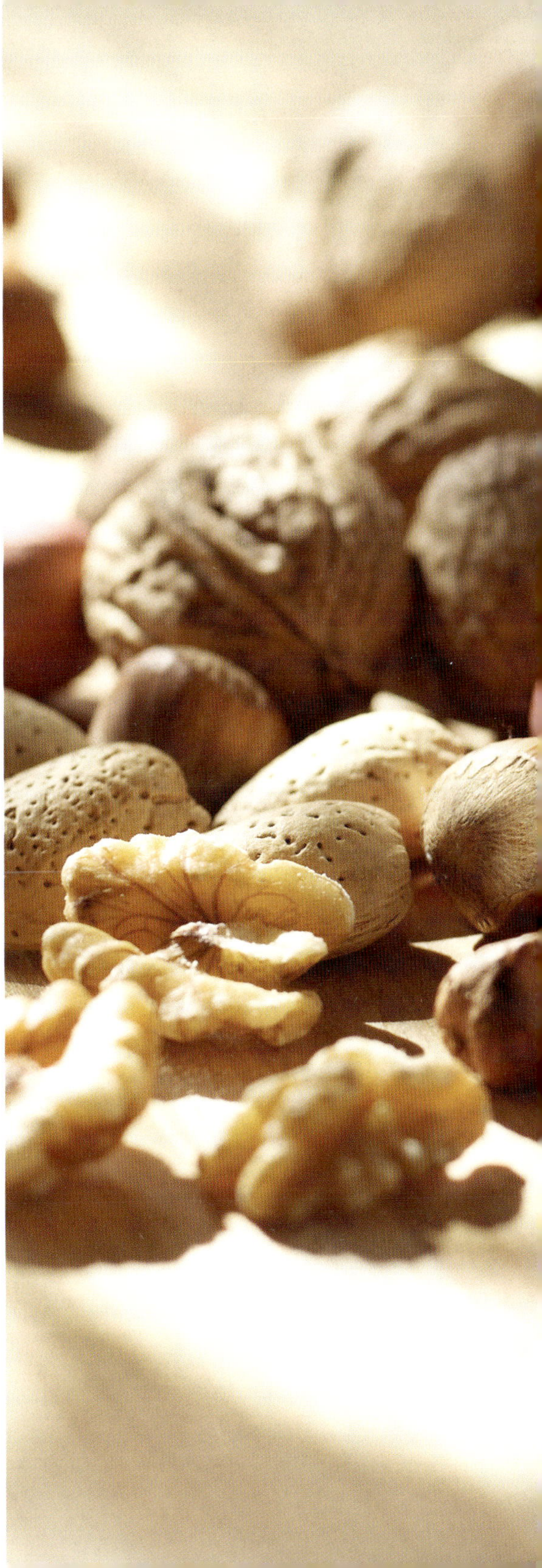

Struktur der Lignane

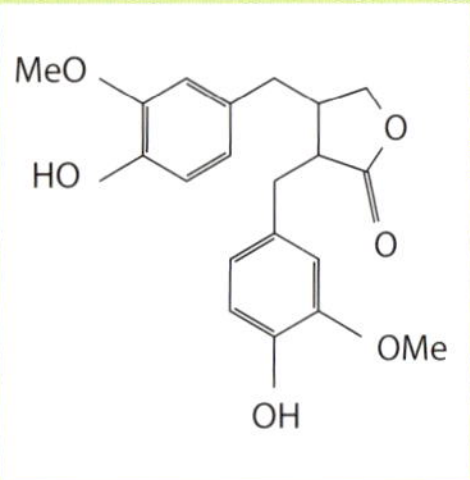

Matairesinol

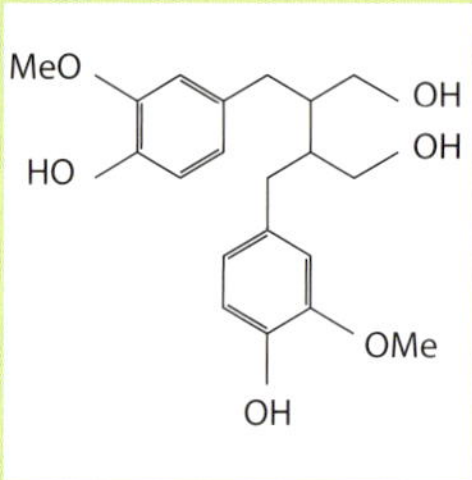

Secoisolariciresinol

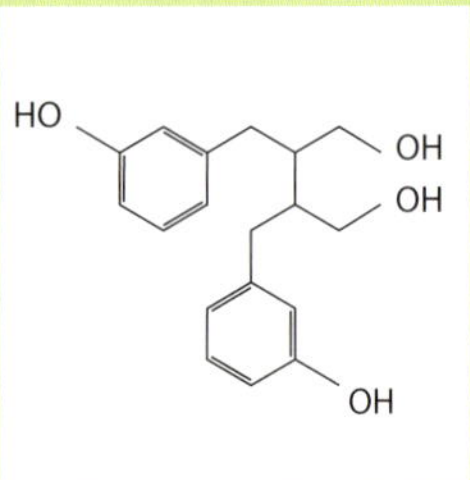

Enterodiol

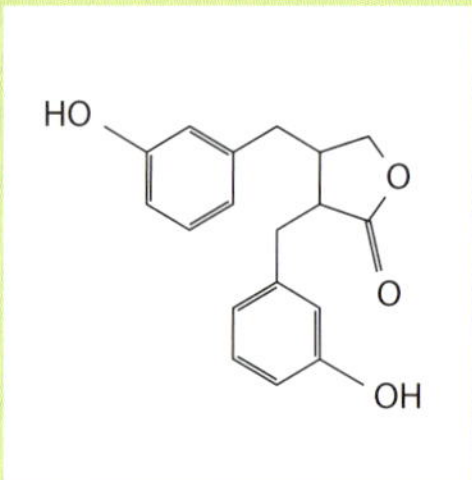

Enterolacton

einen Beitrag zur Krebsprävention leisten können (Abbildung 18, S. 80). Das gilt insbesondere für die Lignane.

Lignane sind komplexe Verbindungen, die in vielen Pflanzen zu finden sind, auch wenn Leinsamen mit Abstand die beste Nahrungsquelle für diese Moleküle darstellen (Abbildung 19, S. 81). Diese Körner enthalten ein extrem hohes Niveau an Secoisolariciresinol und seinem nahen Verwandten Matairesinol. Diese Verbindungen spielen eine wichtige Rolle bei der Vorbeugung gegen Krebsarten, deren Wachstum östrogenabhängig ist, weil die Darmbakterien sie in Enterolacton und Enterodiol umwandeln können – zwei Substanzen, die das Andocken der Östrogene an Brustzellen stören können.

Mehrere epidemiologische Untersuchungen über die mögliche Rolle der Lignane bei der Vorbeugung gegen Brustkrebs haben äußerst ermutigende Ergebnisse erbracht. In den meisten Fällen geht eine Erhöhung des Enterolacton-Spiegels im Blut (das bei der Umwandlung von Secoisolariciresinol entsteht) mit einer Senkung des Brustkrebsrisikos einher, und zwar besonders bei Frauen vor der Menopause, die einen erhöhten Östrogenspiegel haben. Diese Ergebnisse stimmen mit den Befunden vieler Forschungen an Versuchstieren überein, denen man ein Mammakarzinom transplantiert hatte. Wenn ihre Nahrung mit Lignanen versetzt wurde, wurde das Wachstum von Tumoren, die man diesen Tieren eingepflanzt hatte, gestoppt. Im Gegensatz zu Ergänzungsmitteln aus Soja-Isoflavonen, die, wie man heute weiß, in hohen Dosen das Wachstum von Mammakarzinomen bei Labortieren *begünstigen*, bewirken Lignane eher eine Rückbildung der Tumoren. Phytoöstrogene aus Leinsamen stellen somit eine ausgezeichnete Alternative zu denen aus Soja dar. Sie können einen sehr wichtigen Beitrag zur Ernährung von Frauen leisten, die an Brustkrebs leiden und daher kein Soja essen sollten.

Leinsamen sind also ein sehr vielfältiges antikarzinogenes Nahrungsmittel: Sie können die Entwicklung von Brustkrebs hemmen, indem sie chronische Entzündungen reduzieren und dadurch die Entstehung eines für Krebszellen günstigen Umfelds verhindern, das ihr Wachstum fördert. Der hohe Lignan-Gehalt von Leinsamen macht dieses Nahrungsmittel zu einem effektiven Bollwerk gegen Brustkrebs.

• Leinsamen *müssen* unbedingt gemahlen werden, damit eine maximale Resorption der Omega-3-Fettsäuren gewährleistet ist und die Lignane in aktive Phytoöstrogene umgewandelt werden. Omega-3-Fettsäuren sind extrem empfindlich und zerfallen leicht. Es ist daher empfehlenswert, die Samen frisch zu kaufen und nur nach Bedarf selbst in einer schlichten Kaffeemühle zu mahlen. Bewahren Sie das Mahlgut maximal zwei Wochen hermetisch verschlossen im Kühlschrank auf. Kaufen Sie keine bereits gemahlenen Samen!

Zusammenfassung

• Es ist sehr wichtig, die Aufnahme von Omega-6-Fettsäuren zu reduzieren, um eine effektive Aufnahme der Omega-3-Fettsäuren aus Leinsamen zu gewährleisten. Eine gute Methode, um ein optimales Verhältnis von Omega-3- zu Omega-6-Fettsäuren herzustellen, besteht darin, Olivenöl den Vorzug vor allen anderen Fetten zu geben (vermeiden Sie insbesondere Sonnenblumen- und Maisöl) und den Konsum industrieller Fertigprodukte auf ein Minimum zu beschränken.

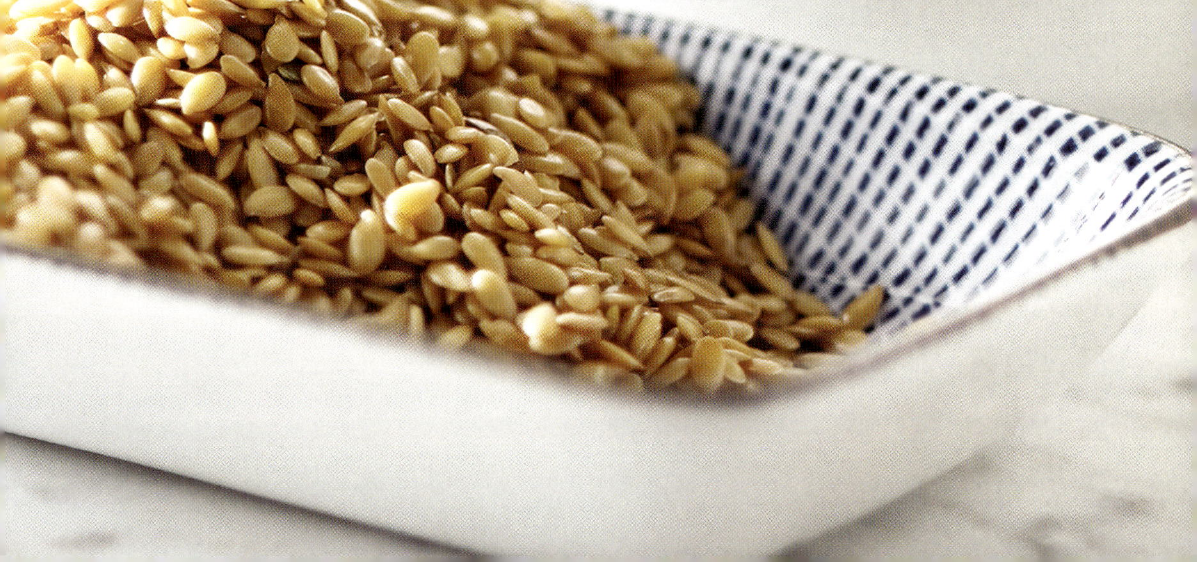

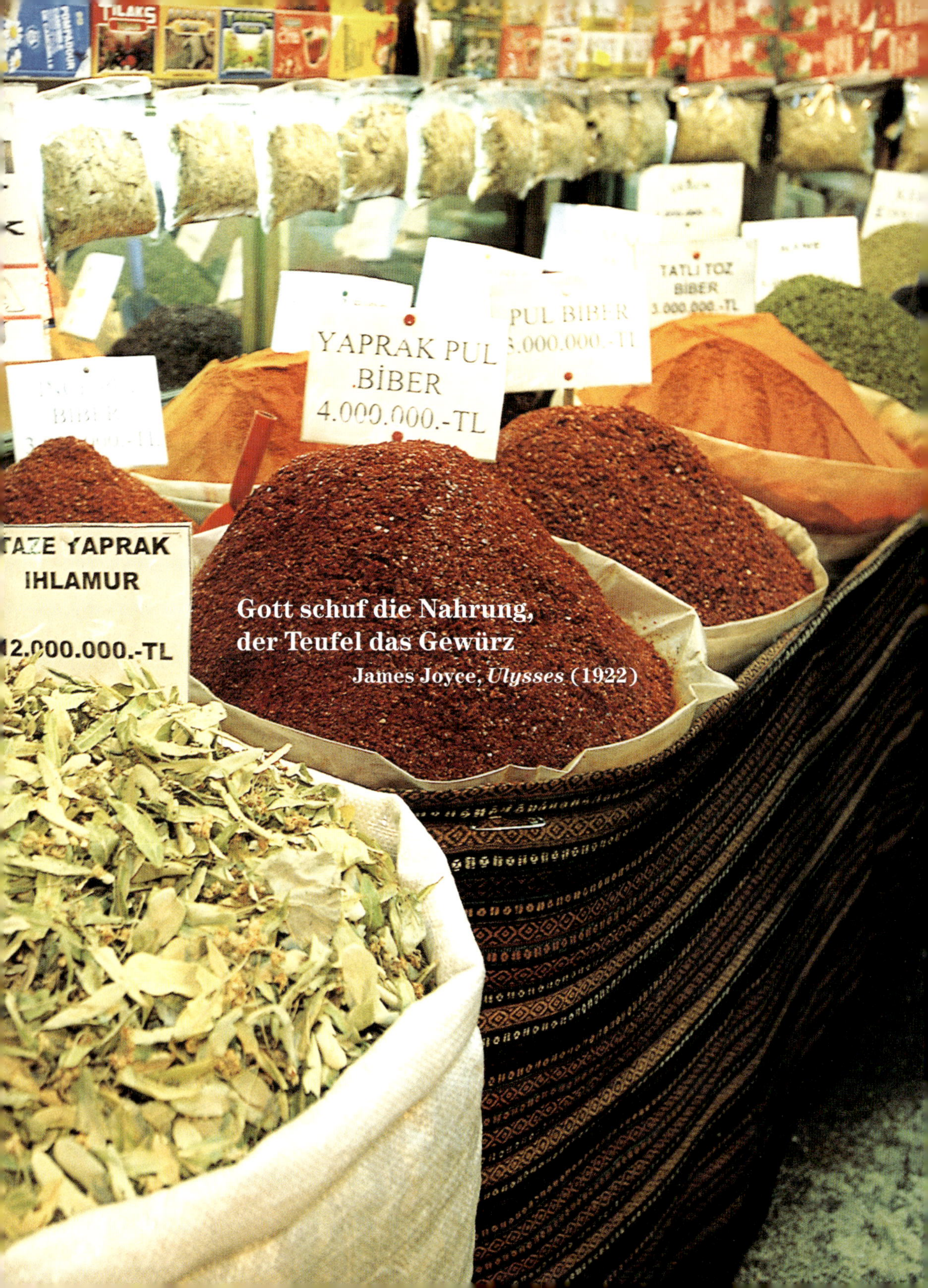

Gott schuf die Nahrung,
der Teufel das Gewürz

James Joyce, *Ulysses* (1922)

Kapitel 8
Gewürze und Kräuter: schmackhaft gegen Krebs vorbeugen

Die systematische Verwendung von Gewürzen und Kräutern in den großen kulinarischen Traditionen der Welt veranschaulicht wohl besser als alles andere, wie untrennbar sinnlicher Genuss und alltägliche Ernährung miteinander verbunden sind. Quer durch die Geschichte hindurch galten wohlschmeckende Zutaten als kostbare Luxusprodukte, die oft den Reichen und Mächtigen vorbehalten waren und deren Wert als Genussmittel nur mit ihrer wirtschaftlichen und politischen Bedeutung vergleichbar war (siehe Kasten, S. 87).

Heute sind Gewürze zwar für jeden leicht erhältlich, aber dennoch unverzichtbarer Bestandteil jeder Kochkunst und unvergleichlich vielfältige Lieferanten von Aromen und Geschmacksnuancen, ohne die unsere Ernährung reichlich fade wäre …

Der Stellenwert der Gewürze in der Küche mag in erster Linie eine Frage des Geschmacks sein, doch die heilkräftigen Eigenschaften dieser Zutaten sind seit jeher anerkannt; jahrhundertelang kontrollierten die Apotheker präzise ihre Verwendung zur Behandlung verschiedener Krankheiten – vom schlichten Schluckauf bis hin zu schwereren Verdauungsstörungen. Über manche dieser Anwendungen mag man heute lächeln, dennoch zeigen die Erkenntnisse der letzten Jahre, dass viele Kräuter und Gewürze wertvolle Waffen bei der Vorbeugung gegen Krankheiten und insbesondere gegen Krebs darstellen können.

Mit Gewürzen und Aromen in den Kampf gegen Krebs ziehen

Es ist faszinierend festzustellen, dass viele in der modernen Küche häufig verwendeten Kräuter und Gewürze Verbindungen enthalten, die bestimmte mit der Entwicklung von Krebs verbundene Prozesse beeinflussen können (siehe Abbildung 20, S. 86). Ein auffälliges Charakteristikum ist ihr hoher Gehalt an entzündungshemmenden Wirkstoffen. Sie können das Entzündungsgeschehen der zellulären Umgebung, in der sich prämaligne Tumoren befinden, eindämmen, und dadurch diese Mikrotumoren, wie weiter oben ausgeführt, daran hindern, sich ein für ihr Wachstum günstiges Klima zunutze zu machen. Präkanzeröse Zellen schätzen also gut gewürztes Essen überhaupt nicht!

(Fortsetzung S. 88)

Mit Gewürzen in den Kampf gegen Krebs ziehen

Gewürze	Aktive Moleküle	Biologische Aktivität: Entzündungshemmend	Krebshemmend	Antimikrobiell
Kurkuma	Curcumin	■	■	■
Ingwer	Gingerol	■	■	■
Chili	Capsaicin	■	■	■
Nelken	Eugenol	■		■
Lamiaceae (Lippenblüter)				
Minze, Thymian, Majoran, Oregano, Basilikum, Rosmarin	Ursolsäure	■	■	■
	Perillasäure		■	
	d-Limonen	■	■	
	Carvacrol		■	■
	Thymol		■	■
	Carnosol		■	
	Luteolin	■	■	
Apiaceae (Doldenblütler)				
Petersilie, Koriander, Kreuzkümmel, Fenchel, Anis, Kerbel	Anethol	■		■
	Apigenin	■	■	
	Polyacetylen	■		■

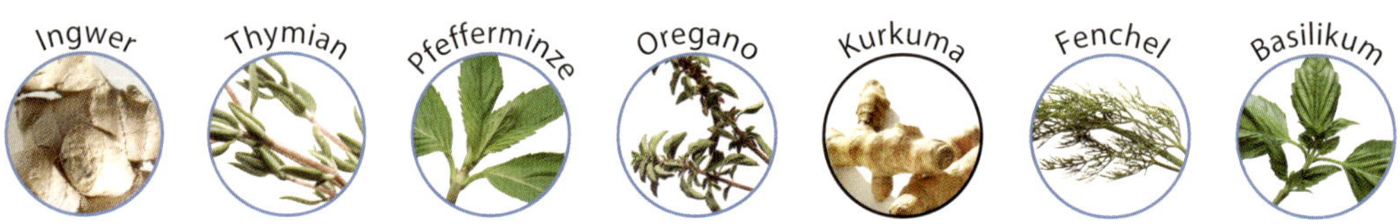

Abbildung 20

Eine würzige Note!

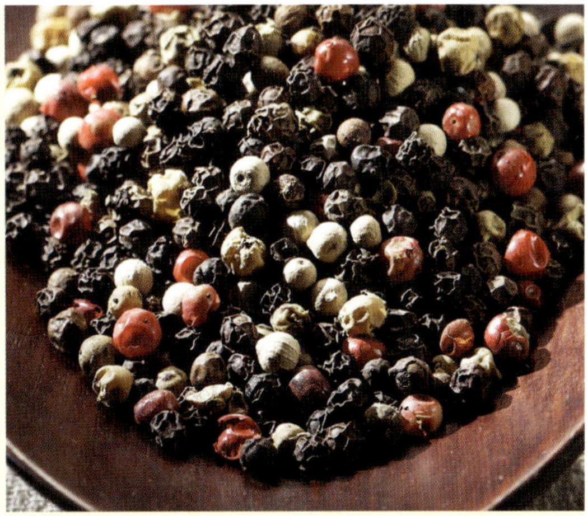

Die Römer waren die Ersten, die Gewürze in großem Maßstab in die westliche Küche einführten. Der berühmteste Protagonist war mit Sicherheit Marcus Gaius Apicius (25 v.Chr. – 37 n.Chr.), ein für seine Prasserei berühmter Feinschmecker und Koch, von dem unzählige Rezepte mit unwahrscheinlichen Mengen an Gewürzen stammen! Der Untergang des Römischen Reiches führte allerdings unglücklicherweise zum fast vollständigen Verschwinden der Gewürze aus der westlichen Küche. Erst im Mittelalter trat die Begeisterung für diese kostbaren Schätze wieder auf den Plan, nicht zuletzt angeregt durch die (teilweise übertriebenen) Schilderungen der Reichtümer des Orients, die Marco Polo in seinem *Buch der Wunder* (1298) veröffentlicht hatte. Abgesehen von der großen kulinarischen Anziehungskraft der Gewürze hatte der Wunsch, den Gewürzmarkt sowie die berühmten »Gewürzstraßen« zu kontrollieren, seine Wurzeln vor allem in den beträchtlichen Summen, die dort im Spiel waren: Der lange Weg, den die Gewürze auf ihrem Weg von Asien nach Europa zurücklegen mussten, trieb ihren Preis in schwindelerregende Höhen.

Pfeffer zum Beispiel, der lange Zeit als Königin der Gewürze galt, kam nur auf den Tisch des Adels, denn eine Handvoll davon kostete damals genauso viel wie ein Rind oder ein Schaf! Gründe für diese sagenhaften Preise waren zum einen die Dauer des Transports – ein bis zwei Jahre für Pfeffer und Ingwer aus Indien, zwei bis drei Jahre für Nelken, Zimt und Muskatnüsse aus Indonesien –, zum anderen die Abgaben, die bei der Durchquerung der verschiedenen Monopolgebiete auf dem Weg der Gewürze erhoben wurden. Arabische Kaufleute fungierten dabei als Zwischenhändler zwischen den indischen Händlern und den venezianischen Seefahrern (die ihr Monopol ihrer Teilnahme am Zweiten Kreuzzug verdankten), und jeder holte aus diesem Geschäft heraus, was er konnte. Glücklicherweise entdeckten aber portugiesische und holländische Seefahrer neue Seewege zu den Quellen dieser Gewürze in Indien und Indonesien. Diese Routen ermöglichten den Händlern die Umgehung der althergebrachten Monopolgebiete und machten die begehrten Waren im Laufe der Jahrhunderte einer immer größeren Anzahl von Menschen zugänglich. Manche Gewürze haben indes auch heute noch einen unglaublich hohen Wert, wenn man den Preis von Safran bedenkt, der Tausende von Euros pro Kilo kosten kann! Man muss allerdings sagen, dass für eine solche Menge bis zu 300 000 Blüten von *Crocus sativus* notwendig wären …

Kurkuma-Tipp

Kurkuma muss in Öl gelöst werden, damit er vom Organismus resorbiert werden kann. Wenn Sie ihn zu einer Suppe hinzugeben wollen, dann braten Sie zuerst Zwiebeln und Knoblauch in Öl an (bevor Sie die Brühe zugießen). Vergessen Sie nicht, immer schwarzen Pfeffer zu Gerichten mit Kurkuma hinzuzufügen: Pfeffer steigert die Aufnahme von Kurkuma erheblich. Man kann Kurkuma auch in eine Vinaigrette hineingeben (immer ins Öl, bevor man Essig oder Zitronensaft hinzufügt) oder Tomaten- oder Gemüsesaft damit würzen, indem man einen Teelöffel Olivenöl hineinrührt, in welchem man zuvor das Kurkuma aufgelöst hat. Alles gut pfeffern und servieren.

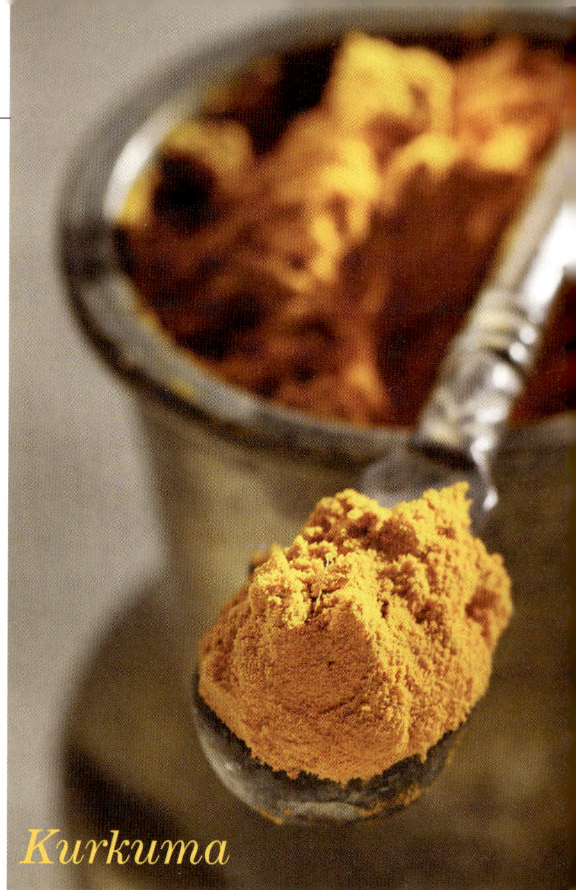

Unter den bisher am gründlichsten untersuchten Gewürzen heben sich drei Familien insbesondere durch ihren Gehalt an antikanzerogenen und entzündungshemmenden Wirkstoffen hervor, was ihnen ein hohes Störungspotenzial für das Krebswachstum verleiht.

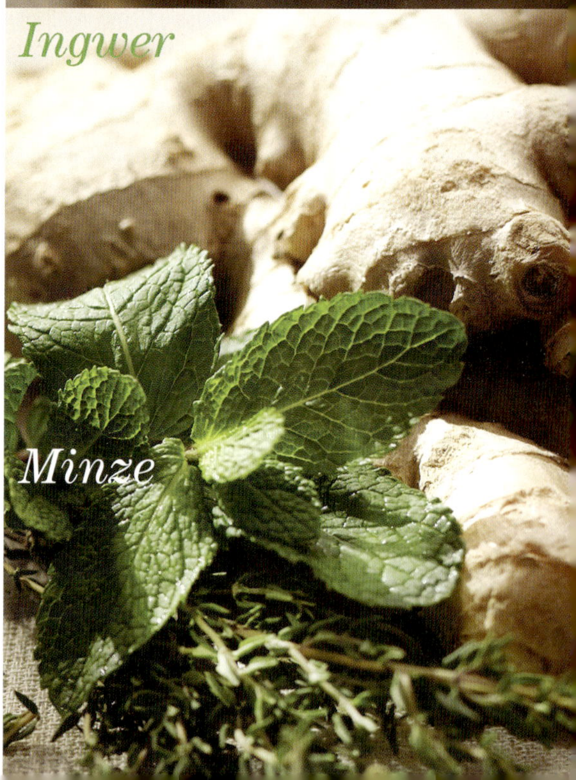

Die Familie der Zingiberaceae (Ingwergewächse)

Diese Pflanzen, zu denen Ingwer *(Zingiber officinale)* und Kurkuma *(Curcuma longa)* gehören, stammen aus Südostasien, insbesondere aus China und Indien, wo sie seit mindestens 5000 Jahren zu Nahrungs- und Heilzwecken angebaut und genutzt werden. Obwohl diese beiden Wurzeln sich sowohl hinsichtlich ihres Aussehens als auch ihres Geschmacks stark unterscheiden, ist beiden gemeinsam, dass sie einen sehr hohen Gehalt an hochwirksamen, entzündungshemmenden Molekülen aufweisen: Curcumin in Kurkuma und Gingerol in Ingwer. So blockieren Curcumin oder Gingerol in Krebszellen, die im Labor kultiviert wurden, effektiv die Produktion von COX-2 – dem Enzym also, welches von diesen Zellen vorrangig genutzt wird, um entzündliche Prozesse in Gang zu setzen (siehe S. 33). Dieser entzündungshemmende Effekt zeigt sich auch im menschlichen Körper: Der tägliche Verzehr von Kurkuma senkt die Anzahl von Entzündungsmolekülen im Blut.

Andere Studien haben gezeigt, dass der tägliche Verzehr von Ingwer bei Patienten, die unter rheumatischer Arthritis leiden – eine Krankheit, bei der die dominante Rolle von Entzündungsprozessen gut belegt ist –, zu einem Nachlassen der Schmerzen führte. Dieser Effekt deutet auf einen Rückgang von Entzündungsmolekülen hin, die unter Mitwirkung von COX-2 gebildet wurden. Bedenkt man die herausragende Rolle, die entzündliche Prozesse bei der Progression von Krebserkrankungen spielen, dann versteht es sich von selbst, dass diese entzündungshemmende Wirkung von Ingwer und Kurkuma extrem interessant für die Vorbeugung gegen Krebs ist. Das gilt umso mehr, als Curcumin und Gingerol auch imstande sind, in andere Prozesse des Krebswachstums einzugreifen: Zum einen können sie bestimmte Typen von Krebszellen direkt angreifen und zur Selbstzerstörung durch Apoptose zwingen, zum anderen können sie die Bildung neuer Blutgefäßnetze verhindern, die für das Tumorwachstum unerlässlich sind. Viele Untersuchungen an Versuchstieren haben außerdem gezeigt, dass Kurkuma und Ingwer die Entwicklung mehrerer Krebsarten, insbesondere Darmkrebs, blockieren, die durch karzinogene Substanzen induziert wurden. Kurkuma und Ingwer können somit als Multitalente in der Krebsprävention gelten: Sie sind in der Lage, sowohl durch ihren direkten Einfluss auf Mikrotumoren als auch durch ihre indirekte Wirkung die Vermehrung von Krebszellen zu stören, beispielsweise indem sie die für das Tumorwachstum unerlässlichen chronischen Entzündungen reduzieren.

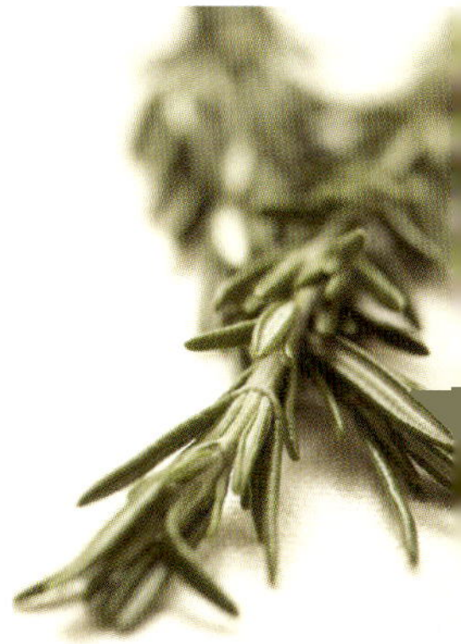
Rosmarin

Gingerol

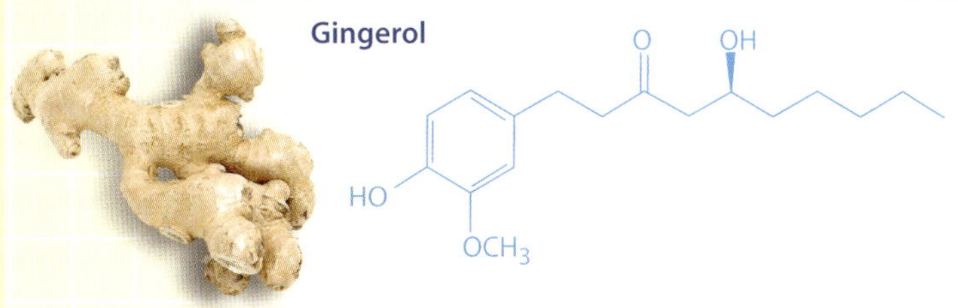

Curcumin

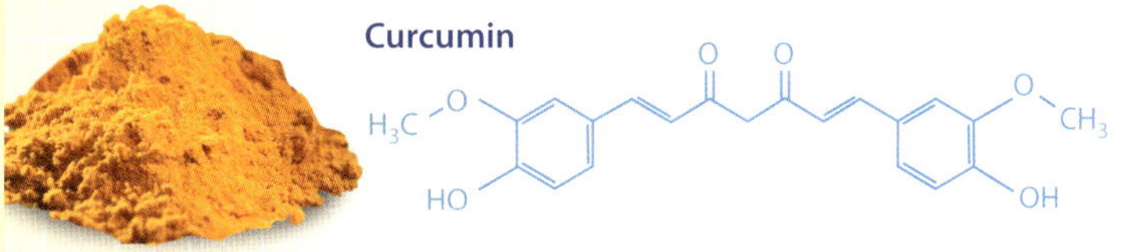

Die Familie der Lamiaceae (Lippenblütler)

Die meisten heute in der Küche verwendeten Lippenblütler (Minze, Thymian, Majoran, Oregano, Basilikum, Rosmarin …) stammen aus dem Mittelmeerraum, wo sie eine fundamentale Rolle bei der Entstehung der kulinarischen Traditionen dieser Region gespielt haben. Alle Pflanzen dieser Familie besitzen aufgrund ihres hohen Gehalts an ätherischen Ölen, die Geruchsmoleküle aus der Familie der Terpene enthalten, sehr stark duftende Blätter.

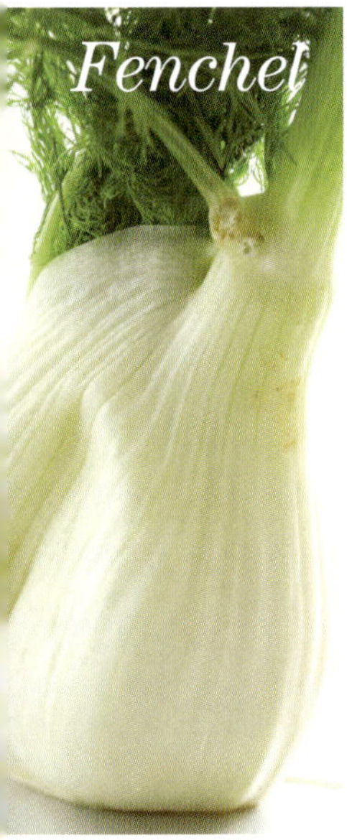

Terpene stören das Tumorwachstum, indem sie die Wirkung vieler Onkogene blockieren, die beim Wachstum von Krebszellen eine Rolle spielen. So stoppen Terpene (Carvacrol, Thymol, Perillylalkohol) die Vermehrung von Krebszellen aus einer Vielfalt von Tumoren und führen in manchen Fällen sogar zu ihrem Tod. In einer anderen Untersuchung wurde nachgewiesen, dass durch die Verabreichung von Carnosol (einem besonders in Rosmarin reichlich vorhandenen Terpen) im Futter von Mäusen mit einer genetischen Prädisposition für Darmkrebs die Entwicklung dieser Krebserkrankung verhindert wurde; denn Carnosol repariert bestimmte Defekte der Darmzellen, die für diese Krankheit bei der Maus verantwortlich sind. Darüber hinaus kann man feststellen, dass die Kräuter dieser Familie Ursolsäure enthalten, ein multifunktionelles Anti-Krebs-Molekül. Dieses ist fähig, Krebszellen direkt anzugreifen, die Angiogenese zu verhindern und die Produktion von COX-2 zu blockieren, wodurch sich entzündliche Prozesse reduzieren lassen.

Die krebshemmende Aktivität beschränkt sich indes nicht auf die in diesen Kräutern enthaltenen Terpene, denn auch Luteolin – ein Polyphenol, das besonders reichhaltig in Thymian und Pfefferminze enthalten ist – weist eine Vielzahl krebshemmender Eigenschaften auf. Insbesondere konnten wir vor kurzem beobachten, dass Luteolin ein starkes Inhibitionspotenzial (= hemmende Wirkung, Anm. d. Ü.) auf den Prozess der Angiogenese besitzt; und zwar deshalb, weil es die Rekrutierung der Zellen verhindern kann, die unerlässlich sind für das effektive Funktionieren jener Blutgefäße, die der Tumor für sein Wachstum benötigt. Dieser Inhibitionseffekt ist umso interessanter, als er schon bei relativ geringen Luteolin-Konzentrationen wirksam wird, vergleichbar denen in synthetischen Substanzen aus der pharmakologischen Forschung (siehe Abbildung 6, S. 25).

Die Familie der Apiaceae (Doldenblütler)

Die Apiaceae, früher auch »Umbelliferae« genannt, sind eine sehr artenreiche Pflanzenfamilie, zu der Gewürzkräuter wie Petersilie, Koriander, Kerbel, Fenchel und Kreuzkümmel (Cumin) sowie Gemüse wie Karotten, Pastinaken und Sellerie gehören. Die Apiaceae waren historisch von großer Bedeutung für die Mittelmeervölker und nahmen einen Vorzugsplatz in der von Kaiser Karl dem Großen (742–814) erlassenen Verordnung (siehe auch

S. 79) *Capitulare de villis vel curtis imperii* ein, in der die Kräuter, Heil- und Nutzpflanzen aufgelistet wurden, die in den Klöstern und kaiserlichen Gütern angebaut werden sollten.

Für die Krebsprävention sind diese Pflanzen vor allem aufgrund des hohen Gehalts an Apigenin interessant, einem Polyphenol mit extrem starker Anti-Krebs-Wirkung. Tatsächlich hemmt dieses Molekül im Laborversuch die Vermehrung einer beeindruckenden Zahl von Krebszellen, insbesondere von Zelllinien der am weitesten verbreiteten Krebsarten unserer westlichen Gesellschaften: Brustkrebs, Darmkrebs, Lungenkrebs und Prostatakrebs. Obwohl sich Apigenin vollkommen von den anderen Molekülen unterscheidet, die man in Kräutern und Gewürzen findet, gleichen sich die Mechanismen, durch die die krebshemmende Wirkung erreicht wird, in vielerlei Hinsicht. Auch Apigenin wirkt einerseits direkt auf Krebszellen und die Angiogenese, und andererseits indirekt, indem es entzündliche Prozesse reduziert. Zwar stehen wir erst am Beginn der Erforschung des Apigenins, doch seine verschiedenen Aktionsmechanismen sowie seine hohe Wirksamkeit machen es in jedem Fall zu einer sehr interessanten Substanz für die Krebsprävention.

Zusammenfassend gesagt deuten die Untersuchungsergebnisse der letzten Jahre darauf hin, dass die krebshemmenden Eigenschaften von Kräutern und Gewürzen direkt mit ihrer Fähigkeit zusammenhängen, Entzündungen zu stoppen. Ob Kurkuma, Ingwer, Chilischoten, Gewürznelken, Fenchel oder auch Pfefferminze, Thymian oder Basilikum – all diese Kräuter und Gewürze enthalten Substanzen, die die Aktivierung des NF-κB blockieren und infolgedessen die Produktion von COX-2 und die Ausbreitung der Entzündung eindämmen (siehe auch S. 33). Bedenkt man weiterhin, dass viele dieser Moleküle außerdem einen direkten krebshemmenden Effekt auf die präkanzerösen Zellen haben, dann muss man Kräuter und Gewürze als wichtige Lieferanten krebshemmender Wirkstoffe betrachten, die aktiv zur Vorbeugung gegen Krebs genutzt werden können. Anders gesagt: Vorbeugen gegen Krebs kann auch eine Frage des guten Geschmacks sein!

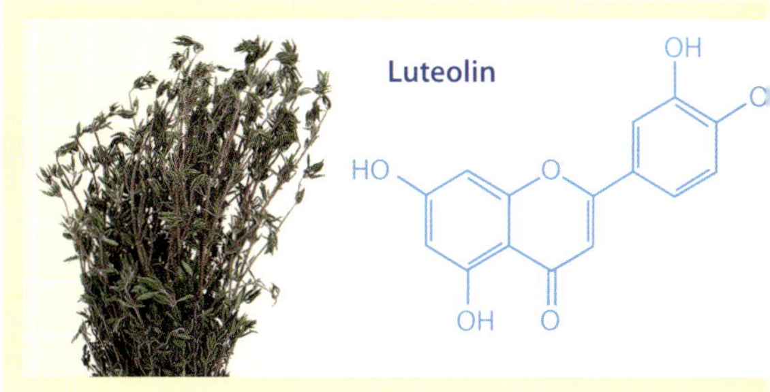

Zusammenfassung

• Kräuter und Gewürze enthalten entzündungshemmende Moleküle, die zu einer Verlangsamung des Tumorwachstums führen, indem sie den Tumor daran hindern, sich günstige Wachstumsbedingungen zunutze zu machen.

• Die entzündungshemmende Wirkung von Gewürzen, insbesondere von Kurkuma und Ingwer, scheint eine Schlüsselrolle bei der Vorbeugung gegen bestimmte Krebsarten, vor allem Darmkrebs, zu spielen.

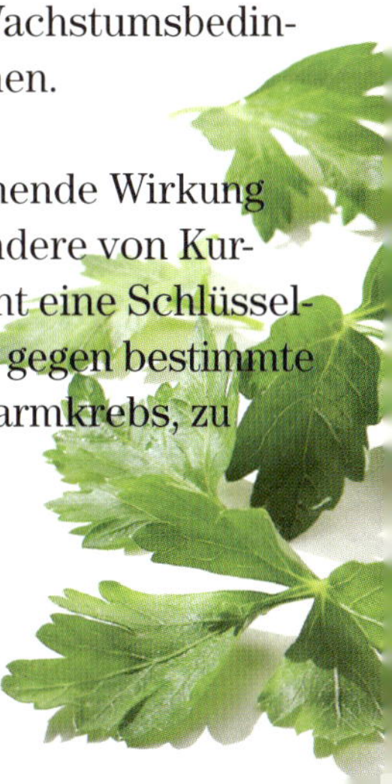

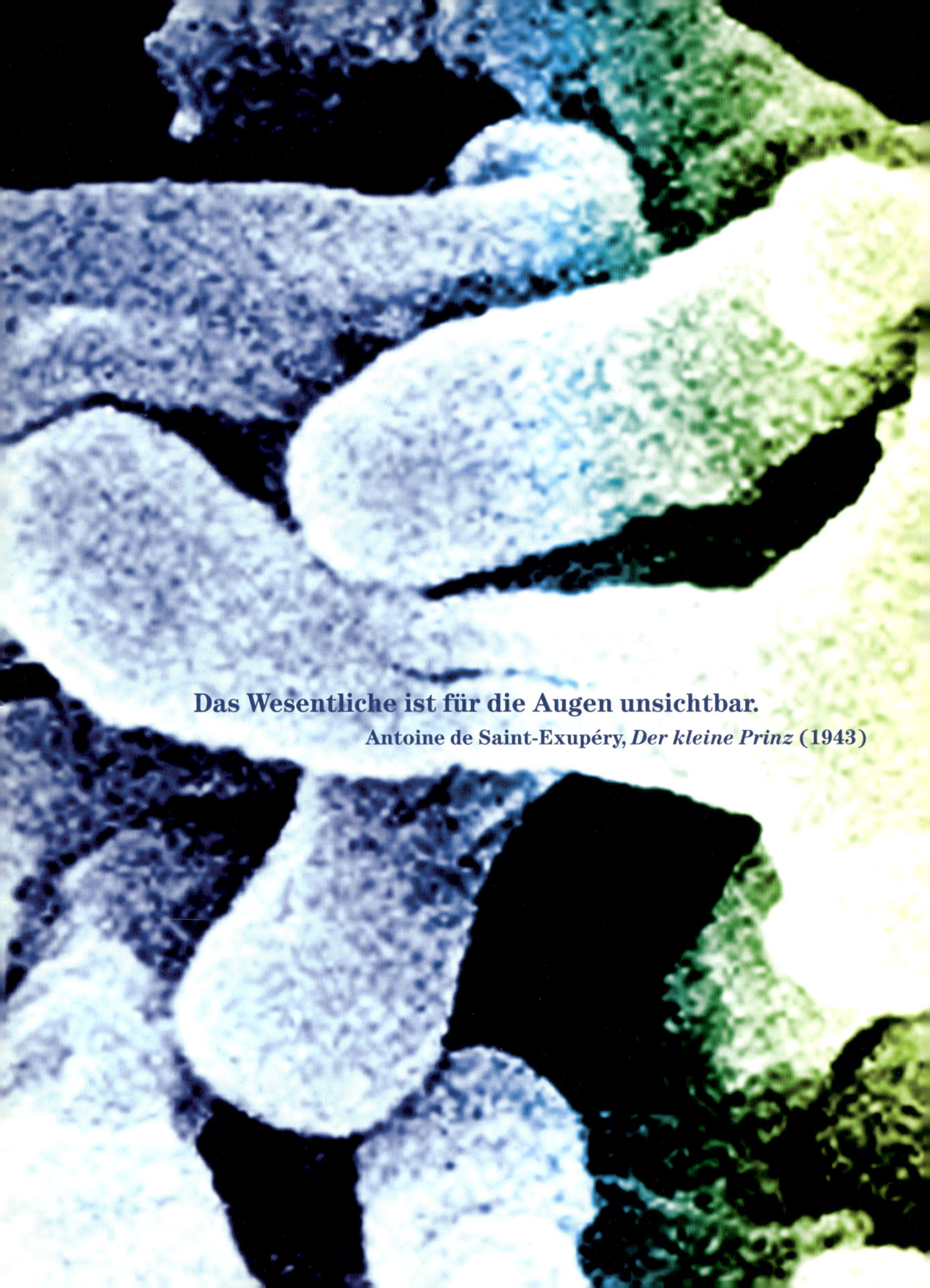

Das Wesentliche ist für die Augen unsichtbar.

Antoine de Saint-Exupéry, *Der kleine Prinz* (1943)

Kapitel 9

Probiotika: Bakterien, die es gut mit uns meinen

Wenn wir die Welt um uns herum durch ein Mikroskop hindurch betrachten könnten, würden wir voll Erstaunen feststellen, dass parallel zu unserem Universum ein anderes existiert. Eine für das bloße Auge unsichtbare Welt von unglaublicher Komplexität, bestehend aus Millionen von Bakterienarten, die in engstem Kontakt zu uns leben! Manche stellen eine Bedrohung für den Menschen dar und müssen eliminiert werden, andere aber sind für das reibungslose Funktionieren unseres Organismus, und besonders unseres Verdauungssystems, unverzichtbar.

Der menschliche Verdauungstrakt, der vom Mund bis zum Anus etwa 5 Meter lang ist und eine Oberfläche von 300 Quadratmetern besitzt (das Äquivalent von zwei Tennisplätzen!), ist der Teil des Körpers, der am engsten mit der Außenwelt in Kontakt steht und daher am leichtesten einer Kolonisierung durch Bakterien zugänglich ist (Abbildung 21). Die erste Besiedlung durch diese Bakterien lässt im Übrigen nicht lange auf sich warten: Bereits wenige Stunden nach der Geburt enthält der Darm beträchtliche Mengen an Bifidobakterien (Tabelle 10, S. 94), »guten« Bakterien, die während der gesamten mütterlichen Stillzeit vorherrschend bleiben, anschließend aber Gesellschaft von etwa 400 anderen Arten erhalten und mit ihnen eine sehr vielfältige mikrobielle Flora bilden.

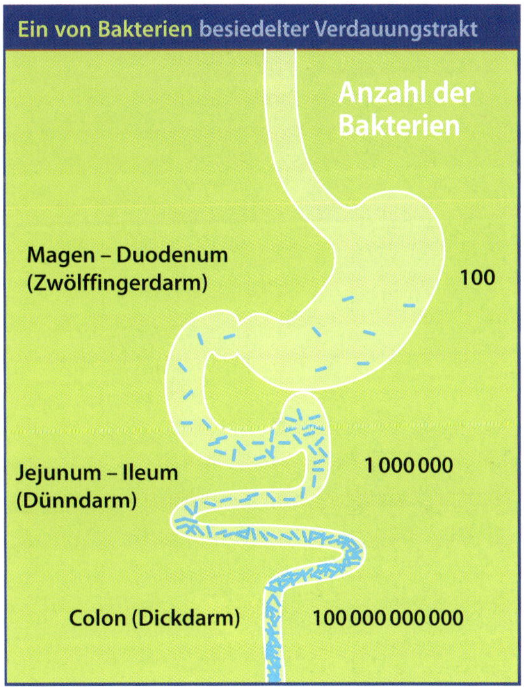

Abbildung 21

Aufgrund des extremen Säuregehalts und der Gallensalze finden sich Bakterien in den obersten Abschnitten des Verdauungstrakts eher selten, dafür sind sie in den untersten Teilen in astronomischen Mengen vorhanden. Der Dickdarm beispielsweise

Die Bifidobakterien in Kürze
➤ 100 Millionen bis 100 Milliarden pro Gramm menschlichen Stuhls
➤ 10 % der Darmflora
➤ Viertwichtigste unter allen Bakterienarten
➤ Optimale Anzahl bei der Geburt, nimmt mit dem Alter ab: machen 95 % der Bakterien eines gestillten Säuglings aus

Tabelle 10

enthält im Durchschnitt 1000 Milliarden Bakterien pro Milliliter (10^{12}/ml), das macht ihn zum dichtest besiedelten Mikroben-Habitat der ganzen Welt! Diese bakterielle Besiedlung ist so umfassend, dass man schätzt, dass ein Erwachsener zu 90 Prozent aus Bakterienzellen besteht, dass er demnach zehnmal mehr Bakterienzellen als menschliche Zellen besitzt und dass diese 100 000 Milliarden Bakterien, die in ihm leben, etwa zwei Kilo seines Körpergewichts ausmachen … Bakterien sind also ein integraler Bestandteil unseres Lebens, und es ist von zentraler Bedeutung, dass wir mehr über ihre Geheimnisse erfahren.

Wichtige Funktionen der Darmbakterien

Die Bakterien im Verdauungstrakt stehen in enger Verbindung zu den Zellen der Darmwand sowie zum Immunsystem und bilden mit ihnen eine »Dreiecksbeziehung«, die für das reibungslose Funktionieren des Darms und die Gesundheit im Allgemeinen unverzichtbar ist (Abbildung 22). »Gute« Bakterien spielen eine zentrale Rolle bei der Entwicklung unseres Immunsystems, das der Abwehr äußerer Aggressoren dient und uns erlaubt, trotz der Fülle pathogener Faktoren, die uns umgeben und in uns eindringen, zu überleben.

Bringt man Mäuse beispielsweise sofort nach der Geburt in eine sterile Umgebung ohne Mikroben, ist ihr Immunsystem später schwer beeinträchtigt. Es kann sich jedoch innerhalb weniger Wochen erholen, wenn sie mit einer anderen Maus, die eine normale Darmflora besitzt, zusammenleben; das ist in etwa mit dem vergleichbar, was nach der Geburt mit uns geschieht. Da die Darmschleimhaut der Körperteil ist, der am stärksten Aggressionen von außen ausgesetzt ist, befinden sich annähernd 75 Prozent der Immunzellen des Organismus im Verdauungstrakt. Die Darmbakterien sind also ideal platziert, um die Funktion des Immunsystems zu beeinflussen. Sie können entweder die Immunreaktion stimulieren, sodass die Abwehr pathogener Bakterien oder Viren verstärkt wird, oder aber diese selektiv unterdrücken, damit bestimmte Substanzen aus der Außenwelt, die keine Gefahr darstellen, toleriert werden: Das reduziert die schädlichen Folgen von Autoimmunkrankheiten. Darmbakterien sind die wahren Dirigenten des Immunsystems, sie spielen eine Hauptrolle in unserer Fähigkeit, effektiv mit der Außenwelt zu interagieren.

Darmbakterien tragen außerdem zum reibungslosen Funktionieren unseres Organismus bei, indem sie viele Substanzen abbauen, die vom Magen nicht verdaut werden können, insbesondere pflanzliche Ballaststoffe (aus Obst, Gemüse, Getreide etc.). Durch die Zerlegung dieser Ballaststoffe werden die darin enthaltenen Zucker freigesetzt und vom Organismus anschließend als Energielieferanten genutzt. Außerdem bewirkt die Stoffwechselaktivität der Darmbakterien die Bil-

(Fortsetzung S. 97)

Bakterien und Darmschleimhaut: eine enge Beziehung

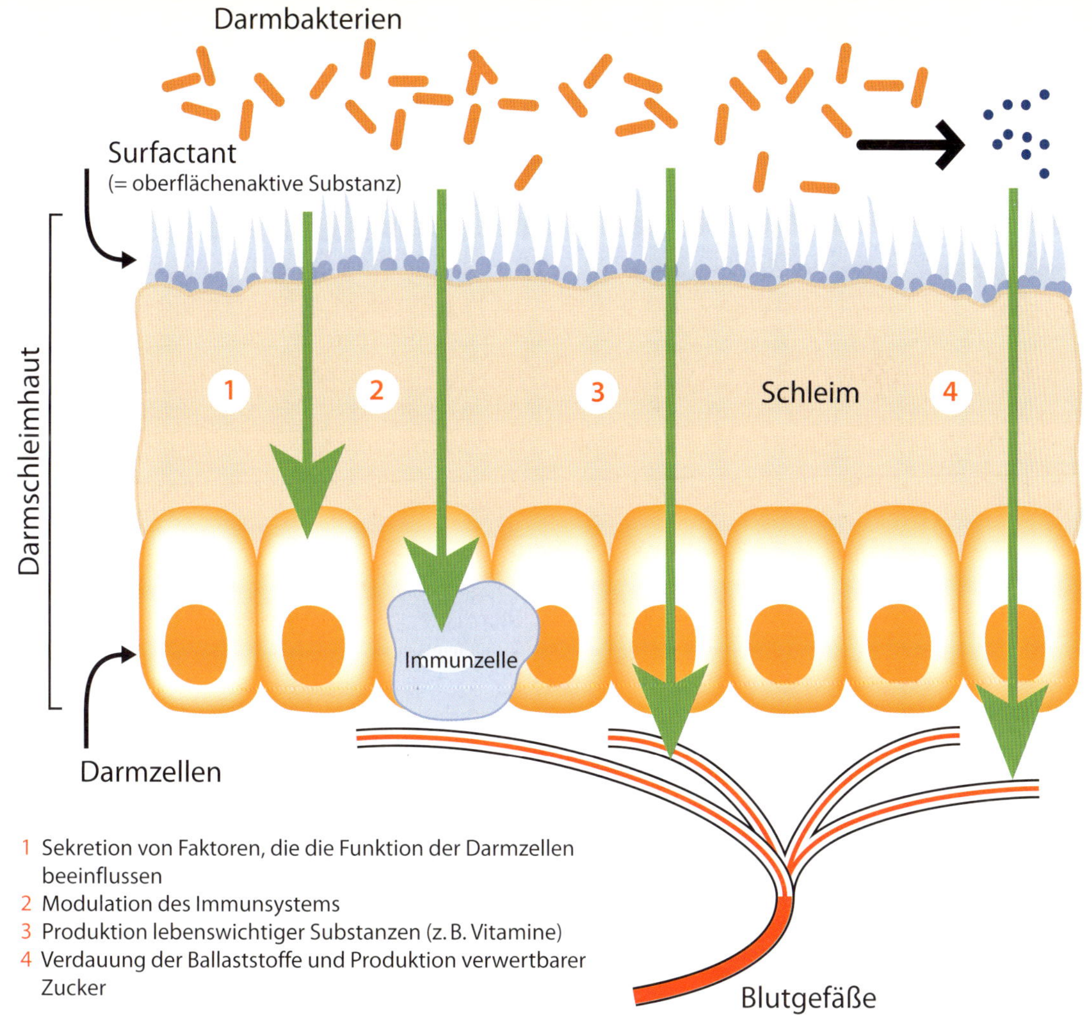

1 Sekretion von Faktoren, die die Funktion der Darmzellen beeinflussen
2 Modulation des Immunsystems
3 Produktion lebenswichtiger Substanzen (z. B. Vitamine)
4 Verdauung der Ballaststoffe und Produktion verwertbarer Zucker

Abbildung 22

Das Geheimnis liegt in der Fermentation

Die Fermentation ist eine Reaktion, die von verschiedenen Mikroorganismen benutzt wird, um unter Ausschluss von Sauerstoff Energie aus Zucker zu gewinnen. Die Milchfermentation, die im Dickdarm geschieht, vollzieht sich analog zu einem seit Urzeiten bekannten Prozess: Schon vor langer Zeit entdeckten die ersten Viehzüchter, dass die gemolkene Milch ihrer Kühe nur von sehr begrenzter Haltbarkeit war, dass sie jedoch »gerann«, wenn man sie in einem geschlossenen Behälter aufbewahrte und ihre Haltbarkeit dadurch erheblich stieg. Ohne ihre wissenschaftliche Begründung zu kennen, hatten sie damit die Vorzüge der Milchfermentation entdeckt, dieses »Leben ohne Luft«, wie Louis Pasteur es so gut und treffend beschrieb: Durch die Umwandlung von Milchzucker in Milchsäure wird das Milieu sauer, was wiederum die Vermehrung von pathogenen oder unerwünschten Mikroorganismen wie Schimmel verhindert. Es ist zwar allgemein anerkannt, dass die Verfahren zur Gewinnung fermentierter Milch aus dem Nahen Osten und dem Balkan stammen, dennoch besitzt praktisch jede kulinarische Tradition auch ihre eigenen Erzeugnisse aus fermentierter Milch: *skyr*, *langfil*, *viili* und *ymer* findet man in den skandinavischen Ländern, *maas*, *zabady*, *irgo* und *nono* in Afrika; Buttermilch und Joghurt sind in Westeuropa beliebt, während *biokys*, *tarho*, *kefir* und *koumis* in Osteuropa und Vorderasien verzehrt werden. Alle diese Produkte zeugen davon, wie wichtig die Milchfermentation für die Menschheit war und ist.

Abgesehen von ihrer längeren Haltbarkeit als Rohmilch weisen Produkte aus fermentierter Milch im Vergleich zur Rohmilch weitere Vorzüge auf: 1. bessere Verdaulichkeit durch die Umwandlung von Milchzucker (Lactose) in Milchsäure; 2. einen höheren Gehalt an mehreren essenziellen Nährstoffen, Proteinen, Aminosäuren, Fettsäuren oder von Bakterien gebildeten Vitaminen (Tabelle 11); und 3. eine größere Nahrungsvielfalt dank der verschiedenen Aromen, Geschmacksnuancen und Konsistenzen, die während der Fermentierungsprozesse entstehen.

Dabei ist die Milchfermentation nicht auf Milchprodukte beschränkt: Sie spielt auch bei der Herstellung bestimmter pflanzlicher Erzeugnisse wie Sauerkraut und bei manchen Sauerteigbroten eine Rolle.

Folsäuregehalt nicht fermentierter Milch und anderer Milchprodukte

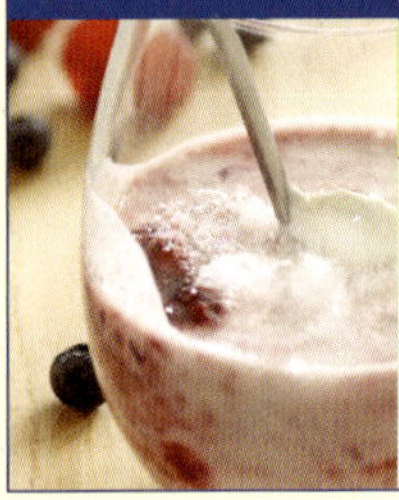

Produkt	Folsäure (µg/100 g)
Milch	0,42
Cheddarkäse	4,2
Joghurt	3,9
Hüttenkäse	3,5

Tabelle 11

dung verschiedener Moleküle, insbesondere Vitamine (K1, B, Folsäure), sowie bestimmter Fettsäuren. Schließlich hat diese Stoffwechselaktivität, wie wir in Kapitel 7 gesehen haben, wesentlichen Anteil an der Produktion bestimmter krebshemmender Wirkstoffe aus manchen Nahrungsmitteln, insbesondere aus Ölpflanzen und Getreide.

Die bakterielle Darmflora ist ein integraler Bestandteil unseres Körpers, eine für unsere Gesundheit unverzichtbare Umgebung, mit der wir harmonisch zusammenleben müssen. In diesem Sinne begünstigt jede Störung, die die Zusammensetzung und die Aktivität der mikrobiellen Flora negativ beeinflusst, ob sie nun durch äußere, physiologische, Ernährungs- oder pharmakologische Faktoren hervorgerufen wird, die Entstehung verschiedenster Krankheiten. Diese können von unbedeutenden (aber dennoch unangenehmen!) Beschwerden wie Durchfall (Enteritis) bis zu schweren gastrointestinalen Krankheiten wie infektiöser Diarrhoe, bestimmten entzündlichen Krankheiten (Colitis ulcerosa, Morbus Crohn) und sogar Krebs reichen.

Unsere Freunde, die Milchsäurebakterien

Um ihre Aufgaben ordnungsgemäß zu erfüllen, muss sich die Darmflora in erster Linie aus »guten« Bakterien zusammensetzen, die ein Maximum des verfügbaren Raums besetzen und dadurch die potenziellen Schädigungen verhindern, die pathogene Bakterienstämme verursachen könnten. Unter diesen »freundlichen« Bakterien gelten die Bifidobakterien sowie die verschiedenen Arten von Laktobazillen als diejenigen, die die Zusammensetzung und Funktion der Darmflora am günstigsten beeinflussen können. Denn diese Bakterien haben die Fähigkeit, unter Ausschluss von Sauerstoff (wie im Fall des Dickdarms) faserreiche Substanzen in Milchsäure umzuwandeln – ein Prozess, der als Milchfermentation bekannt ist (siehe Kasten).

Die Produktion von Milchsäure führt zu einer Säuerung des Darmmilieus und hemmt die Vermehrung vieler pathogener Keime, die zum Wachsen ein stärker basisches Milieu vorziehen. Anders gesagt: Die Anwesenheit von Milchbakterien im Dickdarm hat eine äußerst positive Wirkung auf eine ausgeglichene Darmflora und auf diesem Weg auch auf das Immunsystem und die Gesundheit im Allgemeinen.

Probiotika

Der russische Biologe Ilja (Elias) Metschnikow (1845 – 1916), der für seine Arbeiten über die Immunabwehr den Nobelpreis in Physiologie und Medizin erhielt, ist der Hauptverantwortliche für das große Interesse, das heutzutage den Milchbakterien entgegengebracht wird. Metschnikow beobachtete, dass die bulgarischen Bergbewohner außergewöhnlich alt wurden, und stellte die Hypothese auf, dass dieses hohe Alter mit ihrem hohen Verzehr von *yahourth* zusammenhing, einer geronnenen Milch, die große Mengen von Milchbakterien enthielt. Er vermutete, dass das saure Milieu, welches diese »guten« Bakterien schufen, die Toxine-produzierenden Bakterien im Darm bekämpfte und dadurch dem Prozess der Selbstvergiftung entgegenwirkte und frühe Alterungsprozesse verlangsamt würden. Diese Beobachtungen beeinflussten zusammen mit der Entdeckung der Bifidobakterien durch Henri Tissier

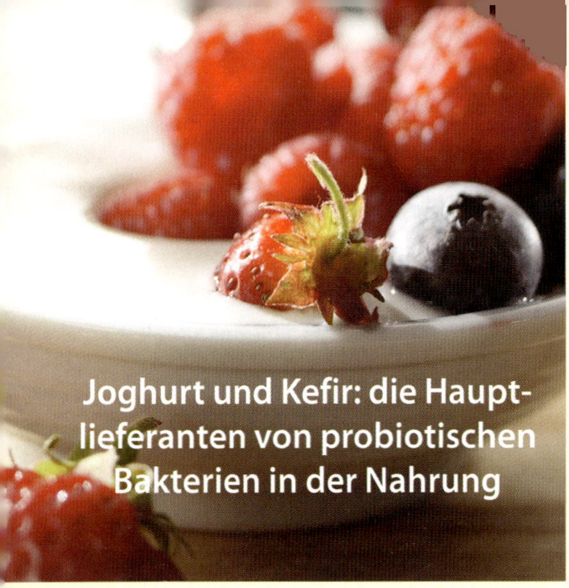

Joghurt und Kefir: die Hauptlieferanten von probiotischen Bakterien in der Nahrung

Joghurt

Diese »göttliche Essenz«, wie Plinius der Ältere (20–79 n. Chr.) schrieb, stammt wahrscheinlich aus Bulgarien und wird auch heute noch durch die kombinierte Verwendung von *Lactobacillus bulgaricus* und *Streptococcus thermophilus* hergestellt. Diese Bakterien arbeiten zusammen, um Lactose (Milchzucker) schnell in Milchsäure zu verwandeln; das bewirkt einen leicht säuerlichen Geschmack und eine Modifikation der Struktur der Milchproteine, die zu ihrer Gerinnung führt. Joghurt wurde lange Zeit vor allem in Osteuropa und in Kleinasien verzehrt, doch seit er in den 1950er-Jahren in den Supermärkten auftauchte und neue Sorten mit Fruchtzusatz eingeführt wurden, erfreut er sich ständig wachsender Beliebtheit. In Kanada beispielsweise stieg der Jahresverbrauch zwischen 1968 und 2004 von 0,1 Kilo auf 6 Kilo pro Einwohner, liegt damit allerdings noch immer weit unter den 20 Kilo, die die Bewohner mancher europäischer Länder konsumieren. Damit Joghurt eine positive Wirkung auf den Darm hat, muss er mit Milchbakterien, in der Regel Bifidobakterien und Laktobazillen, angereichert sein.

Kefir

Kefir – das Wort stammt vom türkischen *keif* = »Wohlbefinden« ab – wird vor allem in Russland und in den osteuropäischen Ländern in großen Mengen verzehrt und macht dort bis zu 15 Prozent aller verkauften Milchprodukte aus. Es handelt sich dabei um eine spezielle Form fermentierter Milch, die durch die kombinierte Wirkung hunderter von Bakterien und Hefen gewonnen wird, die der Kuhmilch in Form von gelatinösen »Körnern« oder Knollen zugesetzt werden, die Blumenkohlköpfen ähneln. Die Bakterien produzieren die Milchsäure, die dem Kefir einen säuerlichen Geschmack ähnlich dem von Joghurt verleiht, während die Hefen einen Teil der Lactose in Kohlensäure und Alkohol verwandeln. Daraus entsteht ein dickliches, leicht prickelndes Getränk mit schwachem Alkoholgehalt (0,5 %), das Liebhabern starker Geschmacksempfindungen eine unvergessliche Erfahrung bescheren kann! Dieser »Champagner unter den Joghurts« enthält mehr Bakterien als Joghurt, insbesondere mehrere Arten von Laktobazillen, sowie ein komplexes Polysaccharid namens Kefiran, das offenbar erhebliche positive Wirkungen auf das Immunsystem hat. Im Übrigen gilt Kefir seit langer Zeit in Russland als Garant für Gesundheit im Allgemeinen und als Mittel gegen verschiedene Krankheiten – vom Magengeschwür bis zur Lungenentzündung. Ein mit dem Kefir verwandtes Milchprodukt namens Kumys wird aus Stuten-, Kamel- oder manchmal auch Eselsmilch gewonnen; es ist vor allem in Zentralasien und besonders in Sibirien beliebt, wo es Teil der althergebrachten Ernährungsgewohnheiten ist.

Gesundheitsfördernde und therapeutische Wirkungen der probiotischen Bakterien beim Menschen
Gesundheitsfördernde Wirkungen
➤ Erhaltung einer gesunden Darmflora
➤ Stärkung des Immunsystems
➤ Reduzierung der Lactoseintoleranz
➤ Senkung des Cholesterinspiegels
➤ Krebshemmende Aktivität
➤ Besserer Nährwert bestimmter Nahrungsmittel
Therapeutische Wirkungen
➤ Schutz vor urogenitalen Infektionen
➤ Reduzierung von Verstopfung
➤ Schutz vor Durchfall
➤ Prävention kindlicher Diarrhoe
➤ Reduktion des durch Antibiotika verursachten Durchfalls
➤ Prävention der Hypercholesterolämie
➤ Schutz vor Dickdarm- und Blasenkrebs
➤ Prävention der Osteoporose

Tabelle 12

etwa zur gleichen Zeit die Entwicklung einer ganz neuen Gruppe von Nahrungsmitteln, welche mit diesen gesunden Bakterien angereichert waren und die man heute als Probiotika bezeichnet.

Probiotika (gr. = »für das Leben«) sind definiert als lebende Mikroorganismen, die der Gesundheit des »Wirts« förderlich sind, sofern sie in ausreichender Menge verabreicht werden. Heute allerdings muss ein Produkt, will es das Attribut »probiotisch« verdienen, Bakterien enthalten, die die Magenpassage überwinden und den Dickdarm erreichen können, um die Zusammensetzung und Aktivität der dort befindlichen Bakterienflora zu beeinflussen. Geht man von dieser Definition aus, dann kann Joghurt nicht als echtes probiotisches Lebensmittel gelten, denn es kann zwar bis zu 500 Millionen Bakterien enthalten, doch die bei seiner Herstellung eingesetzten Bakterienstämme überleben den Kontakt mit Magensäure und Galle nicht und erreichen so gar nicht erst den Dickdarm. Es ist allerdings möglich, Joghurt probiotische Qualitäten zu verleihen, indem man ihm Bakterienstämme zusetzt, die die Passage durch den Verdauungstrakt überstehen. Da etwa 30 Prozent bestimmter Stämme von Bifidobakterien und 5 Prozent Laktobazillen nach der Aufnahme den Dickdarm erreichen, sind diese Bakterien im Laufe der Zeit zu den gängigen Kulturen geworden, die bei der Herstellung fermentierter Milchprodukte verwendet werden (siehe Kasten).

Die krebshemmende Wirkung der Probiotika

Den Probiotika wurde bereits eine Vielzahl gesundheitsfördernder Wirkungen und Heilerfolge zugeschrieben (Tabelle 12). Am besten dokumentiert ist der positive Einfluss dieser Bakterien auf die Prävention und Behandlung verschiedener Durchfallerkrankungen, insbesondere der Fälle, die durch Rotaviren verursacht werden. Diese Eigenschaft könnte sich als extrem wichtig erweisen, wenn man bedenkt, dass alle 15 Sekunden ein Kind auf der Welt an den Folgen dieses Typs von Diarrhoe stirbt.

Gibt es nun einen Zusammenhang zwischen Probiotika und Krebs? Zwar wurde bislang keine epidemiologische Langzeituntersuchung durchgeführt, die der Frage nachgeht, welchen Einfluss der regelmäßige Konsum von Lebensmitteln mit einem hohen Gehalt an Probiotika auf das Risiko einer Krebserkrankung hat, doch die vorläufigen Ergebnisse sind ermutigend. So verminderte beispielsweise der tägliche Verzehr von 300 Gramm Joghurt mit Probiotika durch gesunde Freiwillige deutlich die Fähigkeit krebserregender Substanzen im Stuhl, die DNA der Zellen zu schädigen – eine Schlüsselphase bei der Entwicklung von Krebs. Die Verabreichung von Laktobazillen und Bifidobakterien über einen Zeitraum von drei Monaten an Patienten mit Dickdarm-Adenomen (Polypen) bewirkte eine Säuerung des Stuhls sowie eine markante Drosselung der exzessiven Proliferation, die für die Zellen dieser Tumoren typisch ist. Es scheint also, als hätten die Probiotika einen außerordentlich positiven Einfluss auf bestimmte Prozesse, die bei der Entwicklung von Dickdarmkrebs eine Rolle spielen.

Diese Beobachtungen stimmen in vielerlei Hinsicht mit Untersuchungen an Versuchstieren überein, die darauf hindeuten, dass die bevorzugte Besiedlung des Dickdarms durch Probiotika das Risiko einer Krebserkrankung dieses Organs reduzieren kann. Verabreicht man diesen Labortieren Probiotika, dann verhindert das das Auftreten präkanzeröser Zellen sowie auch die Entwicklung von Kolorektalkarzinomen, die durch zwei hochpotente kanzerogene Substanzen – Azoxymethan oder Dimethylhydrazin – induziert wurden. Diese Schutzwirkung der Probiotika bedarf noch genauerer Untersuchungen, es scheint jedoch, als würde die erhöhte Konzentration von Milchbakterien im Dickdarm verhindern, dass die DNA durch diese krebserregenden Substanzen geschädigt wird; das senkt das Risiko möglicher Mutationen, die die Progression des Tumors beschleunigen. Die Verringerung des karzinogenen Potenzials hängt möglicherweise zum großen Teil mit der Reduzierung der Anzahl und der Aktivität schädlicher Bakterien zusammen, die krebsauslösende Substanzen produzieren. Tatsächlich wandeln manche Bakterien (Bacteroides, Clostridium, Enterobakterien) von der Galle ausgeschiedene Verbindungen in krebserregende Substanzen um; dieser Mechanismus könnte für den Einfluss dieser schädlichen Bakterien auf die Häufigkeit und das Wachstum von Dickdarmtumoren bei Versuchstieren verantwortlich sein.

Diese Transformationen sind besonders vor dem Hintergrund unserer »westlichen« Ernährungsweise interessant, die sehr reich an Fleisch und Fett ist. Denn eine solche Ernährungsweise begünstigt die Vermehrung dieser schädlichen Bakterien und erhöht damit gleichzeitig die Produktion von Verbindungen, die Mutationen auslösen können. Interessanterweise haben bestimmte Untersuchungen über die bakterielle Zusammensetzung des menschlichen Stuhls gezeigt, dass mit der Präsenz von Bakterien wie *Bacteroides vulgatus* und *Bacteroides stercoris* ein erhöhtes Dickdarmkrebsrisiko einhergeht, während die Präsenz bestimmter anderer Arten, darunter *Lactobacillus acidophilus*, mit einem geringeren Risiko verbunden ist.

Ein weiteres Merkmal der Probiotika, das mit Sicherheit zu ihrer krebshemmenden Wirkung beiträgt, ist ihre Fähigkeit, die Aktivität des Immunsystems zu modulieren. Probiotika stimulieren die Aktivität derjenigen Immunzellen, die Fremdkörper zerstören, und dämmen offenbar entzündliche Prozesse ein, die für die Progression der Tumoren unerlässlich sind. In welchem Ausmaß probiotische Bakterien das Immunsystem regulieren können, bedarf noch genauerer Erforschung, doch scheint ihr Einfluss nicht unerheblich zu sein. Bei Mäusen, denen menschliche Tumoren eingepflanzt wurden, führte der Zusatz von Kefir im Futter zu einem Wachstumsrückgang dieser Tumoren um 70 Prozent – ein Phänomen, das mit einer Stimulation des Immunsystems im Darm dieser Tiere einherging.

Insgesamt deuten viele Befunde darauf hin, dass Probiotika aktiv zur Aufrechterhaltung der Gesundheit beitragen – zum einen, indem sie einen positiven Regulierungseinfluss auf die Aktivität des Immunsystems ausüben, und zum anderen, indem sie die Zusammensetzung der Darmflora verändern. Sie behindern zugleich die Vermehrung von Bakterien, die krebserregende Substanzen in der Nahrung aktivieren und das Risiko von DNA-Schädigungen des genetischen Materials der Darmzellen erhöhen. Man muss allerdings einschränkend feststellen, dass alle bisher durchgeführten Studien dafür sprechen, dass die Verweildauer dieser Bakterien im Dickdarm relativ kurz ist und dass eine regelmäßige Zufuhr erforderlich ist, damit die Bakterienpopulation ständig erneuert wird und ihre Wirkung voll entfalten kann.

In dieser Hinsicht ist die Beobachtung interessant, dass die gleichzeitige Verabreichung von unverdaulichen Kohlenhydraten die Festsetzung und Vermehrung der probiotischen Bakterien im Dickdarm fördern kann. Diese unverdaulichen Kohlenhydrate – sogenannte präbiotische Verbindungen – sind Fructose-Polymere, die in der Natur in einer Vielzahl von Nahrungsmitteln wie Zwiebeln, Knoblauch, Tomaten, Spargel, Bananen und Weizen vorkommen. Die Kombination aus Probiotika und Präbiotika hat sich als besonders günstig erwiesen, um die Ausscheidung von Krebszellen bei Tieren zu bewirken, besonders in Kombination mit Bifidobakterien.

Zusammenfassung

- Darmbakterien spielen eine zentrale Rolle für das Gleichgewicht unserer Körperfunktionen, sowohl durch ihre Stoffwechselaktivität als auch durch ihren Einfluss auf das Immunsystem.

- Milchbakterien wie Laktobazillen und Bifidobakterien erfüllen besonders wichtige Funktionen, indem sie eine exzessive Vermehrung pathogener Bakterien verhindern und zugleich das Immunsystem positiv regulieren.

- Durch den täglichen Verzehr von Nahrungsmitteln, die mit Probiotika angereichert sind, können wir auf einfache und wirksame Weise dafür sorgen, dass ein Übergewicht der Milchbakterien im Dickdarm gewährleistet ist, und damit der Entwicklung von Krebs vorbeugen.

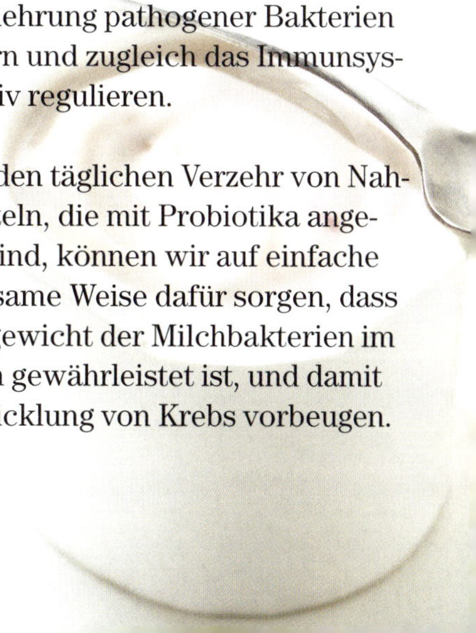

Kapitel 10 Kennen Sie Kohl?

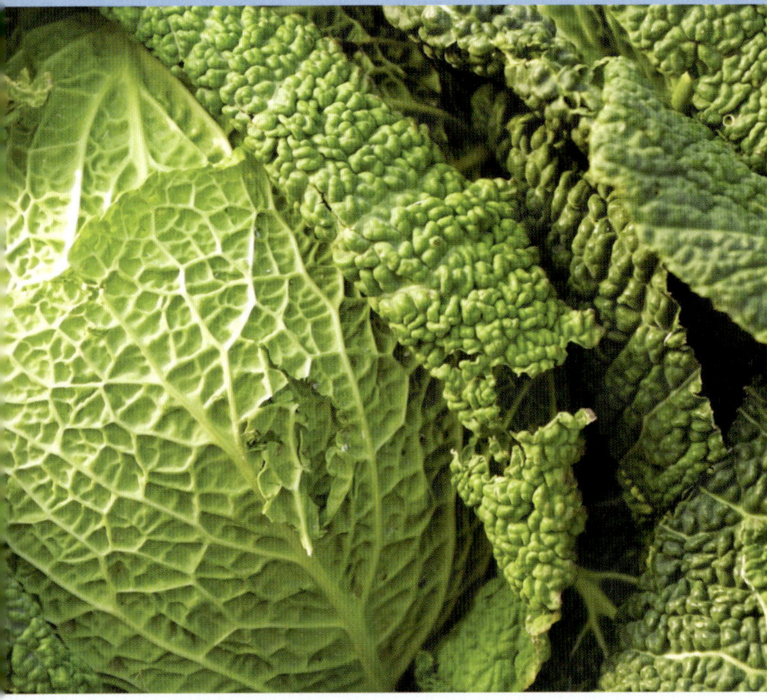

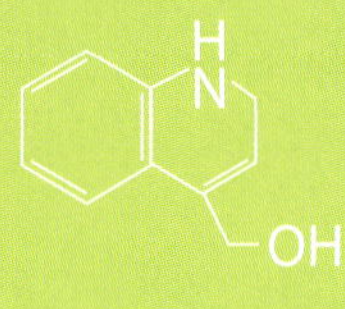

Indol-3-Carbinol

Gemüsearten aus der Kohlfamilie werden als Kreuzblütengewächse oder Kreuzblütler bezeichnet, weil die vier Kronblätter der Blüte kreuzförmig (lat. = *crux*) angeordnet sind. Der Kohl gehört mit Sicherheit zu den ersten überhaupt vom Menschen angebauten Gemüsearten. Er nahm früher in der medizinischen und kulinarischen Tradition eine so bedeutende Rolle ein, dass die ersten Bauern ausgehend vom schlichten wilden Kohl eine Vielzahl von Arten züchteten, die wir heute noch verzehren. Tatsächlich stammen Brokkoli, Blumenkohl, Grünkohl, Wirsing oder Rosenkohl allesamt von einem gemeinsamen Vorfahren ab und verdanken ihr spezielles Aussehen und ihren unterschiedlichen Geschmack nur den zahlreichen Selektionen der römischen und griechischen Bauern.

Was die Kohlarten so außerordentlich wichtig für die Krebsprävention macht, ist ihr hoher Gehalt an Glucosinolaten – hochwirksamen krebshemmenden Pflanzenstoffen –, die ausschließlich in den Kreuzblütengewächsen zu finden sind. Zahlreiche Untersuchungen der letzten Jahre haben gezeigt, dass der regelmäßige Verzehr dieser Gemüsearten das Erkrankungsrisiko für eine ganze Reihe von Krebsarten bedeutend reduziert, insbesondere das Risiko für Lungen-, Blasen- und Brustkrebs sowie für Karzinome des Verdauungstraktes. Die positive Wirkung der Kreuzblütengewächse beruht vor allem auf ihrer Fähigkeit, das kanzerogene Potenzial einer Vielzahl besonders gefährlicher Substanzen zu blockieren, die das genetische Material der Zelle – die DNA – verändern können und dadurch Schädigungen hervorrufen, die zur Entstehung von Tumoren führen. Die im Gemüse der Kreuzblütlerfamilie enthaltenen Glucosinolate verhindern dies, indem sie unsere Abwehrmechanismen mobilisieren. Das führt zu einer raschen Ausscheidung dieser Substanzen, und durch die verkürzte Verweildauer wird ihr krebserregendes Potenzial vermindert.

Dieser Effekt ist äußerst bedeutsam, denn viele Krebsarten werden direkt durch mangelhafte Funktionen dieser wichtigen Entgiftungssysteme verursacht. Der regelmäßige Verzehr von Gemüse aus der Kreuzblütlerfamilie steigert also die Leistungsfähigkeit dieser Systeme. Eine neue Untersuchung zeigt beispielsweise, dass bestimmte Personen ein erhöhtes Lungenkrebsrisiko haben, weil ihr Abwehrsystem gegen krebsauslösende Substanzen geschwächt ist. Der erhöhte Verzehr von Kreuzblütlergemüse jedoch kehrt diese Prädisposition um und verringert ihr Risiko, an dieser Krebsart zu erkranken. Gemüse der Kreuzblütlerfamilie muss folglich als weitere Speerspitze im Kampf gegen Krebs gelten, denn es verhindert, dass krebserregende Substanzen Zellschädigungen verursachen, die mit der Zeit zur Entstehung und zum Wachstum von Tumoren führen würden.

Es ist daher wesentlich, dass wir neben anderen krebshemmenden Nahrungsmitteln auch regelmäßig Gemüse der Kreuzblütlerfamilie zu uns nehmen, um einen maximalen Schutz vor Krebs zu haben. Glücklicherweise können wir dank der großen Vielfalt heute verfügbarer Kohlarten ihre gesundheitsfördernden Vorzüge voll ausschöpfen, ohne deshalb zu einem monotonen Speiseplan gezwungen zu sein. Wenn wir mindestens drei Portionen Gemüse der Kreuzblütengewächse pro Woche zu uns nehmen – ganz gleich ob in der Suppe, in der Pfanne oder in Dampf gegart –, senken wir durch diese Veränderung unserer Essgewohnheiten immens das Risiko, an Krebs zu erkranken.

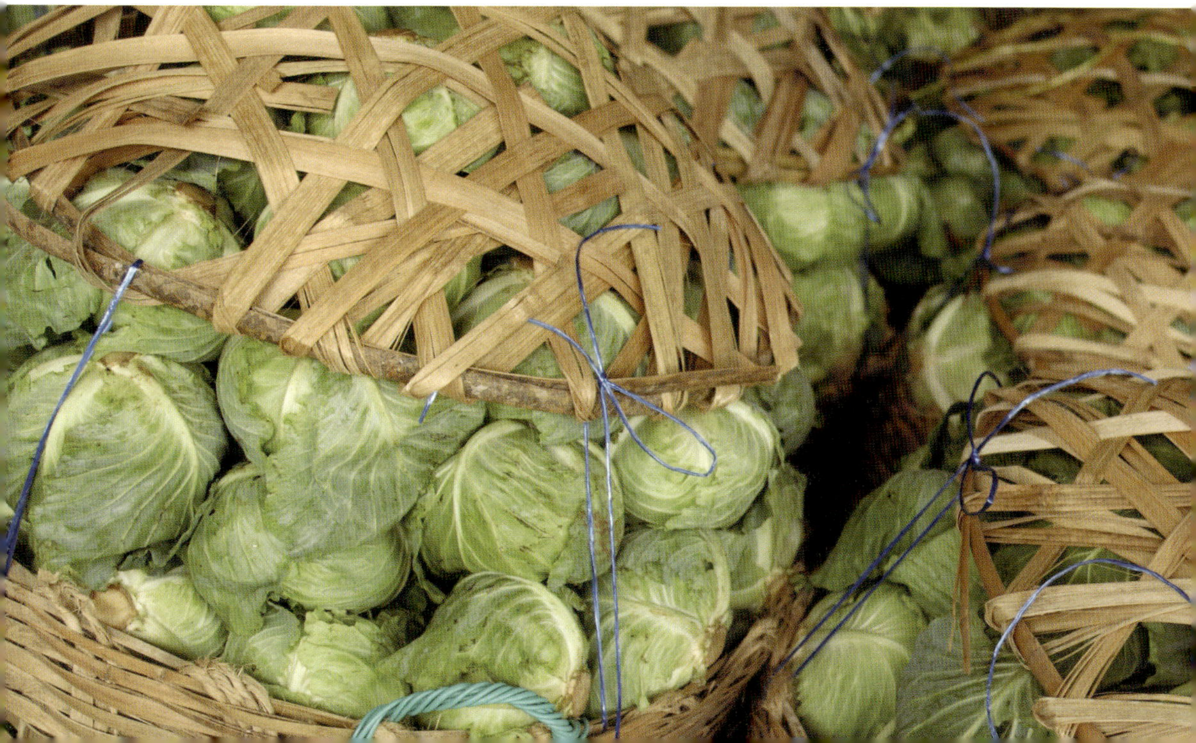

Kapitel 11 Die Knoblauchfamilie hält den Krebs in Schach

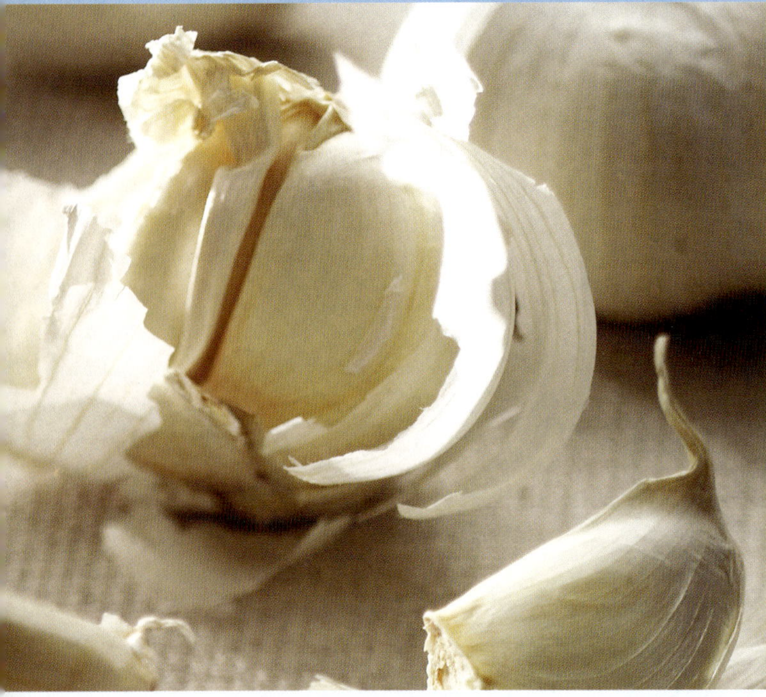

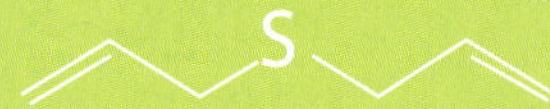

Diallylsulfid

Eine Knoblauchzehe zerdrücken oder eine Zwiebel hacken sind auf den ersten Blick banale Handlungen, die man mechanisch und ohne groß nachzudenken ausführt. Und dennoch sind diese schlichten Gesten von kapitaler Bedeutung für die Krebsprävention! Tatsächlich bewirkt das Zerdrücken einer Knoblauchzehe gravierende Veränderungen in der chemischen Zusammensetzung dieses Gemüses: Alliin, ein in Knoblauch sehr zahlreich vorhandenes Molekül, wird dabei durch die Wirkung eines Enzyms in Allicin verwandelt, das heißt, in ein sehr instabiles Molekül, was wiederum sehr schnell in etwa dreißig andere Verbindungen zerfällt. Diese neu entstandenen Verbindungen haben nicht nur die Eigenheit, für den Geruchssinn äußerst aufdringlich zu sein, sie besitzen zudem, was noch wichtiger ist, ein außergewöhnlich hohes krebshemmendes Potenzial, das dem Knoblauch und seinen Verwandten einen hohen Stellenwert in der Krebsprävention verleiht.

Zahlreiche Studien haben bewiesen, dass Menschen, die regelmäßig Gemüse aus der Knoblauchfamilie verzehren, ein geringeres Risiko haben, an bestimmten Krebsarten zu erkranken, insbesondere an Karzinomen des Verdauungssystems (Speiseröhre, Magen und Dickdarm). Durch die Forschungen der letzten Jahre konnten wenigstens zwei zentrale Mechanismen identifiziert werden, dank derer Gemüse aus der Knoblauchfamilie diese Schutzfunktion ausübt. Dabei beruht der vermutlich bedeutsamere Wirkmechanismus darauf, dass die beim Zerdrücken des Knoblauchs

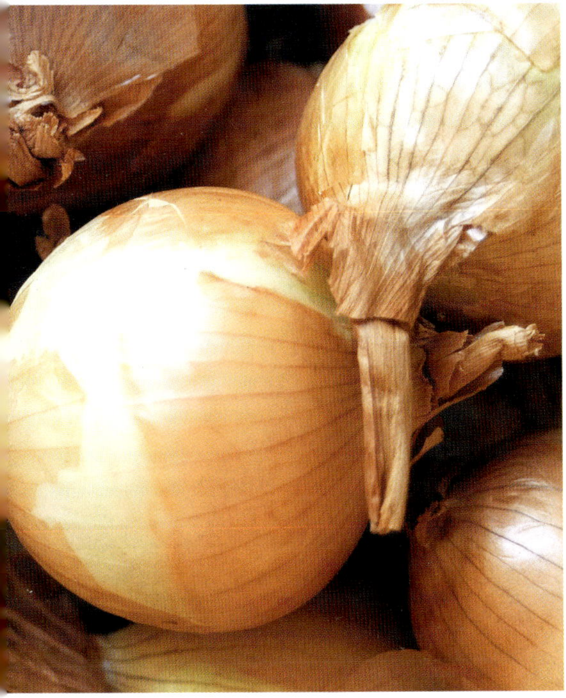

freigesetzten Geruchsmoleküle nach der Aufnahme im Körper die Fähigkeit besitzen, die Ausscheidung krebserregender toxischer Substanzen aus unserem Organismus zu beschleunigen. Dadurch verringert sich das Risiko, dass diese Substanzen unser genetisches Material angreifen und Mutationen auslösen, die zur Entstehung von Krebs führen können. Knoblauch und seine Verwandten können folglich genauso wie die Kreuzblütler als Multitalente bei der Verteidigung unserer Gesundheit gelten; sie wachen darüber, dass sich die durch verschiedene toxische Aggressoren verursachten Schäden, mit denen wir täglich konfrontiert werden, in Grenzen halten.

Die krebshemmenden Verbindungen des Knoblauchs sind indes nicht nur ein Schutzschild nach außen, sie haben außerdem die Fähigkeit, in uns schlummernde Mikrotumoren anzugreifen. Tatsächlich sind bestimmte Verbindungen, die beim Zerdrücken von Gemüse der Knoblauchfamilie entstehen, geeignet, die Vermehrung von Krebszellen zu stoppen und sie in manchen Fällen sogar in den Selbstmord (programmierten Zelltod) zu treiben … Krebszellen haben wirklich allen Grund, Knoblauch zu verabscheuen!

Knoblauch-Tipp

Um den gesundheitlichen Nutzen von Knoblauch voll auszuschöpfen, sollte man die ganzen Zehen mit dem Schaft eines großen Messers zerdrücken und anschließend 10 Minuten ruhen lassen, bevor man sie hackt oder durch die Knoblauchpresse drückt. Dadurch können die Moleküle, die in den verschiedenen Zellkompartimenten der Knoblauchzehe sitzen, miteinander in Kontakt treten und aktiv werden. Wenn Sie in einem Rezept Knoblauch und anderes Gemüse schneiden müssen, dann zerdrücken Sie am besten zuerst den Knoblauch und bereiten das andere Gemüse vor, während er ruht. Es ist nicht nötig, die Zehen vor dem Zerdrücken zu schälen, sie lassen sich leichter schälen danach.

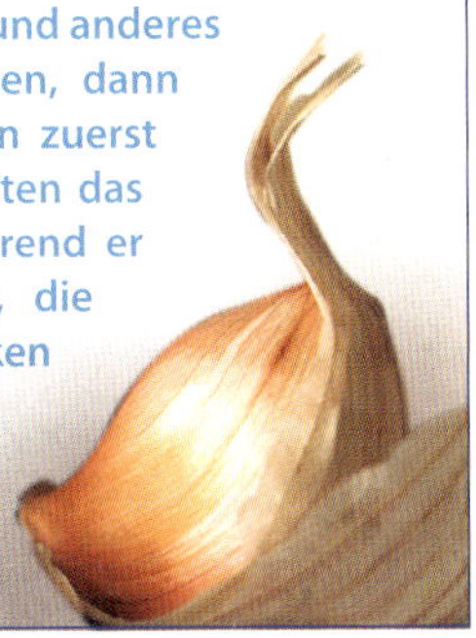

Kapitel 12 Soja: eine unvergleichliche Quel krebshemmender Phytoöstrogen

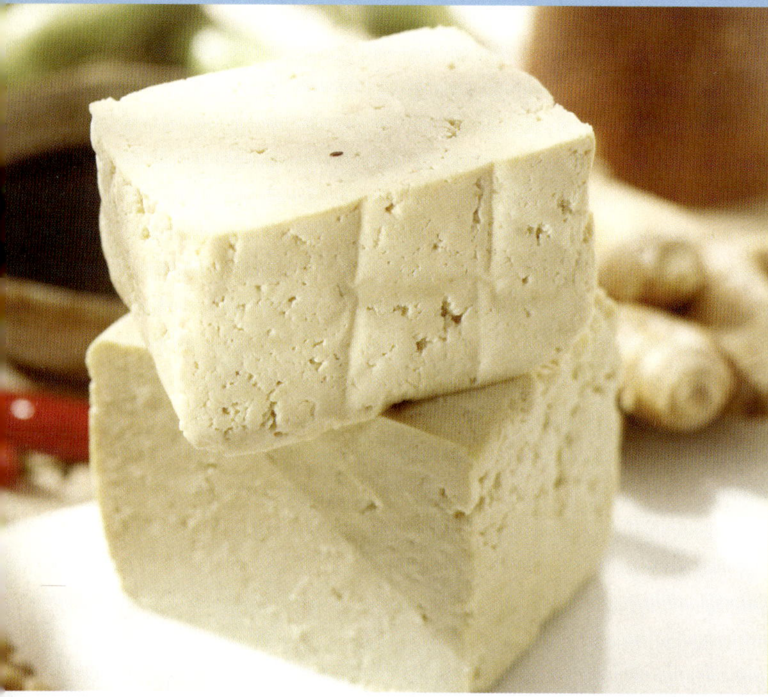

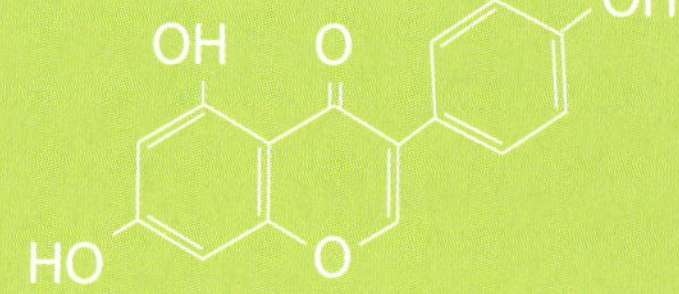

Genistein

Phytoöstrogene sind Verbindungen pflanzlichen Ursprungs, die eine große Ähnlichkeit mit Östrogenen, den weiblichen Sexualhormonen, aufweisen. Diese Östrogene spielen eine zentrale Rolle bei der Entstehung von Brustkrebs: Wenn der Spiegel dieser Hormone zu hoch ist, wird das Wachstum der Brustdrüsen exzessiv stimuliert, und infolgedessen steigt das Krebsrisiko. Da, wie erwähnt, die Phytoöstrogene den Östrogenen sehr ähneln, verhindern sie, dass diese Hormone mit den Brustzellen interagieren und tragen dadurch zu einer Senkung des Krebsrisikos bei.

In der Natur kommen Phytoöstrogene nur in wenigen, speziellen Nahrungsmitteln vor. Isoflavone sind ausschließlich in Soja zu finden, einer Hülsenfrucht, die in Asien in großen Mengen konsumiert wird. Viele Untersuchungen deuten darauf hin, dass der regelmäßige Verzehr von Sojaprodukten wie Sojabohnen *(edamame)*, Tofu, gerösteten Bohnen oder Misosuppe das Risiko für Brustkrebserkrankungen deutlich senkt. Diese präventive Wirkung ist umso ausgeprägter, wenn Soja schon in jungen Jahren konsumiert wird und zwar vor der markanten Erhöhung des Östrogenspiegels, der das Einsetzen der Pubertät begleitet. Dagegen haben Soja-Isoflavone bei Frauen, die bereits an Brustkrebs erkrankt waren, möglicherweise nicht den gleichen positiven Effekt: Diese Frauen sollten ganz im Gegenteil ihren Sojakonsum einschränken.

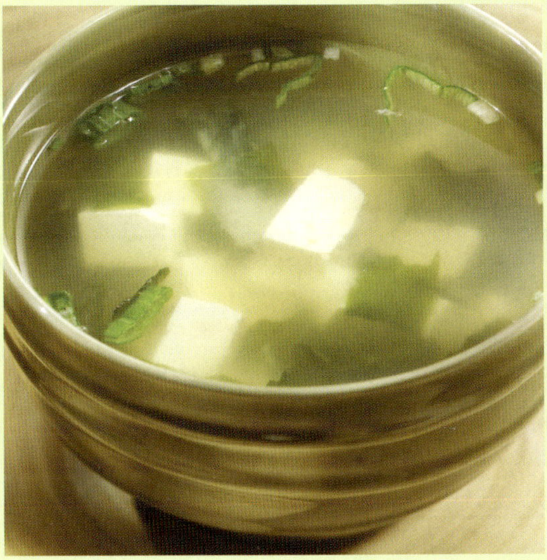

Auch von der Einnahme von Isoflavonen in Form von Nahrungsergänzungsmitteln ist abzuraten, denn bisherige Untersuchungen zeigen, dass diese Produkte das Krebsrisiko erhöhen können statt es zu senken!

Soja-Tipp

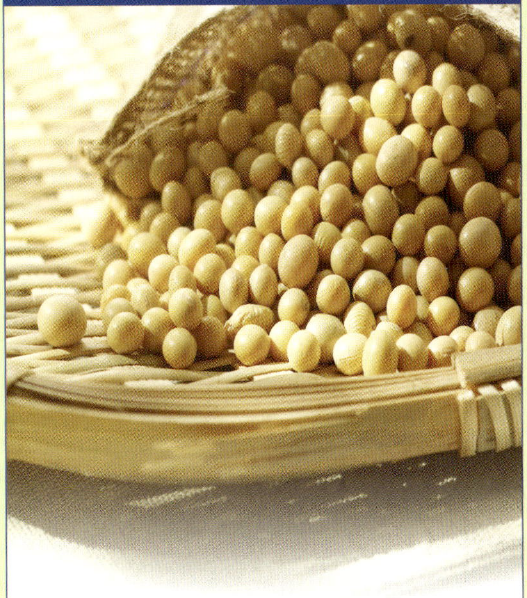

Getrocknete und geröstete Sojabohnen bilden eine einfache Methode, um Soja in unsere Ernährung zu integrieren. Sie sind heute in vielen Bioläden bzw. Reformhäusern im Nussregal erhältlich (falls nicht, bitten Sie Ihren Händler, sie zu besorgen). Man kann sie unbehandelt, gesalzen oder geröstet verzehren. Um die Salzmenge zu reduzieren, genügt es, eine Tüte Soja natur mit einer Tüte gesalzenes Soja zu vermischen. Sojabohnen kann man problemlos überallhin mitnehmen (ins Büro, zum Wandern, zum Golfspielen, auf Reisen ...), und sie sind ein köstlicher und gesunder Snack.

Kapitel 13 Tomaten und Prostatakrebs: in der Sauce liegt das Geheimnis

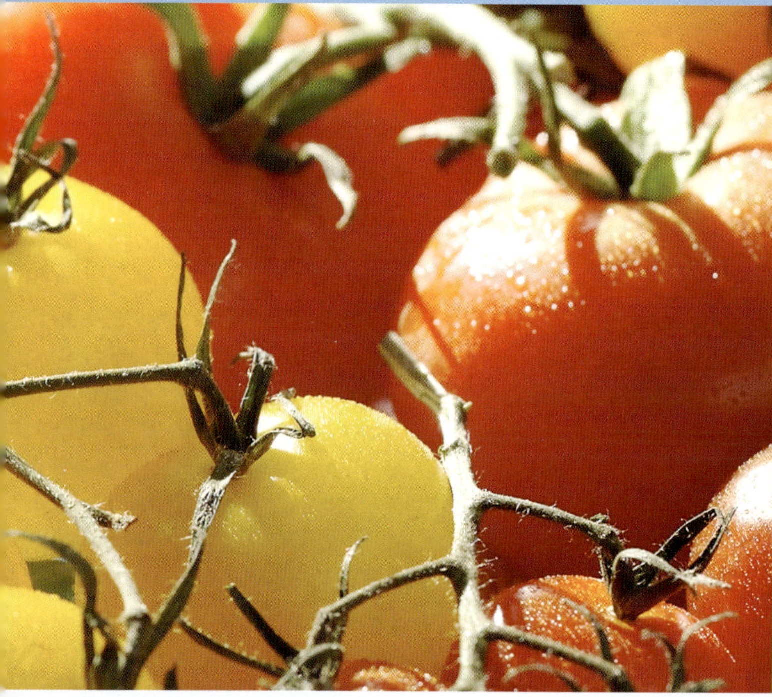

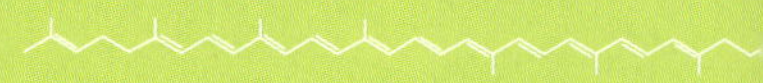

Lycopin

Seit ihrer Entdeckung durch die ersten spanischen Eroberer im 16. Jahrhundert hielt die Tomate Schritt für Schritt Einzug in die europäischen Ernährungsgewohnheiten, und zwar insbesondere im Mittelmeerraum, bis sie schließlich zu einem der beliebtesten Gemüse der Welt wurde. Im Lichte unseres heutigen Wissens über ihre gesundheitsfördernden Eigenschaften kann man darüber nur froh sein!

Viele Untersuchungen haben gezeigt, dass die Häufigkeit von Prostatakrebs in Ländern wie Italien, Spanien und Mexiko, in denen die Bevölkerung viele Gerichte auf der Basis von Tomaten konsumiert, geringer ist als in denen, in denen weniger Tomatengerichte gegessen werden. Man schloss daraus, das Tomaten Substanzen enthalten könnten, die die Entwicklung dieser Krankheit behindern. Offenbar geht diese Schutzwirkung vor allem auf die Präsenz von Lycopin zurück, ein Pigment, das man vor allem in Tomaten findet und das im Übrigen auch für ihre so charakteristische rote Farbe verantwortlich ist. Mehrere Studien haben gezeigt, dass bei Männern mit einem hohen Lycopin-Spiegel im Blut das Erkrankungsrisiko für Prostatakrebs wesentlich – nämlich um etwa 25 bis 30 Prozent – niedriger ist.

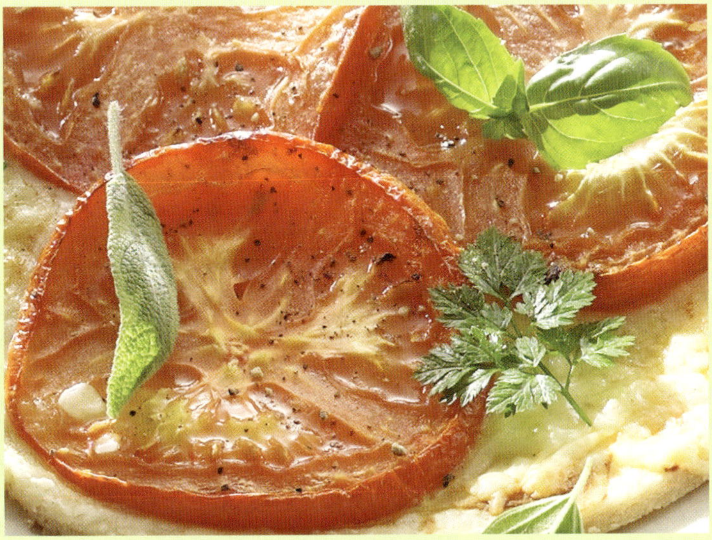

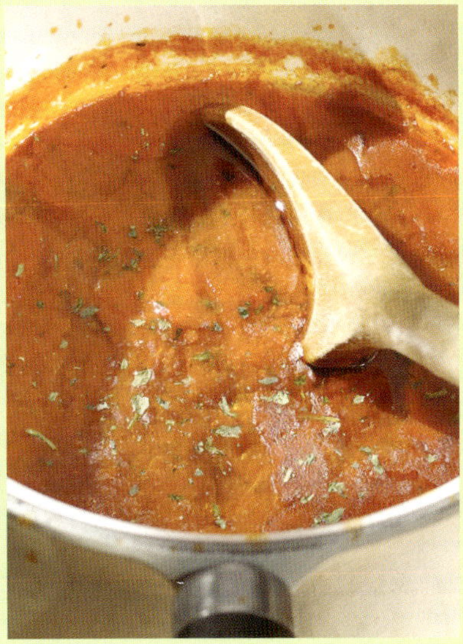

Um einen Lycopin-Spiegel zu erreichen, der die Vermehrung präkanzeröser Prostatazellen behindern kann, ist es wichtig, gekochte Tomaten zu essen – am besten in Verbindung mit Fett wie Olivenöl, zum Beispiel als Sauce. Kocht man Tomaten in einer ölhaltigen Sauce, wird mehr Lycopin freigesetzt, zugleich kann es besser von den Zellen des Organismus aufgenommen werden.

Kapitel 14 Beeren: die Macht der Kleinen

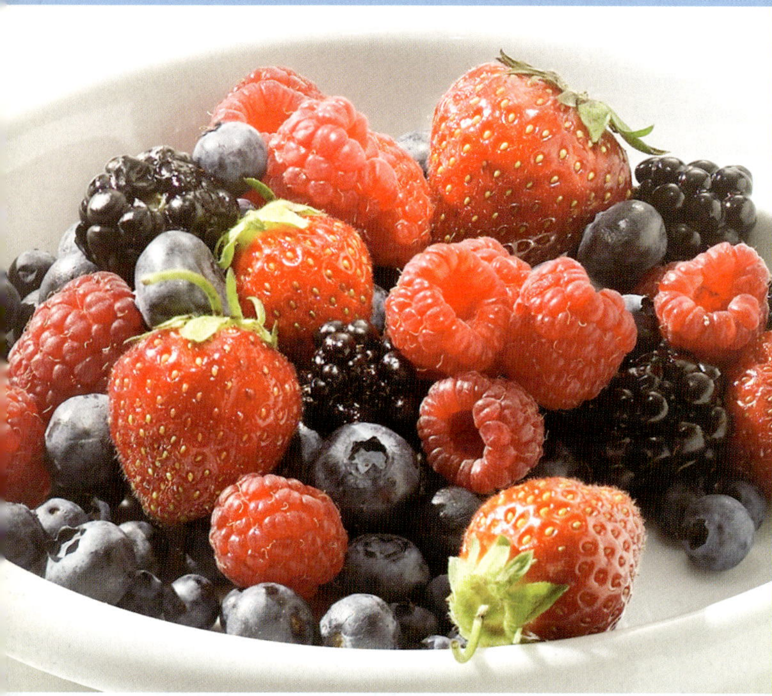

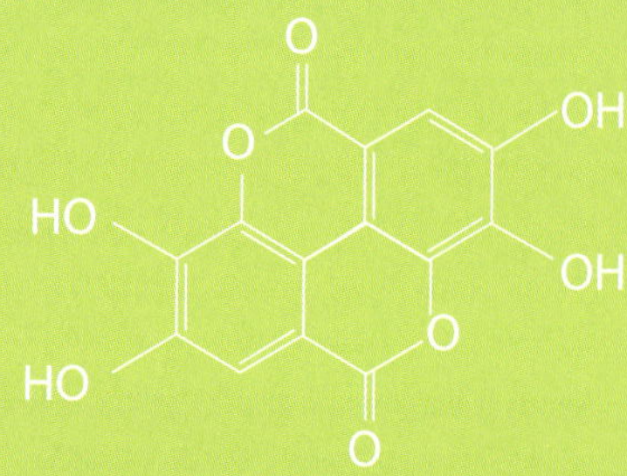

Ellagsäure

Beeren sind zwar vor allem für ihren köstlichen Geschmack berühmt, doch sie besitzen noch einen weiteren Trumpf: Sie sind außerordentlich freigebige Lieferanten hochpotenter, krebshemmender Wirkstoffe und leisten dadurch einen bedeutenden Beitrag zur Senkung des Risikos, an bestimmten Krebsarten zu erkranken.

Die Ellagsäure, die in großen Mengen in Himbeeren und Erdbeeren enthalten ist, sowie die Anthocyanidine, die vor allem in Kulturheidelbeeren oder Blaubeeren vorkommen, können selektiv die Aktivität mindestens zweier Proteine blockieren, die für die Entstehung von Krebs wesentlich sind (PDGF- und VEGF-Rezeptoren).

Diese Moleküle stören die Bildung neuer Blutgefäße in der Umgebung der Tumoren und behindern auf diese Weise ihre Versorgung mit Sauerstoff und Nährstoffen, die für ihr Wachstum unerlässlich sind.

Die Proanthocyanidine wiederum, die vor allem in Cranberries und Heidelbeeren enthalten sind, sind außerordentlich wirksame Antioxidantien; mehrere neuere Studien haben ihr Potenzial bewiesen, in verschiedene Phasen der Krebsentwicklung einzugreifen.

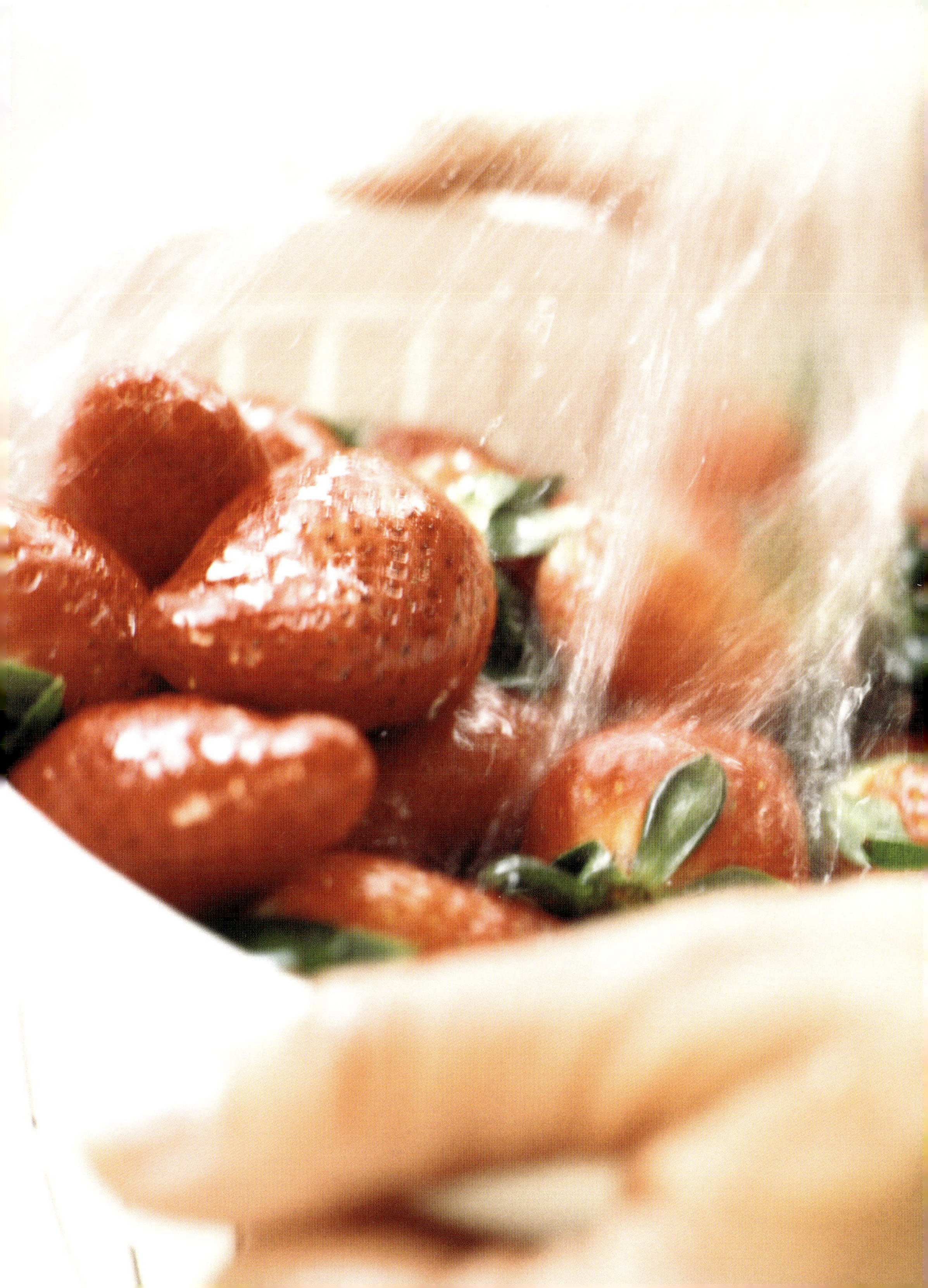

Kapitel 15 Zitrusfrüchte: viel mehr als Vitamin C!

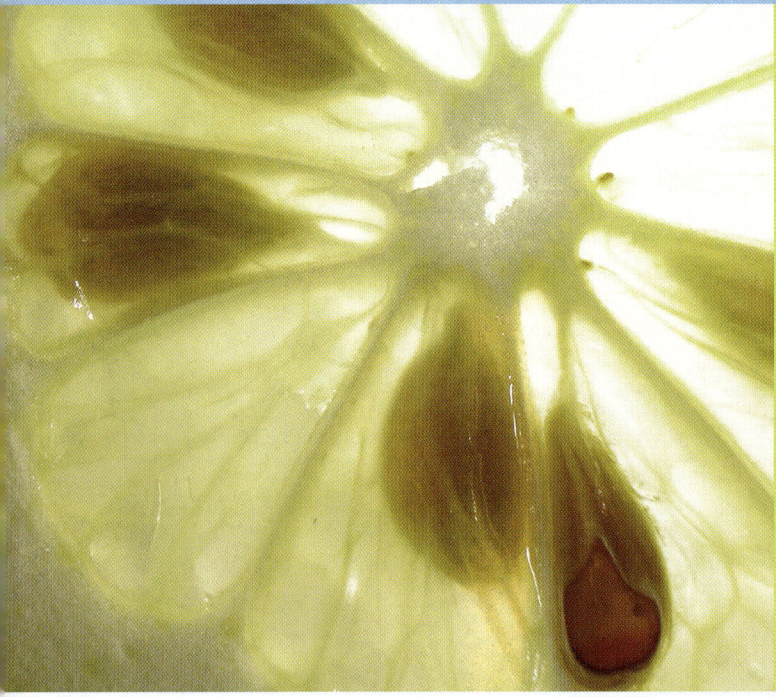

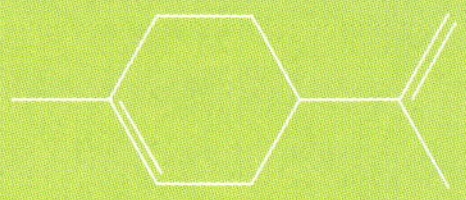

Limonen

Zitrusfrüchte, die in früheren Zeiten als Luxusprodukte galten, werden heute weltweit in großem Maßstab angebaut, und das macht diese köstlichen Früchte das ganze Jahr über problemlos und zu erschwinglichen Preisen erhältlich. Umso besser für uns, denn Zitrusfrüchte sind nicht nur eine ausgezeichnete Quelle von Vitamin C: Sie enthalten außerdem große Mengen von Monoterpenen sowie Flavanonen – zwei Gruppen antikarzinogener Verbindungen, die eine Schlüsselrolle für die positive gesundheitliche Wirkung spielen, die mit dem regelmäßigen Verzehr dieser Früchte einhergeht.

Zitrusfrüchte weisen unter allen bisher untersuchten Früchten mit die stärkste antikarzinogene Wirkung auf. Zahlreiche Untersuchungen haben gezeigt, dass durch den Verzehr dieser Früchte das Erkrankungsrisiko für mehrere Krebsarten, insbesondere des Verdauungstrakts (Speiseröhre, Mund und Magen), um die Hälfte reduziert wird. Dieser Effekt beruht wahrscheinlich zum einen auf der Fähigkeit der antikarzinogenen Substanzen in Zitrusfrüchten (der erwähnten Monoterpene und Flavanone), verschiedene für die Entwicklung der Tumorzellen notwendige Prozesse zu stören, insbesondere die Vermehrung der Krebszellen; zum anderen können sie Entzündungen reduzieren, was die Tumoren eines wesentlichen Wachstumsstimulus beraubt.

Eine weitere zentrale Eigenschaft der Zitrusfrüchte, die ihren regelmäßigen Verzehr so wichtig macht, ist ihre Fähigkeit, den Blutspiegel an-

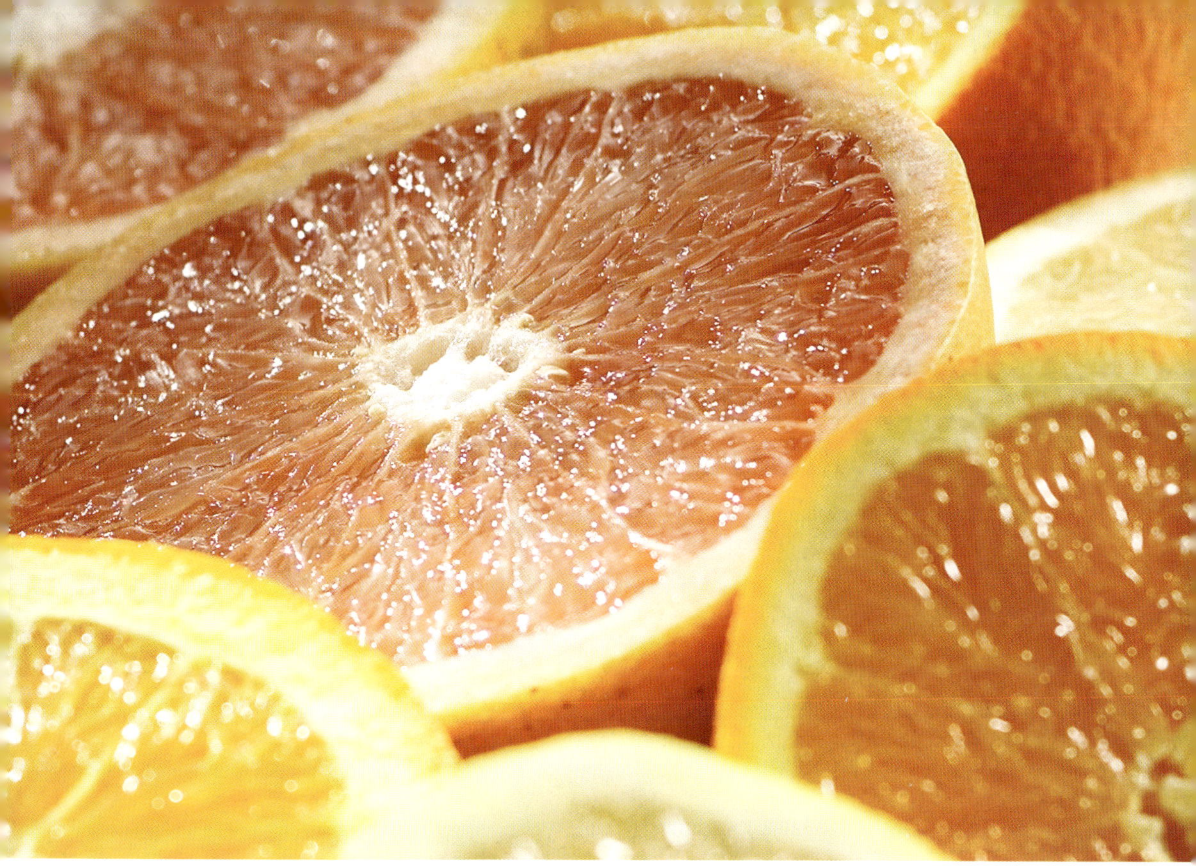

derer krebshemmender Verbindungen aus der Ernährung zu erhöhen. Bestimmte Zitrusfrüchte, besonders Grapefruits, enthalten zum Beispiel Moleküle, die die Abbau- und Ausscheidungsprozesse fremder Moleküle durch das Enzym Cytochrom P450 blockieren und dadurch den Spiegel anderer Verbindungen im Blut erheblich beeinflussen können. Diese Eigenschaft von Grapefruits kann bei Menschen, die bestimmte Arten von Medikamenten einnehmen, unerwünschte Nebenwirkungen haben. Unter normalen Umständen allerdings wirkt sich die gesteigerte Resorption von krebshemmenden Wirkstoffen in der Nahrung positiv im Sinne einer Maximierung des krebshemmenden Potenzials dieser Wirkstoffe aus.

Ein Glas frisch gepresster Orangensaft am Morgen ist also nicht nur eine gute Methode, um den Organismus mit Vitamin C zu versorgen, sondern sie bietet auch einen effektiven Schutz vor verschiedenen Krebsarten!

Kapitel 16 Grüner Tee: den Krebs austrocknen

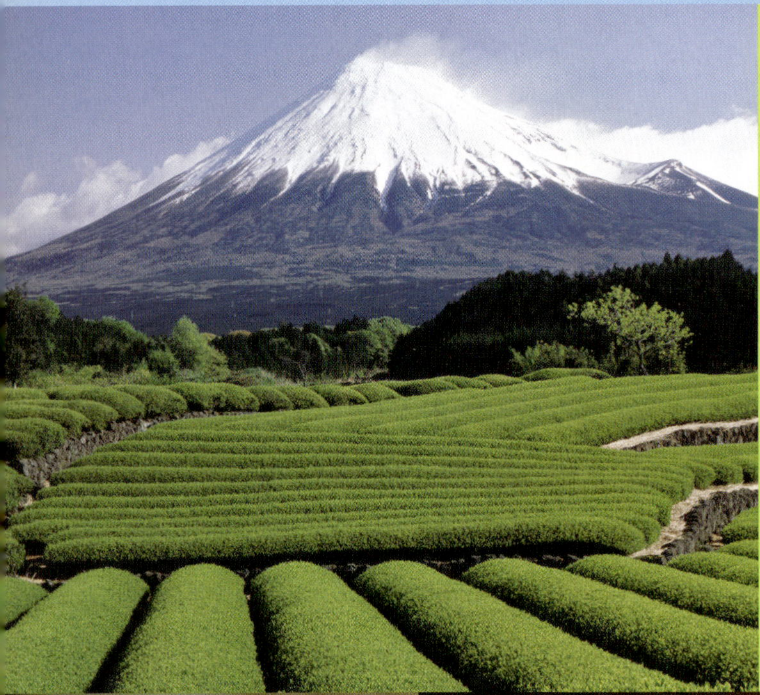

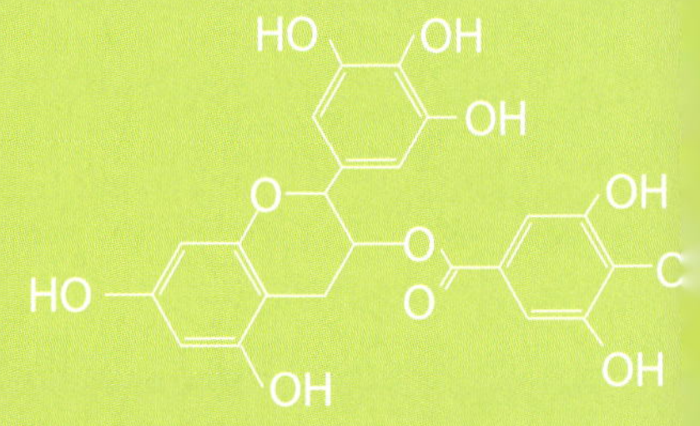

Epigallocatechin-3-gallat

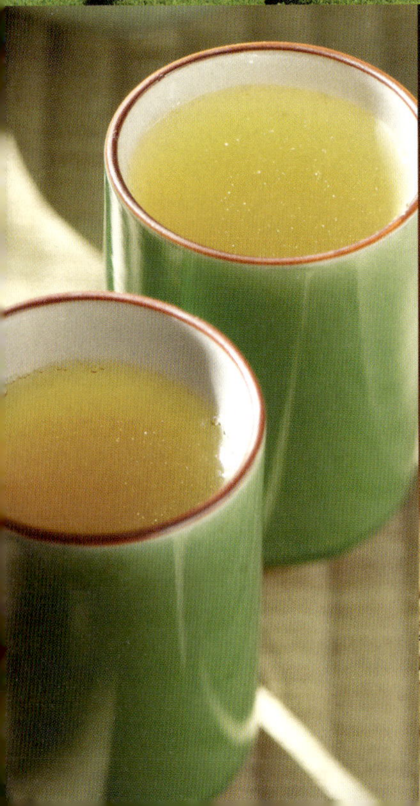

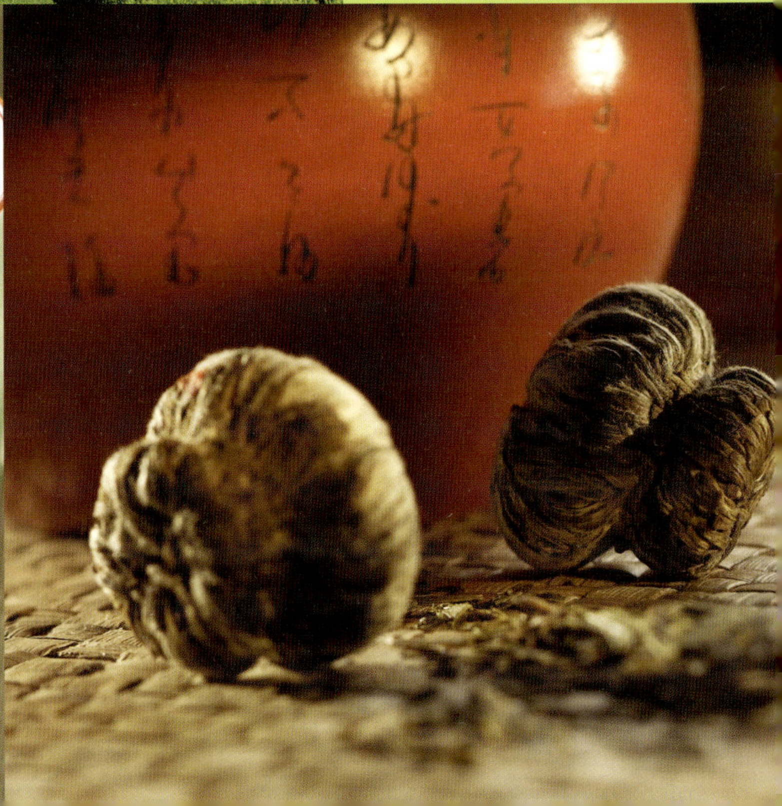

Grüner Tee-Tipp

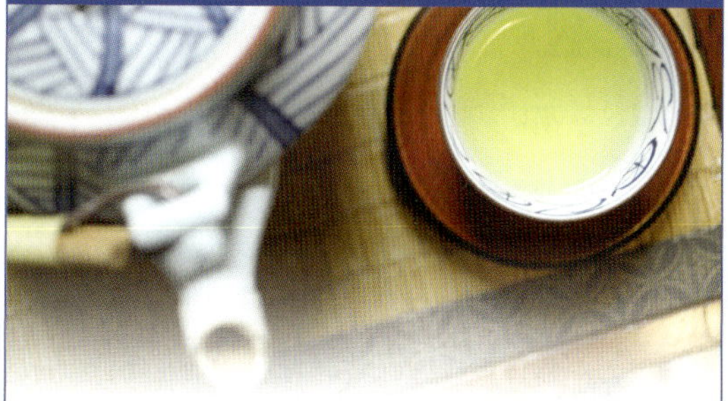

Es gibt auf der Welt ebenso viele Sorten Tee wie Wein. Der Geschmack dieser Teesorten variiert sehr stark. Um uns mit der Geschmacksvielfalt vertraut zu machen und unsere Lieblingsaromen zu finden, müssen wir sie ausprobieren. Es gibt große Unterschiede zwischen chinesischen und japanischen Grüntees und innerhalb der chinesischen und japanischen Sorten selbst. Wenn man sich beim Testen allerdings mit Tee aus Teebeuteln zufriedengibt, so ist das, als würde man einen billigen Fusel probieren und daraus schließen, dass man keinen Wein mag! Teebeutel enthalten nämlich die Erntereste (zerfallene Blätter). Man kann keinen Geschmack an Tee finden, wenn man nur Billigware versucht. Probieren Sie also lieber Tee aus echten Blättern, aufgegossen in einer schönen Teekanne (keine Teekugel aus Metall, die eine volle Durchfeuchtung der Blätter und damit ihre Geschmacksentfaltung verhindert), und trinken Sie aus einer schönen Tasse. Eine Tasse Tee trinken kann ein Vergnügen sein, das man mit lieben Menschen teilt, oder auch ein Moment entspannten Alleinseins.

Dem grünen Tee kommt eine Vorreiterrolle in jeder Ernährungsweise zu, die sich dem Ziel der Krebsprävention verschrieben hat. Er weist unter allen Nahrungsmitteln mit den höchsten Gehalt an krebshemmenden Stoffen auf; tatsächlich bestehen Teeblätter zu mehr als einem Drittel ihres Gewichts aus Catechinen. Diese Moleküle stören zielgerichtet eine Vielzahl von Prozessen, die bei der Entwicklung von Krebszellen wirksam sind! Der hohe Catechin-Gehalt des grünen Tees spielt eine extrem wichtige Rolle bei der Krebsprävention, denn zahlreiche Untersuchungen haben gezeigt, dass der regelmäßige Genuss dieses Getränks das Erkrankungsrisiko für bestimmte Krebsarten reduziert. Das gilt vor allem für Prostata- und Blasenkrebs. EGCG – das wichtigste Catechin in grünem Tee – besitzt aufgrund seiner chemischen Eigenschaften und seines relativ großen Vorkommens die Fähigkeit, bestimmte Mechanismen zu blockieren, die Krebszellen für ihre Vermehrung und für die Invasion von Nachbargewebe nutzen. Insbesondere kann es die Bildung eines neuen Blutgefäßnetzes durch den Prozess der Angiogenese verhindern. Da diese Angiogenese eine wesentliche Voraussetzung für die Progression aller Tumoren bildet, stellt die Hemmung dieses Prozesses durch den täglichen Konsum von grünem Tee zweifellos eine der besten derzeit verfügbaren Strategien dar, um die Progression dieser Mikrotumoren zu unterbinden.

Will man die Vorzüge des grünen Tees voll ausnutzen, dann kommt es darauf an, die Sorten mit dem höchsten Gehalt an Catechinen (und damit an EGCG) zu wählen und sie regelmäßig zu konsumieren, damit der EGCG-Blutspiegel dauerhaft hoch genug ist, um präkanzeröse Zellen unablässig anzugreifen. Nehmen Sie zu diesem Zweck lieber grüne Tees aus Japan, die mehr Catechine enthalten, und lassen Sie die Blätter 8 bis 10 Minuten lang ziehen, um ein Maximum dieser Wirkstoffe zu extrahieren. Mit drei Tassen auf diese Weise zubereitetem Tee pro Tag nehmen Sie die erforderliche Menge an Catechinen auf, um gegen die Progression von Tumoren vorzubeugen.

Kapitel 17 Rotwein: Methusalems täglicher Trank?

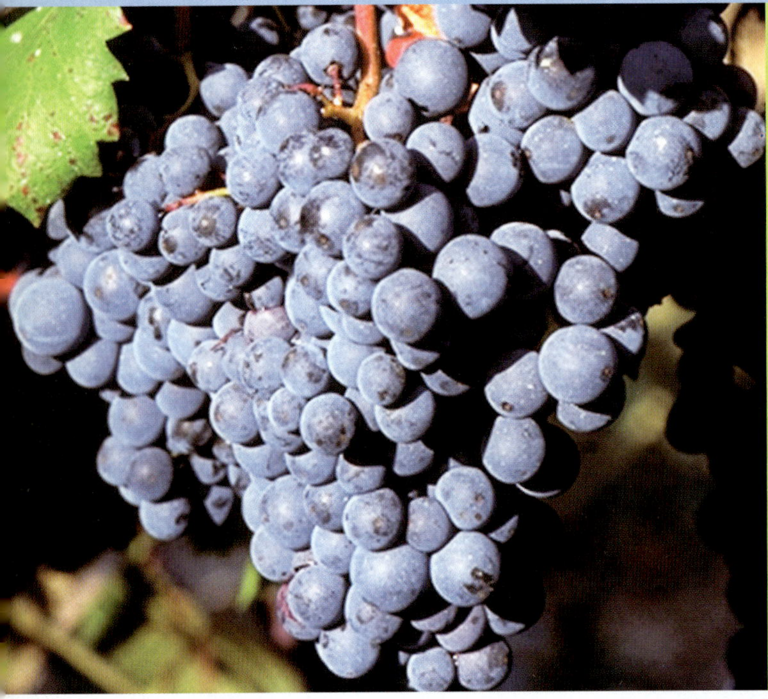

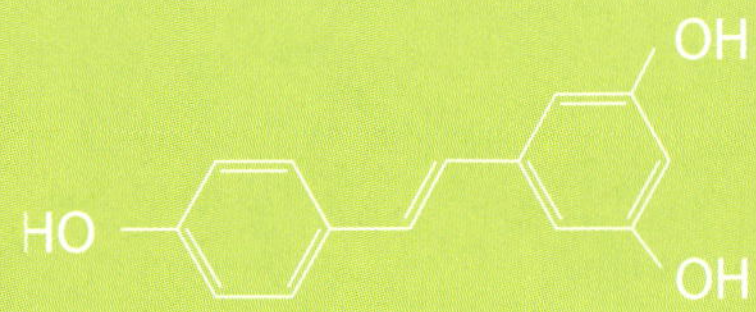

Resveratrol

Rotwein ist ein sehr komplexes Getränk, das mehrere tausend sekundäre Pflanzenstoffe enthält, darunter auch Resveratrol. Resveratrol kommt in relevanten Mengen nur in Rotwein vor und hat offenbar eine Vielzahl positiver Wirkungen auf das Herz- und Gefäßsystem wie auch auf die Krebsprävention.

Bisherige Untersuchungen legen nahe, dass Resveratrol eine der wenigen Verbindungen in Nahrungsmitteln ist, das gleichzeitig in mehrere wesentliche Phasen der Krebsentwicklung eingreifen kann: Zum einen verhindert es das Auftreten neuer Krebszellen, zum anderen hindert es bereits vorhandene Krebszellen am Erreichen eines reifen Stadiums. Die Mehrzahl dieser Ergebnisse stammt zwar aus Laborversuchen, aber wahrscheinlich ist dieser antikarzinogene Effekt auch auf Menschen übertragbar, wie mehrere neuere Studien belegen. Will man von der gesundheitsfördernden Wirkung von Rotwein profitieren, dann kommt es natürlich entscheidend darauf an, ihn maßvoll zu genießen. Denn Alkohol in großen Mengen ist sehr schädlich für die Zellen und erhöht erheblich das Risiko für Mund-, Leber- und Brustkrebs.

Abgesehen von seiner Schutzwirkung gegen Herz-Kreislauf-Erkrankungen verzögert Resveratrol möglicherweise auch den Alterungsprozess und trägt zur Aufrechterhaltung der Gehirnfunktionen bei. Ist Rotwein also ein Jungbrunnen? Gewiss nicht … Rotwein ist allerdings ein gutes Beispiel dafür, dass wir durch unsere Nahrung nicht nur unsere gesundheitliche Verfassung massiv beeinflussen können, sondern auch vorzeitige Alterungsprozesse verzögern und dadurch so lange wie möglich eine maximale Lebensqualität erhalten können. So besehen stellt der tägliche Genuss von einem Glas Rotwein – verbunden mit einer gesunden Ernährung, die reich an Obst und Gemüse ist – eine der besten derzeit bekannten Kombinationen dar, um lange und bei guter Gesundheit zu leben.

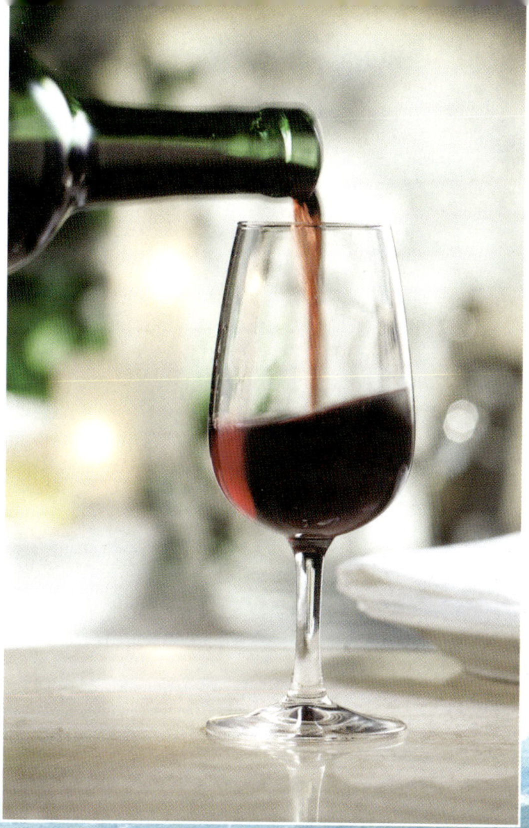

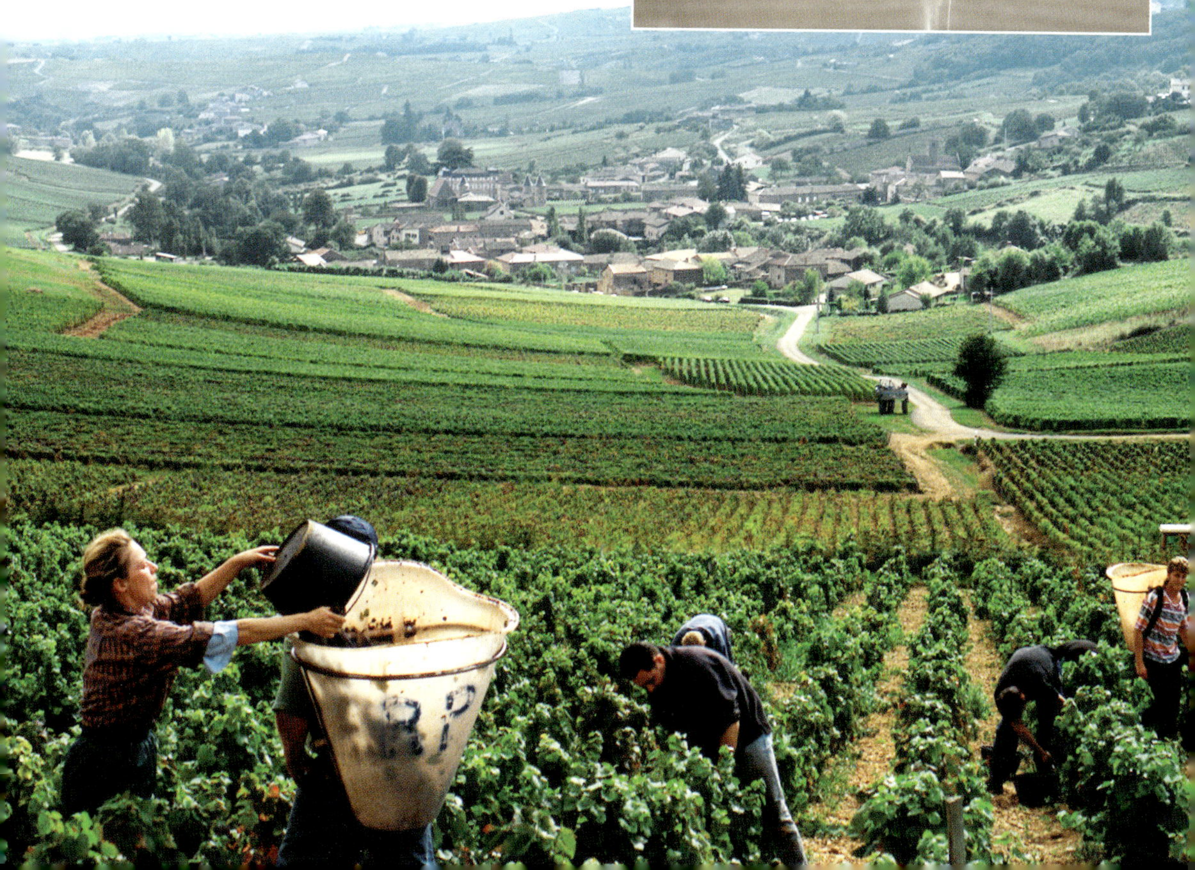

Kapitel 18 Schokolade: wenn Prävention und Leidenschaft Hand in Hand gehen

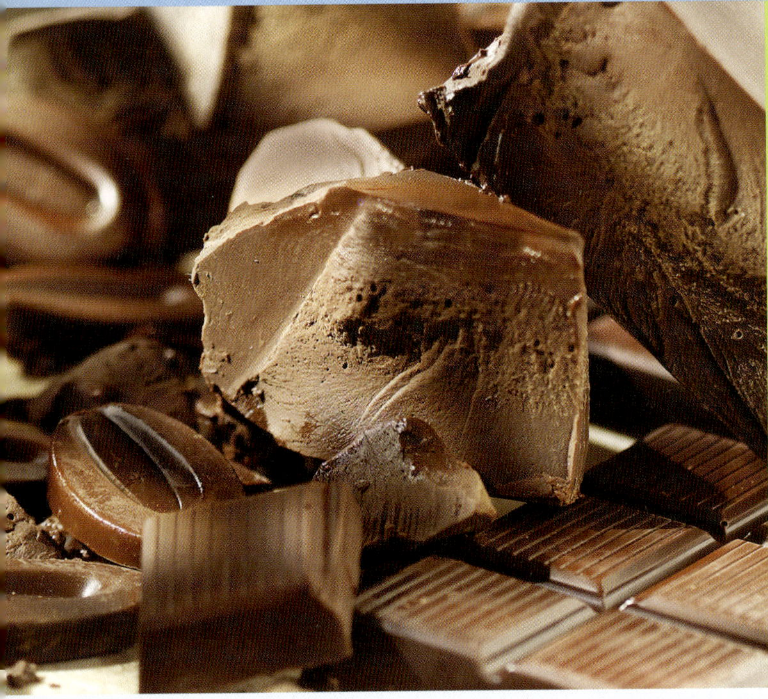

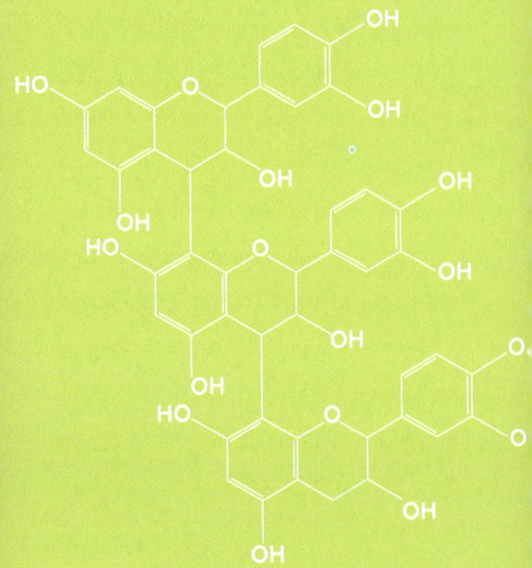

Proanthocyanidine

Während der Eroberung Mexikos im 16. Jahrhundert beobachteten die Spanier, dass die Azteken große Mengen eines bitteren Getränks konsumierten, das sie *xocoatl* nannten und das aus Kakaobohnen hergestellt wurde. Ohne es zu wissen, waren sie damit auf etwas gestoßen, das zu einem wahren Kultobjekt kulinarischer Lust und Leidenschaft werden sollte!

Dunkle Schokolade, die zu 70 Prozent aus Kakaomasse besteht, ist nicht nur ein wohlschmeckendes Nahrungsmittel, sie hat außerdem vielfältige gesundheitsfördernde Wirkungen. Zahlreiche Arbeiten haben gezeigt, dass Kakaomasse einen sehr hohen Gehalt an bestimmten Polyphenolen – den Proanthocyanidinen – aufweist, und diese Substanzen besitzen gesundheitsfördernde Eigenschaften. Diese Polyphenole haben große Ähnlichkeit mit denen aus anderen Nahrungsmitteln, Stoffen, die für ihre krebshemmende Wirkung bekannt sind – insbesondere grüner Tee, Beeren und Zwiebeln; es ist also wahrscheinlich, dass die in Schokolade enthaltenen Inhaltsstoffe vergleichbare Effekte haben. Im Übrigen zeigen einige Untersuchungen an Versuchstieren, dass die Verabreichung von Kakaomasse-Extrakt das Wachstum bestimmter Karzinome, die durch krebsauslösende Substanzen induziert wurden, wesentlich verlangsamt. Zwar sind noch genauere Untersuchungen notwendig, um die positive Wirkung von Schokolade für die Krebsprävention zu untermauern, doch die bisherigen Ergebnisse sind sehr ermutigend – zumal der regelmäßige Genuss

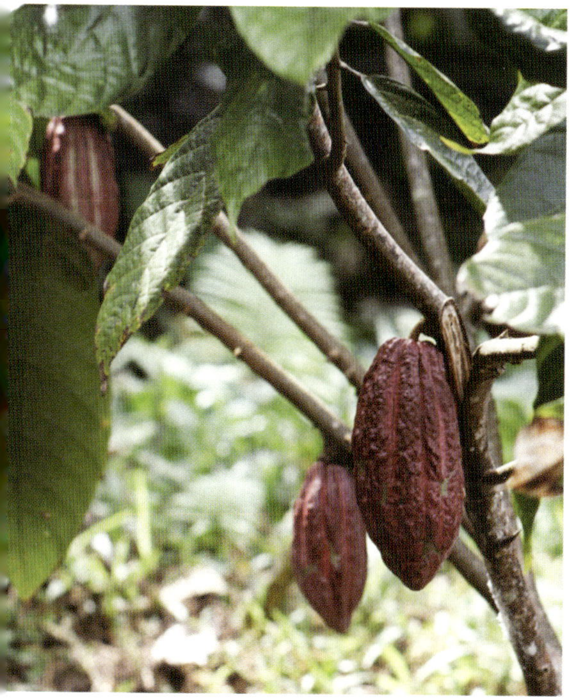

Schokolade-Tipp

Zwei Ecken (20 Gramm) dunkler Schokolade, ein gesunder Snack, genügen, um eine kleine Heißhungerattacke abzuwehren; zugleich liefern sie dem Körper eine ordentliche Dosis Polyphenole und ein noch größeres Quantum Vergnügen!

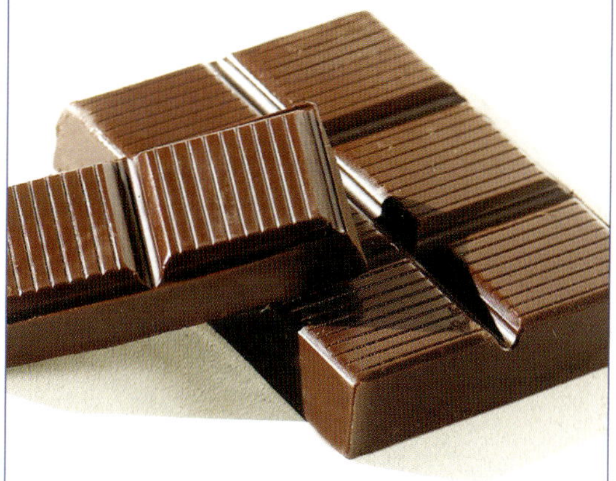

von Schokolade gesundheitsbewussten Menschen keine allzu großen Schwierigkeiten bereiten dürfte! Dabei gilt es allerdings zu beachten, dass Milch nach bisher vorliegenden Forschungsergebnissen die Aufnahme der Polyphenole in dunkler Schokolade verhindert und damit deren positive Wirkung aufhebt; infolgedessen sollte man dunkle Schokolade immer essen, ohne ein Glas Milch dazu zu trinken.

Schokolade – auch dunkle – ist allerdings immer ein sehr kalorienhaltiges Nahrungsmittel, das nur in Maßen genossen werden sollte. Die positiven Effekte von Schokolade sind noch größer, wenn ihr regelmäßiger Verzehr zu einem verminderten Konsum diverser Süßwaren führt, die vollgestopft sind mit Fetten und Zucker und keinerlei gesundheitlichen Wert haben. Es besteht jedenfalls kein Zweifel daran, dass der tägliche Verzehr von 20 Gramm dunkler Schokolade mit einem Kakaoanteil von 70 Prozent eine ebenso wirksame wie genussreiche Methode darstellt, um gegen Herz-Kreislauf-Erkrankungen und Krebs vorzubeugen. Dunkle Schokolade ist somit das perfekte Beispiel für ein Nahrungsmittel, das köstlich schmeckt und zugleich sehr gesund ist!

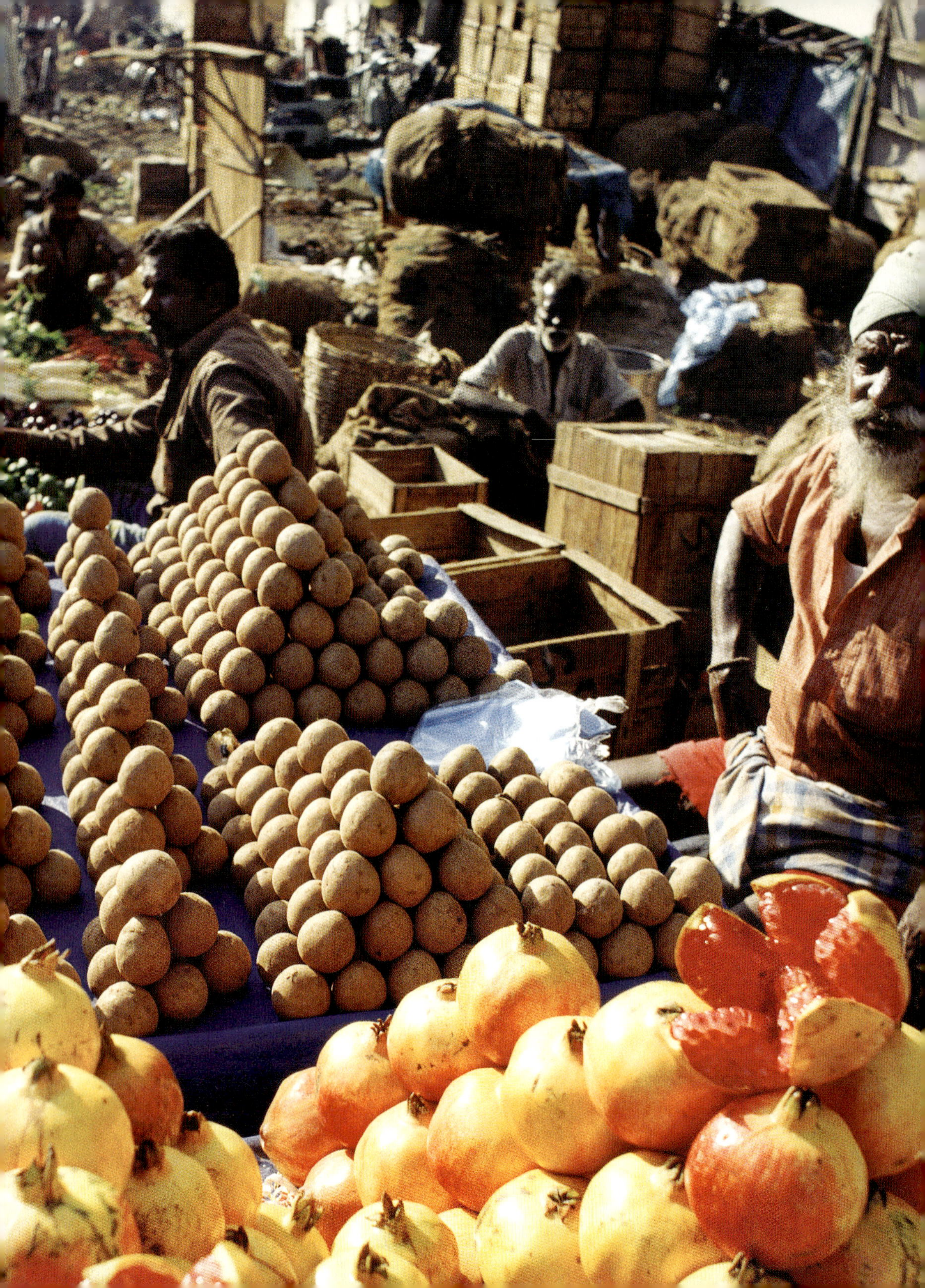

Teil III

Frühstück und Brunch

Süße und salzige Snacks

Vorspeisen

Suppen und Bouillons

Zwischengerichte

Hauptgerichte

Saucen und Würzmischungen

Beilagen

Salate

Nachspeisen

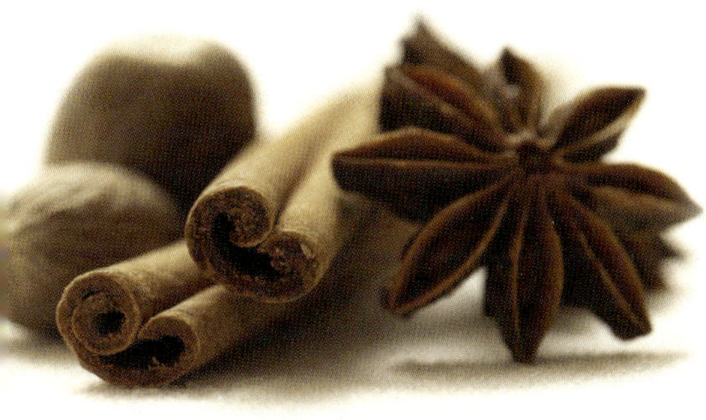

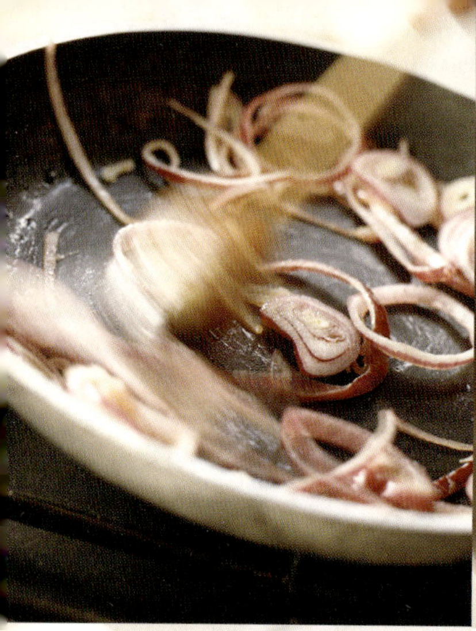
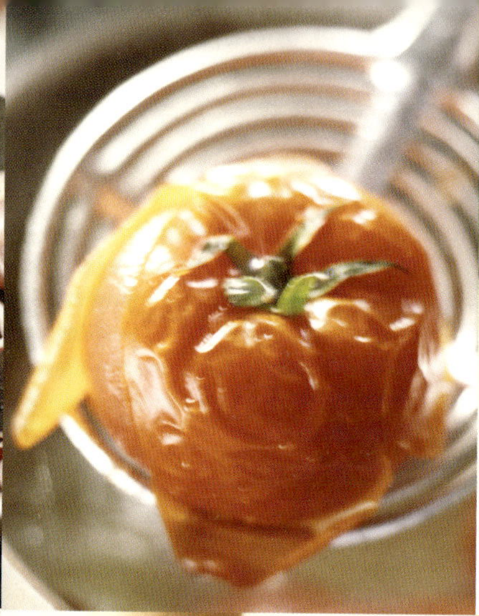
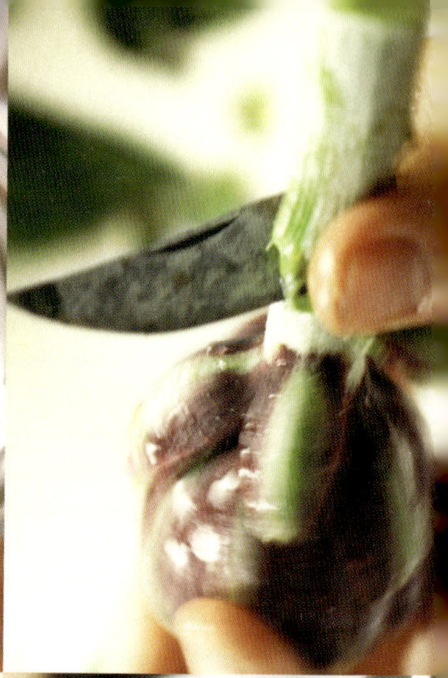
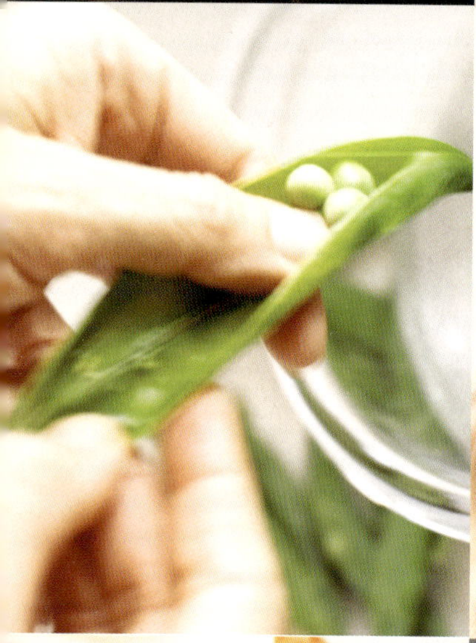
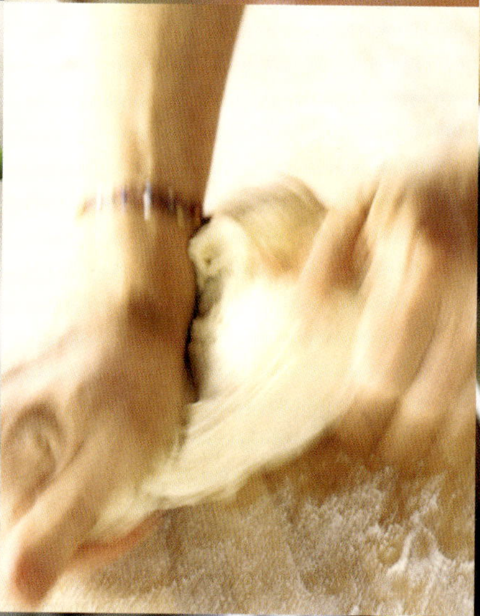
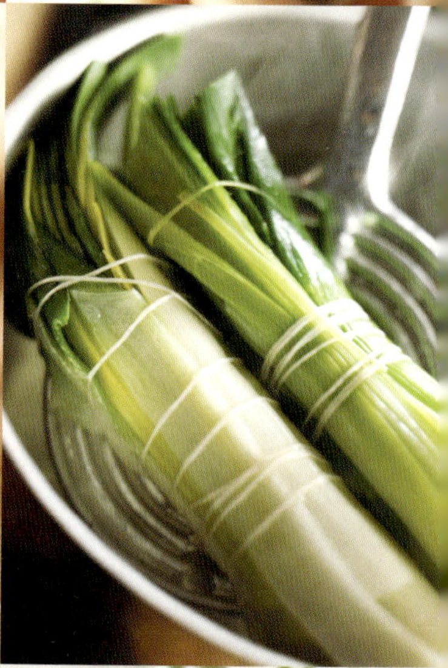
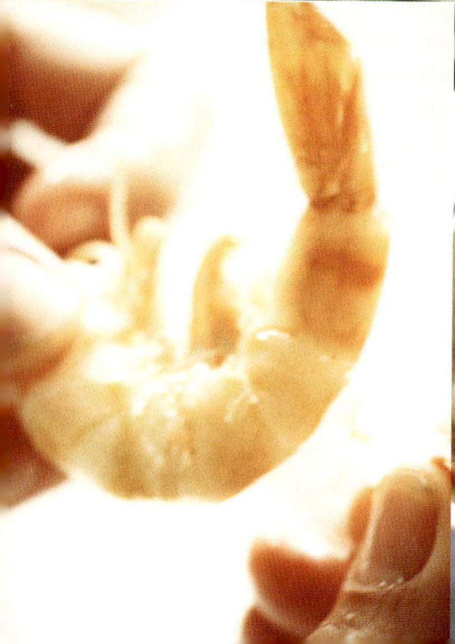
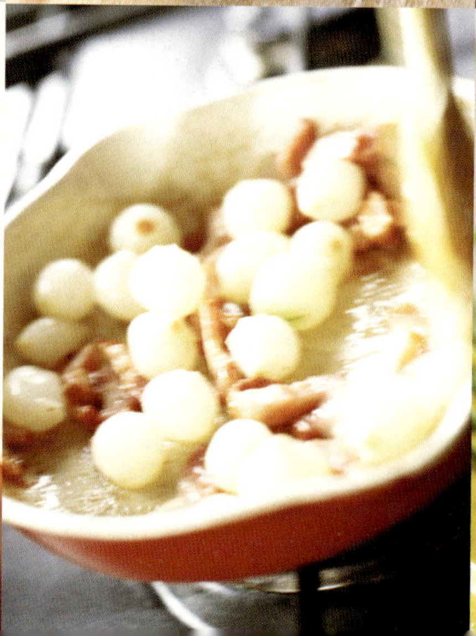
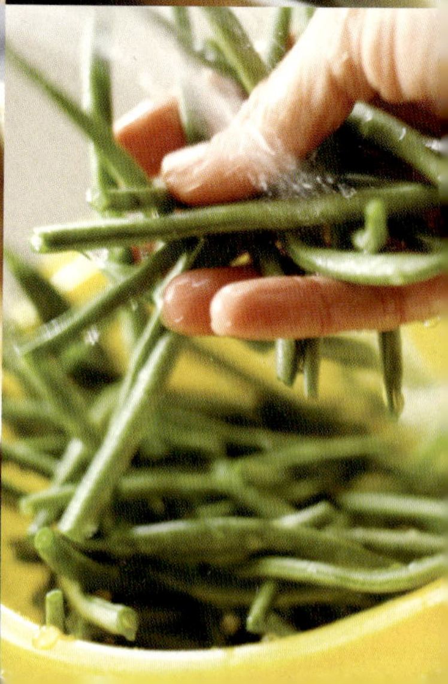

Kapitel 19

Und nun an die Töpfe!

Auch wenn die theoretischen Ausführungen, die die große Bedeutung der Ernährung für die Krebsvorbeugung veranschaulichen, oft kompliziert und schwer verständlich sind – ihre praktische Umsetzung ist meist ein sehr vergnügliches Unterfangen! Wie wir anfangs bereits ausgeführt haben, bedeutet Krebsprävention durch Ernährung zuerst und vor allem eines: die großen kulinarischen Traditionen der Welt besser kennenzulernen und sich dieses unschätzbar wertvolle kulturelle Erbe anzueignen, das Millionen von Frauen uns hinterlassen haben. Diese Frauen haben sich über Generationen hinweg mit den gesundheitlichen Auswirkungen der Ernährung auf ihre Familien beschäftigt und unablässig versucht, herauszufinden, welche Kombinationen von Nahrungsmitteln Genuss und Freude am Essen mit gesundheitlichem Nutzen am optimalsten in sich vereinen. Durch den Zugang zu diesen großen, tausendjährigen Küchentraditionen lernen wir nicht nur einen kulturellen Aspekt der größten Zivilisationen kennen, die die Entwicklung des Menschen geprägt haben; wir sollten die Gelegenheit nutzen und auch von den positiven Einflüssen dieser Traditionen auf die Gesundheit profitieren.

Um dieses Ziel zu erreichen, baten wir ein Team von Küchenchefs um Rezepte, die die folgenden Kriterien erfüllten:

Sie sollten Obst und Gemüse sowie Gewürze verwenden, deren Gehalt an krebshemmenden Wirkstoffen zuverlässig durch wissenschaftliche Forschungsergebnisse belegt ist.

Sie sollten die kulturelle Authentizität der Rezepte respektieren, indem sie Zutatenkombinationen bevorzugten, die in Einklang mit den kulinarischen Traditionen stehen.

Sie sollten einfache, schnell zuzubereitende Rezepte mit leicht erhältlichen Zutaten erfinden.

Und natürlich sollten sie uns Gerichte kochen, die alle besonders köstlich schmecken!

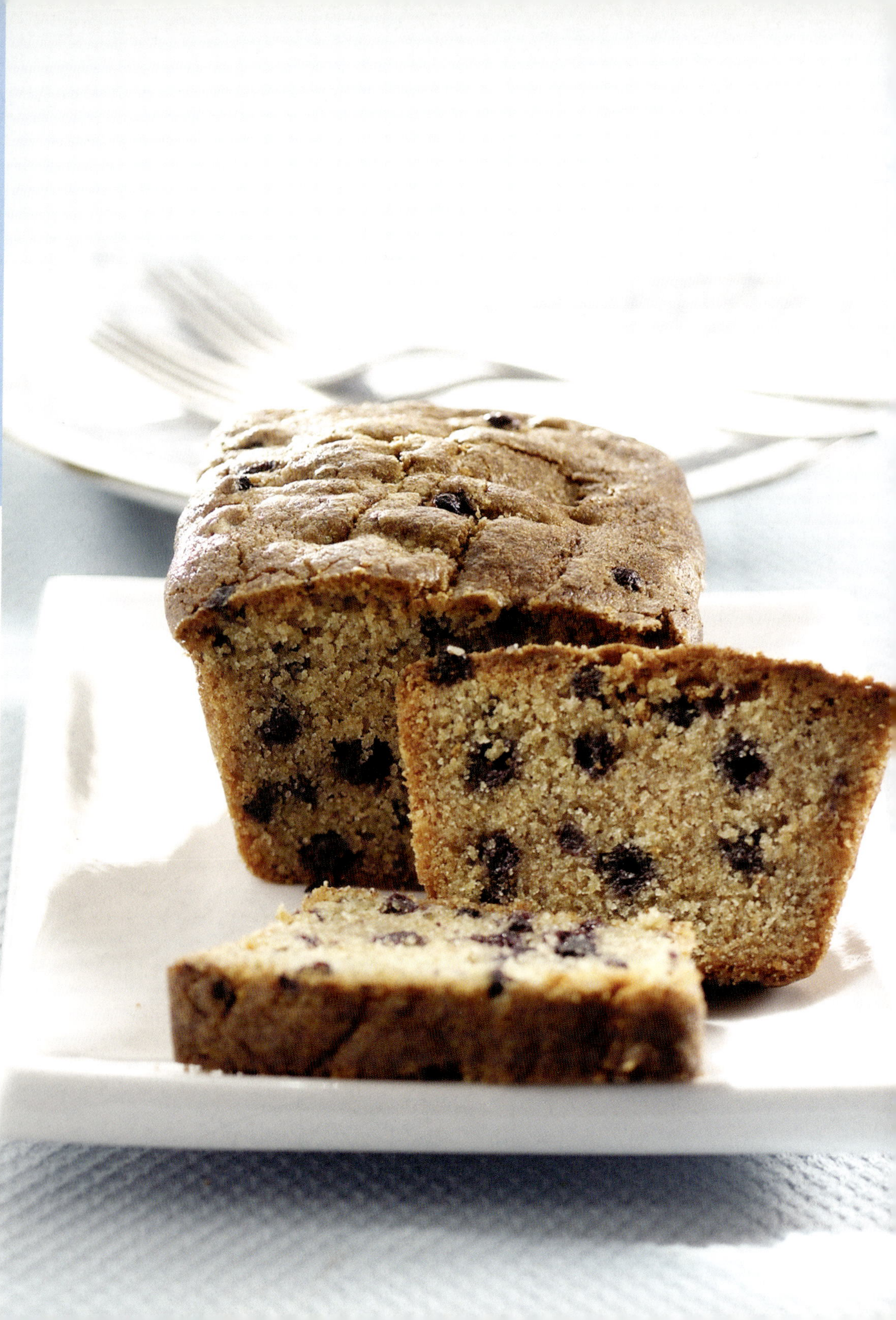

RÜHRKUCHEN MIT WEIZENKLEIE UND BLAUBEEREN

Rührkuchen
mit Weizenkleie und Blaubeeren

Vorbereitungszeit: 1 h 15 **1 Kuchen**
Schwierigkeit: mittel

200 g Zucker
175 ml Olivenöl
2 Eier
100 g Mehl
100 g Weizenkleie
300 g Blaubeeren

Den Ofen auf 190 °C vorheizen.

Zucker und Olivenöl in einer Schüssel schaumig schlagen.

Die Eier nacheinander unterschlagen.

Mehl und Weizenkleie hinzufügen und gut vermischen.

Die Blaubeeren zugeben und vorsichtig umrühren.

In eine gefettete und mit Mehl bestäubte Kastenform von 25 × 11 cm füllen.

35 bis 40 Minuten im Ofen backen.

Vor dem Herausnehmen aus der Form 10 Minuten darin auskühlen lassen.

Philippe Castel, von seinen Kollegen zum gesundheitsbewussten Küchenchef des Jahres 2004 gewählt

Cranberry-Gelee
mit Ahornsirup und Orangenaroma

Vorbereitungszeit: 20 Minuten **4 Portionen**
Schwierigkeit: einfach

Man entfernt die Schale von Zitrusfrüchten mit Hilfe eines Zitrusschälers (Zestenreißers) oder eines einfachen Gemüsemessers. Es ist wichtig, sie gut von der darunter liegenden weißen Schale zu trennen, die einen bitteren Geschmack hat. Vergessen Sie nicht, die Frucht davor gründlich zu waschen.

300 g Cranberries
175 ml dunkler Ahornsirup
Schale einer Orange
2 Orangen in Spalten

Die Cranberries mit dem Ahornsirup aufkochen.

Die Schale hinzufügen und die Hitze reduzieren. 10 Minuten im offenen Topf köcheln lassen.

Die Orangen hinzufügen und 5 Minuten bei schwacher Hitze kochen lassen.

Éric Harvey, Lehrkoch an der *École hôtelière* (Hotelfachschule; Anm. d. Übers.) *de la Capitale* in Quebec

Müsli

Vorbereitungszeit: 45 Minuten
Schwierigkeit: einfach
Etwa 30 Portionen

Dieses Müsli hält sich bei Raumtemperatur etwa einen Monat lang. Eine nahrhafte Mischung und eine köstliche Alternative zu Fast food!

630 g Haferflocken
240 g Sonnenblumenkerne
125 ml Olivenöl
150 g Buchweizenhonig
60 g Sesamsamen
240 g Mandeln, gehobelt
1 EL (pro Portion) frisch gemahlene Leinsamen
50 g getrocknete Cranberries pro Portion
Milch nach Belieben

Den Ofen auf 190 °C vorheizen.

In einer großen Fettpfanne die Haferflocken, die Sonnenblumenkerne, das Olivenöl und den Honig vermischen. Die Sesamsamen darüberstreuen.

Ohne Deckel im Ofen erhitzen, dabei bei einem Heißluftofen alle fünf Minuten umrühren, bei einem normalen Ofen alle 20 Minuten.

Wenn die Körner gleichmäßig braun zu werden beginnen, die Mandeln hinzufügen und weiter erhitzen, bis die Getreidekörner goldbraun sind.

Aus dem Ofen nehmen und vollkommen abkühlen lassen, anschließend in luftdichte Behälter aus Glas oder Metall umfüllen.

Beim Servieren in Portionsschüsseln die Leinsamen, die Cranberries und die Milch hinzufügen.

Richard Béliveau

Mehrkorn-Crêpes

Vorbereitungszeit: 45 Minuten
Schwierigkeit: mittel
Etwa 8 Crêpes

200 g Mehrkorn-Getreidemischung, geschrotet
100 g Hirse
40 g Leinsamen
100 g Buchweizenmehl
½ TL Backpulver
4 EL Backsoda (Natron)
eine Prise Salz
1 Ei
125 ml Milch
1 TL Vanille
250 ml Wasser

Die ersten drei Zutaten in einer Kaffee- oder Getreidemühle mahlen. Mit einem Löffel mit allen anderen trockenen Zutaten vermischen.

In einer anderen Schüssel die Eier mit einer Gabel zusammen mit den flüssigen Zutaten schlagen.

Beide Zubereitungen vermengen und gut vermischen. 5 bis 10 Minuten ruhen lassen, damit der Teig quellen kann.

Eine Pfanne gut fetten und die gewünschte Menge Teig hineingießen. Bei mittlerer Hitze backen.

Die Pfanne zudecken, damit der Crêpe auch innen gar wird.

Wenn der Pfannkuchen auf einer Seite fertig gebacken ist, mit Hilfe eines Pfannenwenders umdrehen. Die Hitze sorgsam überwachen. Insgesamt 7 bis 10 Minuten Kochzeit kalkulieren.

Auf die gleiche Weise die restlichen Crêpes backen.

Servieren Sie diese Crêpes mit Hüttenkäse und frischen oder tiefgefrorenen Beeren.

Jean Vachon, Lehrkoch an der *École hôtelière de la Capitale* in Quebec

Brot mit Maronen,
Nüssen und Rotwein

Vorbereitungszeit: 2 Stunden
Schwierigkeit: mittel

1 Brot

Haselnüsse wachsen in Europa vor allem in Sizilien und im Piemont. Die Zuchtformen werden in Zellernuss und Lambertnuss unterteilt.

2 EL Butter
1 Zwiebel, gehackt
1 Staudenselleriestange, fein gehackt
4 Knoblauchzehen, zerdrückt
350 g frische oder küchenfertige Maronen, grob gehackt
350 g Cashewnüsse, gemahlen
100 g Haselnüsse, gemahlen
100 g reifer Cheddar-Käse, gerieben
150 ml trockener Rotwein
3 EL frisch gehackte Petersilie
1 EL Cognac
½ TL mildes Paprikapulver
eine Prise gerebelter Thymian
2 Eier
Salz und Pfeffer aus der Mühle

Garnitur
frische Petersilienstängel
Tomatenscheiben
Zitronenscheiben

Eine Kastenform von 25 × 11 cm einfetten.

Die Butter in einer Pfanne zerlassen. Die Zwiebeln und den Sellerie 7 Minuten bei mittlerer bis großer Hitze dünsten. Den Knoblauch hinzufügen und 2 bis 3 Minuten weiter dünsten.

Den Ofen auf 180 °C vorheizen.

Die Pfanne vom Herd stellen und alle anderen Zutaten hinzufügen, dabei kräftig mit Salz und Pfeffer würzen.

In den Mixer geben, um eine gleichmäßige Konsistenz zu erhalten.

Die Masse in die Backform einfüllen. Mit Alufolie abdecken und 1 Stunde im Ofen backen.

Die Alufolie entfernen und 15 Minuten weiterbacken.

Überprüfen, ob der Teig durch ist; die Brotmitte muss bei Berührung fest sein.

Das Brot aus dem Ofen holen und 4 bis 5 Minuten ruhen lassen, bevor man es mit einem flachen Messer vom Rand der Backform löst.

Auf einen vorgewärmten Teller geben.

Vor dem Servieren mit Petersilienstängeln, Tomaten- und Zitronenscheiben garnieren.

Jean Vachon, Lehrkoch an der *École hôtelière de la Capitale* in Quebec

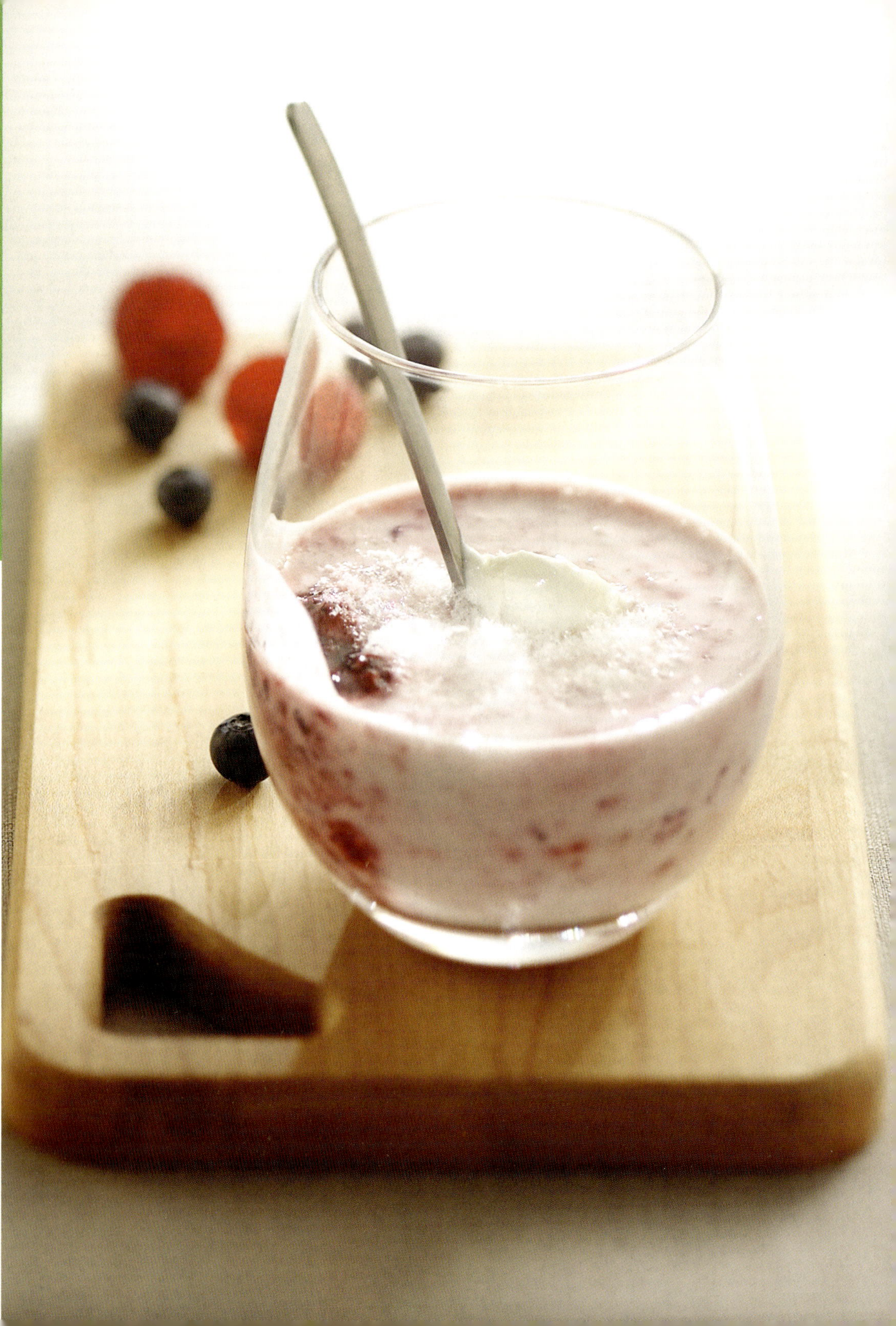

BEEREN-SMOOTHIE

Beeren-Smoothie

Vorbereitungszeit: 5 Minuten **Ca. 1,5 Liter**
Schwierigkeit: einfach

Dieses erfrischende Getränk ist inspiriert von Lhassi, einem köstlichen Durstlöscher, der sich in Indien großer Beliebtheit erfreut. Das traditionelle Rezept beruht auf Naturjoghurt und Mango, wir schlagen Ihnen jedoch hier eine sehr interessante Alternative auf der Basis von Joghurt mit Waldbeeren vor. Verwenden Sie tiefgefrorene Beeren, wenn es keine frischen gibt, und reduzieren Sie die Menge vom zerstoßenen Eis.

1 kg Naturjoghurt
60 g Zucker
175 ml Wasser
250 ml Püree aus frischen oder tiefgefrorenen Beeren
250 g zerstoßenes Eis

Alle Zutaten in der Küchenmaschine oder im Mixer pürieren, bis sie eine cremige Konsistenz haben. Gekühlt servieren.

Jean Vachon, Lehrkoch an der *École hôtelière de la Capitale* in Quebec

Müsliriegel

Vorbereitungszeit: 15 Minuten **12 Riegel**
Schwierigkeit: mittel

250 g Haferflocken
120 g Sesamsamen
35 g Mohnsamen
40 g Leinsamen
70 g Rosinen
100 g Pekannüsse
½ TL frisch gehackter Ingwer
½ TL gemahlener Zimt
350 g Honig

In einer großen Schüssel alle Zutaten mit Ausnahme des Honigs gut vermengen.

Den Honig in einem kleinen Topf erwärmen, bis das Zuckerthermometer 117 °C anzeigt.

Den heißen Honig über die trockenen Zutaten gießen und gut verrühren.

Die Masse in eine gefettete rechteckige Form füllen.

Im Kühlschrank abkühlen lassen, anschließend in 12 gleich große Riegel schneiden.

Éric Harvey, Lehrkoch an der *École hôtelière de la Capitale* in Quebec

Grapefruit
mit Pfefferminze

Vorbereitungszeit: 15 Minuten
Schwierigkeit: einfach
4 Portionen

2 große Grapefruits
1 Bund Pfefferminze
4 EL Rohrzucker
4 Orangenscheiben

Die Grapefruits mit Hilfe eines scharfen Messers über einer Schale (damit kein Saft verloren geht) gründlich schälen, dabei auch die weiße Haut vollständig entfernen.

Die Grapefruits in Spalten schneiden und mit dem Saft in die Schale legen.

Die Minze grob hacken und zu den Grapefruits hinzufügen. Abdecken und 1 Stunde im Kühlschrank durchziehen lassen.

Den Rand von 4 Dessertschalen oder Gläsern in etwas Grapefruitsaft und anschließend in Zucker tauchen.

Die Grapefruitspalten in den geeisten Gläsern servieren und jede Portion mit einer Orangenschale garnieren. Gut gekühlt servieren.

Philippe Castel, von seinen Kollegen zum gesundheitsbewussten Koch des Jahres 2004 gewählt

Sandgebäck
mit Hafer und Ingwer

Vorbereitungszeit: 1 h 15
Schwierigkeit: mittel
24 Plätzchen

70 g Haferflocken
240 g Butter
240 g brauner Zucker
1 TL gemahlener Ingwer
225 g Mehl
30 bis 60 g kristallisierter Ingwer, fein gehackt

Den Ofen auf 180 °C vorheizen.

Haferflocken in der Küchenmaschine zerkleinern und beiseite stellen.

Butter und braunen Zucker verrühren, bis die Masse cremig ist.

Den gemahlenen Ingwer, die Haferflocken, das Mehl und den kristallisierten Ingwer hinzufügen.

Die Mischung mit den Händen in eine große, rechteckige Backform von 30 × 25 cm füllen.

Mit einem Messer Quadrate, Rauten, Dreiecke oder Vierecke in die Teigoberfläche einritzen.

30 bis 35 Minuten im Ofen backen, bis die Oberfläche goldbraun ist.

Die Plätzchen, solange sie noch heiß sind, entlang der Schnittlinien ausschneiden. Vor dem Servieren vollständig abkühlen lassen.

Susan Sylvester, Lehrköchin an der *École hôtelière de la Capitale* in Quebec

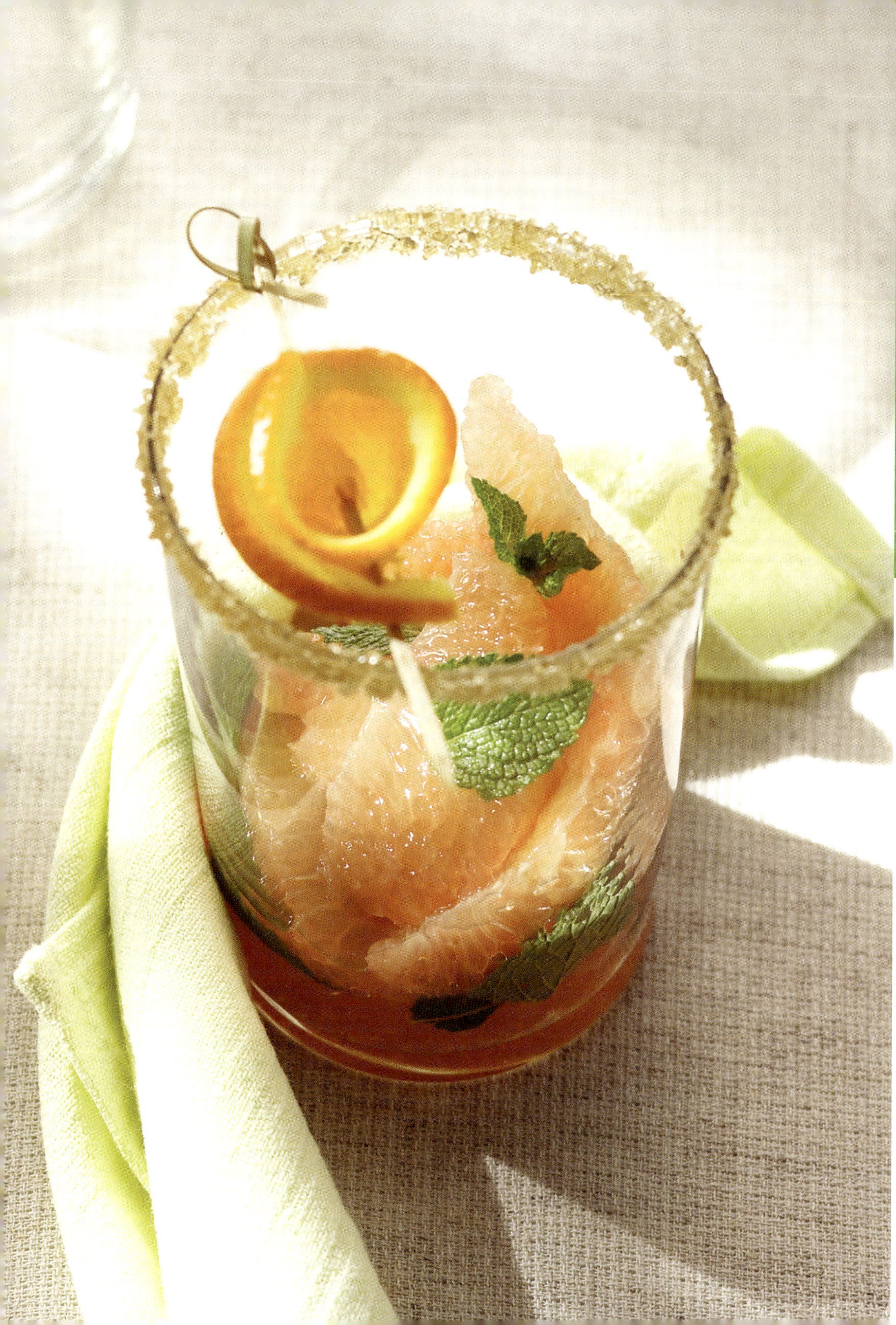

GRAPEFRUIT MIT PFEFFERMINZE

EIER MIT KREUZKÜMMEL UND KURKUMA AUF INDISCHE ART

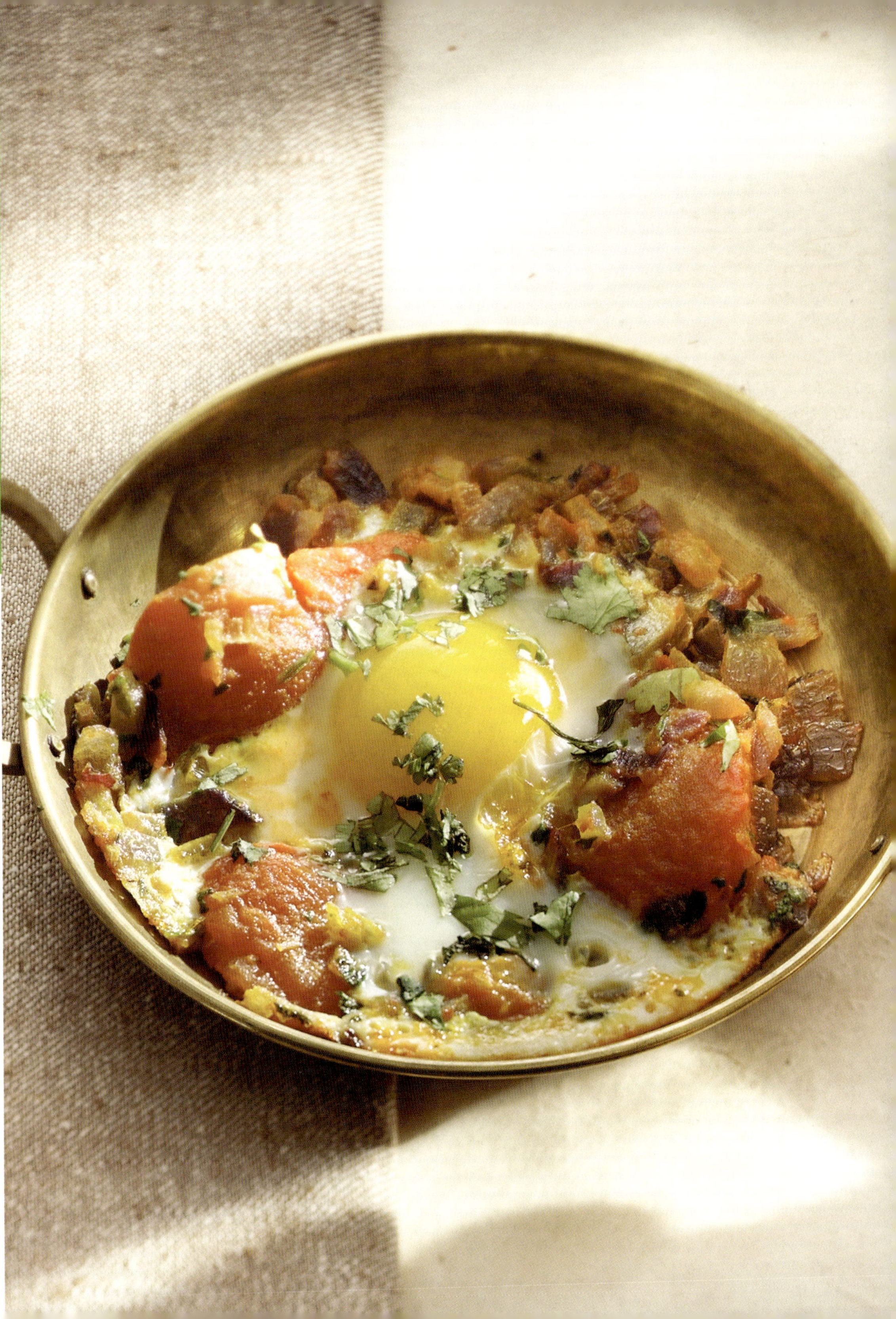

Eier mit Kreuzkümmel
und Kurkuma auf indische Art

Vorbereitungszeit: 30 Minuten **2 bis 4 Portionen**
Schwierigkeit: einfach

Das ist ein schönes Rezept, um den Eiern, die so gut für unsere Gesundheit sind, wieder einen gebührenden Platz in unserer Ernährung zu verschaffen. Dieses Gericht bietet einen herrlichen Kontrast von Farben und Geschmacksnuancen.

1 Spritzer Olivenöl
1 große Zwiebel, gehackt
2 oder 3 Knoblauchzehen, gehackt
1 TL gemahlenes Kurkuma
2 TL gemahlener Kreuzkümmel (Cumin)
340 g Tomaten aus der Dose
Salz und Pfeffer aus der Mühle
4 Eier
40 g frisch gehackter Koriander

Das Olivenöl in einer großen Pfanne erhitzen. Die Zwiebeln und den Knoblauch andünsten, bis sie glasig sind.

Kurkuma und Kreuzkümmel hinzufügen und 1 bis 2 Minuten rühren.

Die Tomaten dazugeben und mit Salz und Pfeffer abschmecken.

Etwa 20 Minuten schmoren lassen, bis die Masse eingedickt ist.

4 »Nester« in der Pfanne machen und in jedes ein Ei geben, dabei darauf achten, dass das Eigelb unversehrt bleibt.

Weiterschmoren, bis das Eiweiß gestockt ist.

Mit Koriander garnieren und servieren.

Richard Béliveau

Milch mit Blaubeeren
und Ingwer

Vorbereitungszeit: 20 Minuten **4 Portionen**
Schwierigkeit: einfach

Seidentofu hat die Konsistenz von Pudding. Er wird oft zur Zubereitung von Mayonnaise und fettarmen Cremes verwendet. Man findet ihn in gut sortierten Supermärkten, Naturkostläden sowie in asiatischen Lebensmittelgeschäften.

800 ml Milch oder Sojamilch Natur
110 g Seidentofu
300 g frische oder tiefgefrorene Blaubeeren
1 EL frisch geriebener Ingwer
60 ml Ahornsirup
1 Birne, in groben Stücken (nach Belieben)
2 EL Weizenkeime (nach Belieben)

Milch, Tofu, Blaubeeren, Ingwer und Ahornsirup im Mixer vermischen, bis sie eine homogene Konsistenz haben, dabei die Geschwindigkeit kontinuierlich erhöhen.

4 Gläser mit dem Rand zunächst in Zitronensaft, dann in Zucker tauchen, dann die Mischung einfüllen.

Nach Belieben: Die Birnenstücke auf 4 Holzspieße aufstecken. Die Spieße in einem Teller mit Weizenkeimen wenden und die Birnen gleichmäßig damit überziehen. Zu jedem Glas einen Spieß servieren.

Steve McCandless, Küchenchef und Miteigentümer des *Bistro Le Clocher Penché* in Quebec

Joghurt-Smoothie
mit Waldbeeren

Vorbereitungszeit: 10 Minuten
Schwierigkeit: einfach
6 Portionen

Mit diesem erfrischenden und nahrhaften Getränk machen Sie sich die krebshemmende Wirkung aller Waldbeeren zunutze.

110 g Erdbeeren
100 g Himbeeren
75 g Cranberries
75 g Blaubeeren
1 Banane
70 g Honig
300 g Naturjoghurt

Garnitur
6 Physalis
6 Blätter frische Minze

Alle Zutaten in der Küchenmaschine oder im Mixer pürieren.

In Weingläser gießen und jede Portion mit einer Physalis und einem Minzeblatt garnieren.

Jean-Pierre Cloutier, Chefkoch und Besitzer des *Café-Restaurant du Musée* in Quebec

Vegetarische Pastete
mit Tofu und Linsen

Vorbereitungszeit: 1 h 30
Schwierigkeit: einfach
4 Portionen

Diese Pastete schmeckt ausgezeichnet mit einer Tomatensauce. Als Beilage eignet sich ein Spinat-, Endivien- oder Kopfsalat.

110 g Linsen aus der Dose, gewaschen und abgetropft
260 g fester Tofu, gerieben
20 g Weizenkleie
10 g Petersilie, gehackt
40 g Zwiebeln, fein gehackt
50 g Champignons, fein gehackt
2 EL Dijonsenf
3 Eier
60 ml Sojasauce
2 Knoblauchzehen, gehackt
¼ TL schwarzer Pfeffer
1 TL gemahlenes Kurkuma

Den Ofen auf 200 °C vorheizen. Eine Brotbackform mit 23 x 12 cm (kleine Kastenform von 25 cm Länge) mit Olivenöl einfetten.

Die Linsen im Mixer oder mit dem Pürierstab pürieren.

Die Linsen in einer großen Schüssel mit allen übrigen Zutaten vermengen.

Die Masse mit den Händen fest in die Form drücken.

Etwa eine Stunde im Ofen backen. Vor dem Entfernen aus der Form 10 Minuten abkühlen lassen.

Marlène Gagnon, Lehrköchin an der *École hôtelière de la Capitale* in Quebec

Mandelpastete

Vorbereitungszeit: 45 Minuten
Schwierigkeit: mittel

6 bis 8 Portionen

Diese Pastete schmeckt wunderbar zu Brötchen, salzigen Keksen und Reisküchlein. Zusammen mit ein paar knackigen Salatblättern eignet sie sich auch ausgezeichnet als Sandwichbelag.

120 g Mandeln
60 g Vollkornsemmelbrösel
75 g Seidentofu
120 g rote Paprika, gewürfelt
1 Selleriestange, gehackt
1 Knoblauchzehe (nach Belieben)
3 EL Hefeextrakt
2 EL Sojasauce
½ TL getrockneter Salbei
½ TL getrockneter Thymian
1 EL frisch gehackter Schnittlauch

Garnitur
Rote Paprikaringe
Selleriesticks
Frische Petersilienstängel

Die Mandeln im Mixer fein mahlen und mit den Semmelbröseln vermischen.

Tofu, Paprikawürfel, Sellerie und Knoblauch gesondert im Mixer vermischen.

Die Mandel- und die Tofumasse in einer großen Schüssel vermengen. Hefeextrakt, Sojasauce und Kräuter hinzufügen. Gut vermischen.

Eine kleine Kastenform von 25 cm Länge leicht einfetten.

Die Innenwände der Form mit den Paprikaringen, Selleriesticks und Petersilienstängeln auskleiden.

Die Masse in die Form geben und dabei fest an die Ränder drücken. Abdecken und vor dem Servieren eine Stunde im Kühlschrank kaltstellen.

Jean Vachon, Lehrkoch an der *École hôtelière de la Capitale* in Quebec

Parfümierter Tee
auf indische Art

Vorbereitungszeit: 20 Minuten
Schwierigkeit: einfach
2 Liter

In Indien heißt dieser Tee Chai und gehört zum unverzichtbaren Alltagsritual der Bewohner. Kardamomkörner öffnen Sie am besten, indem Sie sie mit dem Schaft eines großen Messers zerdrücken.

1,5 l Wasser
8 Scheiben frischer Ingwer
12 ganze Nelken
1 Sternanis
¼ TL Fenchelsamen
7 geöffnete Kardamomkörner
½ Zimtstange
3 Beutel grüner Tee
500 ml Milch
4 EL Honig

Das Wasser zum Kochen bringen.

Die Hitze reduzieren, dann Ingwer und Gewürze hinzufügen. 5 bis 10 Minuten ziehen lassen.

Milch und Honig hineingeben. Den Tee durch ein Sieb gießen und heiß oder kalt servieren.

Jean Vachon, Lehrkoch an der *École hôtelière de la Capitale* in Quebec

Sandwich
mit Portobellopilzen und Mozzarella

Vorbereitungszeit: 40 Minuten
Schwierigkeit: mittel
4 Portionen

Wenn Sie keine Portobellos bekommen können, können Sie das Rezept auch mit anderen Pilzen mit großen Kappen zubereiten.

4 Portobellos
60 ml Olivenöl
Meersalz und Pfeffer aus der Mühle
8 Scheiben Sauerteigbrot
40 g Mozzarella
150 g Basilikum- oder Brunnenkressepesto
Alfalfasprossen (nach Belieben)

Den Ofen auf 200 °C vorheizen. Die Füße der Pilze entfernen. Die Kappen mit Olivenöl beträufeln. Nach Geschmack salzen und pfeffern.

Die Pilze mit der Lamellenseite nach oben auf ein Backblech legen und 12 bis 15 Minuten lang bei maximaler Hitze grillen.

Die Brotscheiben rösten.

Die Pilze in 1 cm dicke Scheiben schneiden.

Den Mozzarella in ebenso dicke Scheiben schneiden wie die Pilze.

Käse- und Pilzscheiben abwechselnd auf das Backblech legen und 5 bis 6 Minuten im Ofen backen, bis der Käse zerläuft.

Auf 4 Brotscheiben legen, mit Pesto bestreichen und mit den anderen Brotscheiben bedecken.

Nach Belieben mit Alfalfasprossen garnieren.

Steve McCandless, Küchenchef und Miteigentümer des *Bistro Le Clocher Penché* in Quebec

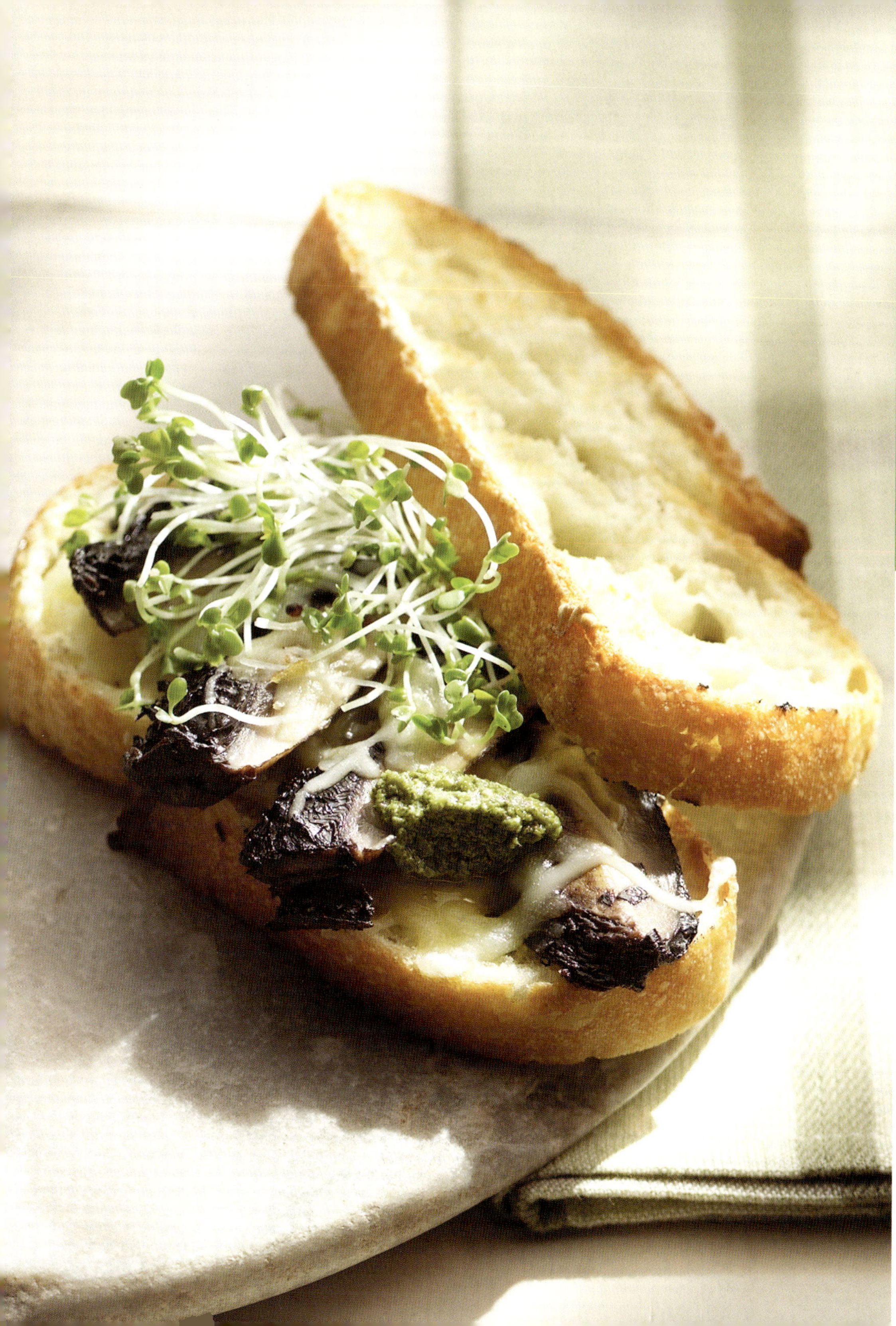

SANDWICH MIT PORTOBELLOPILZEN UND MOZZARELLA

Gemüseterrine

Vorbereitungszeit: 2 Stunden **8 bis 12 Portionen**
Schwierigkeit: mittel

200 g getrocknete grüne Linsen
500 ml kaltes Wasser
1 Lauchstange
100 g Karotten, in Scheiben geschnitten
1 Zwiebel, grob gewürfelt
3 EL Olivenöl
75 g ungesalzene Sojabohnen, zerstoßen
1 EL getrocknetes Basilikum
2 EL brauner Zucker
Salz und Pfeffer aus der Mühle
2 Eier
75 g Weizenkeime
75 g Weizenmehl
3 EL frisch gehackte Petersilie
1 EL gehackter Knoblauch

Die Linsen mit dem Wasser und etwas Salz in einen Topf geben. Zudecken, aufkochen und bei geringer Hitze 30 Minuten köcheln lassen.

Die Lauchstange der Länge nach teilen und waschen, indem man das Innere der Blätter gründlich aneinanderreibt. Grob hacken.

Karotten, Zwiebeln und Lauch in der Küchenmaschine fein zerkleinern.

In einer großen Schüssel Linsen, Olivenöl, Gemüse, Sojabohnen, Basilikum und braunen Zucker gründlich vermischen.

In einer anderen Schüssel Eier, Weizensamen, Mehl, Petersilie und Knoblauch vermischen, das Ganze in die erste Schüssel geben und gut verrühren.

In eine Kastenform mit 25 cm Länge geben und 40 Minuten lang bei 180 °C im Ofen backen. Vor dem Servieren abkühlen lassen.

Christophe Alary, Lehrkoch an der *École hôtelière de la Capitale* in Quebec, von seinen Kollegen zum Koch des Jahres 2004 gewählt

Edamame

mit Sel de Guérande oder grobem Meersalz

Vorbereitungszeit: 10 Minuten **Ca. 500 g**
Schwierigkeit: einfach

Das ist die einfachste Methode, Soja zu essen. Edamame ist eine Sojasorte, die aus Ostasien stammt. Das Wort edamame bedeutet »Bohne am Zweig«. Man verzehrt diese noch grünen Bohnen, bevor sie reif sind, indem man die Bohne aus der ungenießbaren Hülse direkt in den Mund drückt. Edamame ist einer der besten Lieferanten von Isoflavonen. Machen Sie es wie die Japaner und essen Sie sie auch als Knabberzeug zwischendurch!

1 Päckchen (500 g) tiefgefrorene Edamame
Sel de Guérande oder grobes Meersalz

Einen großen Topf mit Wasser zum Kochen bringen.

Die Edamame hineinschütten. Wenn das Wasser erneut kocht, noch 5 Minuten kochen lassen.

Abgießen und in eine Servierschale geben. Nach Geschmack salzen.

Richard Béliveau

Aufstrich
mit Tofu und Leinsamen

Vorbereitungszeit: 10 Minuten **4 Portionen**
Schwierigkeit: einfach

150 g fester Tofu
1 Lauchzwiebel, gehackt
20 g Sellerieblätter, gehackt
80 g Mayonnaise
4 EL gemahlene Leinsamen
50 g Karotten, gerieben
60 ml Limettensaft
1 TL gemahlenes Kurkuma
1 EL scharfer Senf
1 EL Sojasauce
Salz und Pfeffer aus der Mühle

Den Tofu im Mixer oder mit einer Reibe klein hacken.

Die restlichen Zutaten hinzufügen und gut verrühren.

Marlène Gagnon, Lehrköchin an der *École hôtelière de la Capitale* in Quebec

Marinierte Kirschtomaten

Vorbereitungszeit: 1 h 10 **4 Portionen**
Schwierigkeit: einfach

Servieren Sie diese Tomaten mit gemischten Blattsalaten, Spinat, Chicorée, Kresse oder Alfalfasprossen. Sie können die Kirschtomaten auch durch gewöhnliche, geviertelte Tomaten ersetzen.

20 halbierte Kirschtomaten

Vinaigrette
2 Knoblauchzehen, fein gehackt
1 TL Ahornsirup
7 g frische Petersilie, fein gehackt
2 EL Rotweinessig oder sonstiger Essig
60 ml Walnussöl
2 EL frisch gepresster Zitronensaft
2 EL frischer Schnittlauch
Salz und Pfeffer aus der Mühle

Alle Zutaten für die Vinaigrette gut verrühren.

Die Tomaten mindestens 1 Stunde lang in der Vinaigrette marinieren.

Marlène Gagnon, Lehrköchin an der *École hôtelière de la Capitale* in Quebec

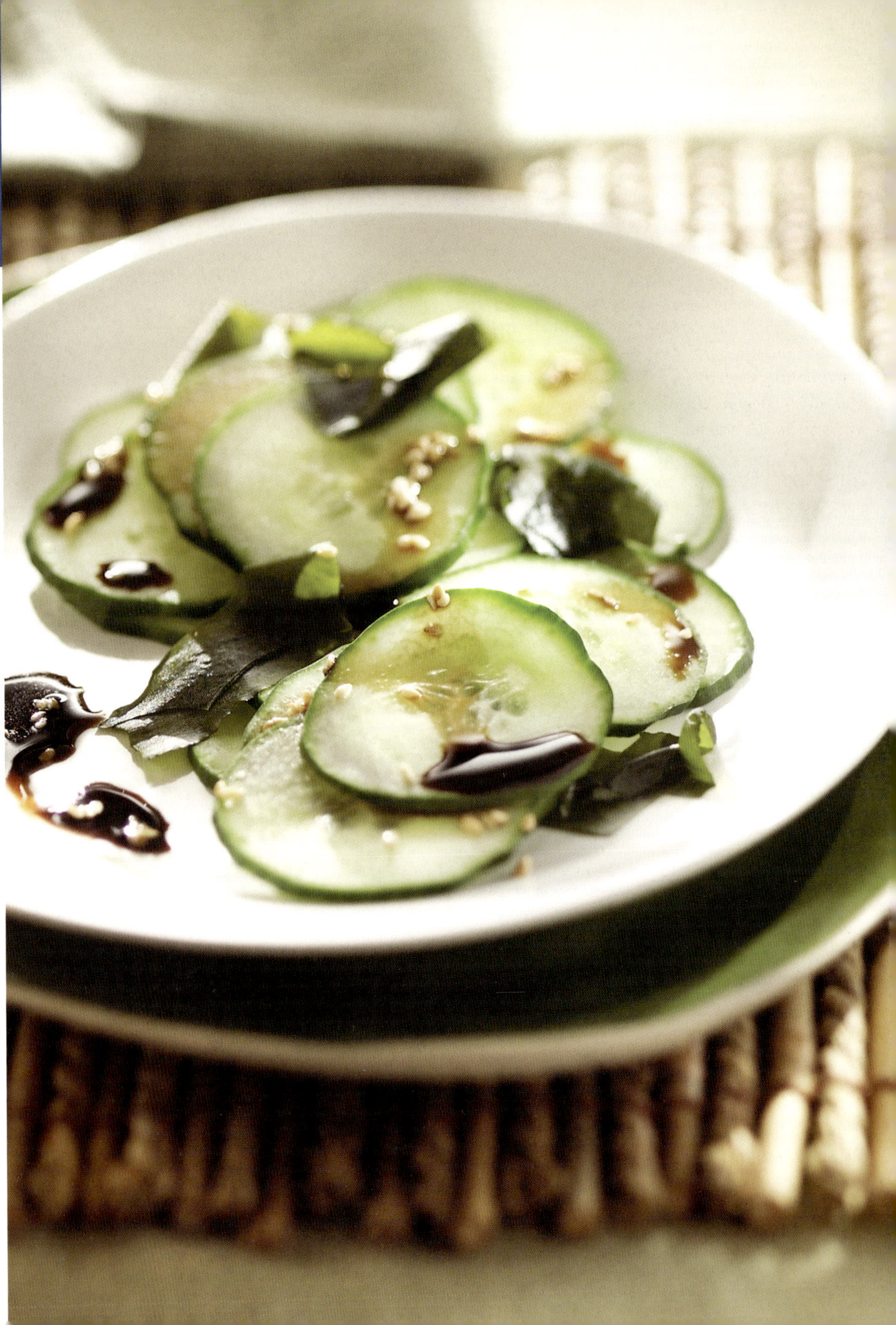

GURKE UND WAKAME-ALGEN MIT SESAM

Gurke
und Wakame-Algen mit Sesam

Vorbereitungszeit: 45 Minuten
Schwierigkeit: einfach
4 Portionen

Sesamsamen röstet man am einfachsten, indem man sie auf einem Kuchenblech mit Antihaftbeschichtung verteilt und 10 Minuten lang bei 180 °C im Ofen grillt. Achten Sie darauf, dass sie nicht zu heiß werden, und wenden Sie sie nach der Hälfte der Zeit, damit sie nicht anbrennen. Bewahren Sie sie in einem luftdicht verschlossenen Metallbehälter auf.

1 Gurke, gewaschen und in feine Scheiben geschnitten
feines Meersalz
100 g Wakame-Algen, 5 Minuten in kaltem Wasser eingeweicht.
geröstete Sesamsamen

Vinaigrette
60 ml Sojasauce
60 ml Reisessig
2 TL Zucker
2 EL Dashi (siehe S. 147)

Alle Zutaten für die Vinaigrette in einer kleinen Schüssel vermischen.

Die Gurkenscheiben in ein Sieb legen und mit Salz bestreuen. Etwa 30 Minuten lang ziehen lassen, damit die Flüssigkeit austritt.

Die Algen in Quadrate von 2 cm Seitenlänge schneiden.

Die Gurken spülen und abtropfen lassen, dann auf einer Servierplatte anrichten.

Die Algen hinzufügen und mit Vinaigrette beträufeln.

Die Sesamkörner darüberstreuen und servieren.

Jean Vachon, Lehrkoch an der *École hôtelière de la Capitale* in Quebec

Teigtäschchen
auf thailändische Art

Vorbereitungszeit: 1 Stunde
Schwierigkeit: mittel
20 Teigtäschchen

Wenn Sie nicht gerne mit Öl kochen, können Sie die Teigtäschchen auch im Dampf garen. Servieren Sie sie zusammen mit der Sauce für Frühlingsrollen, siehe S. 212.

200 g Schweinehackfleisch
2 EL Lauchzwiebeln, fein gehackt
2 Knoblauchzehen, fein gehackt
Pfeffer aus der Mühle
1½ TL frischer Ingwer, fein gehackt oder gerieben
4 TL Sojasauce
20 Wan-Tan-Hüllen
Maisstärke
Olivenöl
60 ml Wasser

Fleisch, Lauchzwiebeln, Knoblauch, Pfeffer, Ingwer und Sojasauce in einer großen Schüssel vermengen.

Aus den Wan-Tan-Blättern 20 Kreise ausschneiden.

Die Maisstärke in einem kleinen Topf in kaltem Wasser auflösen.

Ein Häufchen Fleisch auf die Mitte eines Teigkreises setzen. Den Teigrand mit der aufgelösten Maisstärke befeuchten. Jedes Teigtäschchen so zuklappen, dass ein Halbmond entsteht, dabei die Ränder fest andrücken. Die Teigtäschchen mit den Fingern mit Öl bestreichen. Die gleiche Prozedur bei allen 20 Teigtäschchen wiederholen.

Ein wenig Olivenöl in eine Bratpfanne mit hohem Rand geben. Die Teigtäschchen bei starker Hitze frittieren, bis sie auf beiden Seiten gebräunt sind. Das Wasser hinzugießen und zudecken. 1 bis 2 Minuten lang kochen und sofort servieren.

Jean Vachon, Lehrkoch an der *École hôtelière de la Capitale* in Quebec

Mehrkorn-Cracker
mit Guacamole

Vorbereitungszeit: 15 Minuten
Schwierigkeit: einfach
4 Portionen

Um die Tomaten zu enthäuten, entfernen Sie zuerst den Stielansatz, schneiden Sie dann die Tomate an der Gegenseite kreuzförmig ein. Tauchen Sie sie 10 Sekunden in kochendes Wasser und legen Sie sie anschließend in kaltes Wasser, um den Garprozess zu stoppen. Ziehen Sie dann die Schale mit einem scharfen Messer ab. Wenn Sie keine Lust auf Cracker haben, servieren Sie die Guacamole mit Rohkost.

1 vollreife Avocado, entkernt und geschält
frisch gepresster Saft einer Limette
1 EL Olivenöl
3 EL reife Tomaten, geschält, entkernt und gewürfelt
2 TL fein gehackte Zwiebeln
Salz
2 Spritzer Tabasco
12 Mehrkorn-Cracker

Die Avocado mit dem Zitronensaft und dem Olivenöl pürieren.

Die Masse in eine Schüssel geben und alle anderen Zutaten außer den Crackern hinzufügen. Gut vermischen und die Cracker damit bestreichen.

François Rousseau, Lehrkoch an der *École hôtelière de la Capitale* in Quebec

Guacamole
auf orientalische Art

Vorbereitungszeit: 20 Minuten
Schwierigkeit: einfach
4 Portionen

Diese Guacamole schmeckt besonders gut zu Rohkost oder getoastetem Pitabrot. Sambal Oelek ist eine aus Indonesien stammende Gewürzmischung auf der Basis von rotem spanischem Pfeffer, Salz und Essig. Man bekommt es in orientalischen Lebensmittelläden sowie in vielen Supermärkten.

2 Avocados
80 g rote Zwiebeln, gehackt
75 g reife Tomaten, gewürfelt
3 EL Sake (nach Belieben)
½ TL gehackter Knoblauch
2 EL frisch gehackter Ingwer
frisch gepresster Saft einer halben Limette
Schale einer halben Limette
1 EL frisch gehackter Koriander
80 g Lauchzwiebeln, fein geschnitten
2 EL Olivenöl
½ TL Sambal Oelek oder Chilipaste

Die Avocados halbieren, den Kern entfernen und das Fleisch mit einem Löffel herausschälen.

Das Fruchtfleisch mit einer Gabel zerdrücken und alle anderen Zutaten hinzufügen. Gut vermischen.

Florence Albernhe, Küchenchefin und Besitzerin des Restaurants *Le Grain de riz* in Quebec

Gefüllte Tomaten
auf mexikanische Art

Vorbereitungszeit: 1 Stunde **8 Portionen**
Schwierigkeit: mittel

Jalapeño-Chilis werden vorwiegend in Mexiko angebaut. Ihr Name erinnert an die Stadt Jalapa im Bundesstaat Veracruz. Die Schoten sind grün, ziemlich breit und ungefähr 5 cm lang. Man kennt sie heute auf der ganzen Welt, sie werden (als grüne Chilis) in den meisten Supermärkten verkauft.

1 Avocado
frisch gepresster Saft von 2 Limetten
60 g Quinoa
8 vollreife, große Tomaten
100 g Gurke, entkernt und klein gehackt
60 g rote Paprika, entkernt und klein gehackt
8 kleine Lauchzwiebeln, fein gehackt
95 g gekochter Mais
110 g schwarze Bohnen aus der Dose, gewaschen und abgetropft
60 ml Olivenöl extra vergine
15 g Koriander, frisch gehackt
2 EL frische Jalapeño-Chilischoten, fein gehackt
2 EL gemahlener Kreuzkümmel
Salz und Pfeffer aus der Mühle

Die Avocado hacken und mit 2 EL Limettensaft beträufeln. Den restlichen Saft beiseite stellen.

Quinoa nach Packungsanweisung kochen. Abtropfen und abkühlen lassen, dann in eine große Glasschüssel geben.

Von jeder Tomate einen Deckel abschneiden.

Die Tomaten leicht über dem Spülbecken ausdrücken, um überschüssigen Saft und einen Teil der Kerne zu entfernen.

Mit Hilfe eines Grapefruitlöffels oder eines kleinen Messers jede Tomate über einer Schüssel aushöhlen, dabei innen ein wenig Fruchtfleisch belassen, ohne die Schale zu durchbohren. Das Fruchtfleisch fein hacken und zum Quinoa geben.

Die Avocado und ihren Mariniersaft, Gurke, Paprika, Lauchzwiebeln, Mais und schwarze Bohnen hinzufügen. Mit dem restlichen Limettensaft und dem Olivenöl beträufeln.

Koriander, Chili und Kreuzkümmel dazugeben. Salzen, pfeffern und vorsichtig verrühren.

Bei Raumtemperatur etwa 30 Minuten ruhen lassen, dabei von Zeit zu Zeit umrühren, damit sich die Geschmacksaromen verbinden.

Die Tomaten salzen und pfeffern, dann mit der vorbereiteten Masse füllen. Den kleinen Deckel wieder aufsetzen und sofort servieren.

Anne L. Desjardins, Gastro-Journalistin und Autorin

Kachumber
mit Limettensaft

Vorbereitungszeit: 10 Minuten **4 Portionen**
Schwierigkeit: einfach

Kachumber ist der beliebteste indische Salat. Diese Vorspeise schmeckt besonders gut zusammen mit Gurken-Raita (siehe S. 145).

2 rote Tomaten
1 Gurke
½ Gemüsezwiebel
frisch gepresster Saft einer Limette
Salz und Pfeffer aus der Mühle
1 EL rote Chilischote, in feinen Ringen
Nach Belieben: frischer Koriander oder Petersilie, fein gehackt

Die Tomaten in 1 cm dicke Spalten schneiden, das ergibt etwa 16 Spalten pro Tomate. Die Tomaten entkernen.

Die Gurke der Länge nach vierteln, entkernen und in 2,5 cm lange Stücke schneiden.

Die Zwiebel in 1 cm dicke Spalten schneiden.

Tomaten, Gurken und Zwiebeln in einer Schüssel vermischen. Den Limettensaft hinzufügen, nach Geschmack salzen und pfeffern.

Ganz am Ende die Chiliringe und ggf. Koriander oder Petersilie hinzufügen.

Jean Vachon, Lehrkoch an der *École hôtelière de la Capitale* in Quebec

Avocado-Zitrusfrüchte-Dip

Vorbereitungszeit: 30 Minuten **4 Portionen**
Schwierigkeit: einfach

4 EL Sonnenblumenkerne
2 Avocados
4 EL frisch gepresster Orangensaft
3 EL frisch gepresster Grapefruitsaft
3 EL frisch gepresster Zitronensaft
2 EL Olivenöl
1 TL Salz
1 TL gemahlener Kreuzkümmel
1 TL gemahlener Koriander

Die Sonnenblumenkerne in der Küchenmaschine zermahlen. Die Avocados halbieren, den Kern entfernen und das Fleisch mit einem Löffel herausschälen.

Alle Zutaten in einer großen Schüssel vermischen, um ein cremiges Püree zu erhalten. Abdecken und bis zum Servieren im Kühlschrank aufbewahren.

Variante: Dip und Pita-Brot
60 ml Olivenöl
1 EL Cajun-Gewürzmischung (ersatzweise kreolische Gewürzmischung)
4 Pitabrote

Das Olivenöl und die Gewürze vermischen und die Pita-Brote damit bestreichen. Aus den Pita-Broten kleine Dreiecke schneiden und diese auf einem Backblech verteilen.

Etwa 10 Minuten im Ofen bei 180 °C backen, bis die Brote goldbraun und knusprig sind. Den Dip in einer Schale servieren und die Pita-Dreiecke dekorativ um sie herum verteilen.

Marlène Gagnon, Lehrköchin an der *École hôtelière de la Capitale* in Quebec

Raita
mit Gurke auf indische Art

Vorbereitungszeit: 10 Minuten **4 Portionen**
Schwierigkeit: einfach

Diese Sauce wurde zur Beruhigung der Geschmacksknospen bei einem besonders scharf gewürzten Gericht erfunden. Servieren Sie sie als Vorspeise, zusammen mit einem Nan- oder Pita-Brot, oder zu scharfen indischen Gerichten. Tauchen Sie die Spinatblätter zum Blanchieren 1 oder 2 Minuten in kochendes Wasser, drücken Sie sie dann gründlich aus, um das restliche Wasser vollständig zu entfernen. Hacken Sie sie dann sehr fein, bevor Sie sie unter die Joghurtmischung rühren.

250 g Naturjoghurt
1 TL frische, fein gehackte Minze
½ Gurke, geschält, entkernt und in feine Streifen geschnitten
Salz und Pfeffer aus der Mühle
gemahlener Kreuzkümmel (nach Belieben)
Trockenfrüchte (nach Belieben)
blanchierter Spinat (nach Belieben)
gemahlener Muskat

Joghurt, Minze und Gurke in einer Schale verrühren. Nach Geschmack salzen und pfeffern.

Die anderen Zutaten nach Belieben hinzufügen.

In eine Servierschüssel füllen und mit Muskat bestäuben.

Jean Vachon, Lehrkoch an der *École hôtelière de la Capitale* in Quebec

Tofu
mit Sojasauce

Vorbereitungszeit: 15 Minuten **4 Portionen**
Schwierigkeit: einfach

Der Bonito ist ein mit dem Thunfisch verwandter, fetter Seefisch. Bonitoflocken findet man in Asialäden, Naturkostläden und manchen Supermärkten. Sie können sie durch eine kleine Dose Sockeye-Wildlachs ersetzen, den Sie zuvor abtropfen lassen und sehr fein hacken. Spießen Sie die Tofuwürfel mit Zahnstochern auf und servieren Sie sie als Vorspeise auf einer Platte.

340 g schnittfester Seidentofu
Bonitoflocken
frischer oder getrockneter Schnittlauch, fein gehackt
japanische Sojasauce (Shoyu) oder sonstige Sojasauce

Den Tofu vorsichtig aus der Verpackung lösen, damit er nicht zerbricht.

Den Tofu quer halbieren, dabei darauf achten, dass die Form nicht beschädigt wird. Anschließend längs halbieren, dann wieder quer, bis man kleine Würfel von 1,5 cm erhält.

Mit Bonitoflocken und Schnittlauch bedecken.
Mit Sojasauce beträufeln und servieren.

Richard Béliveau

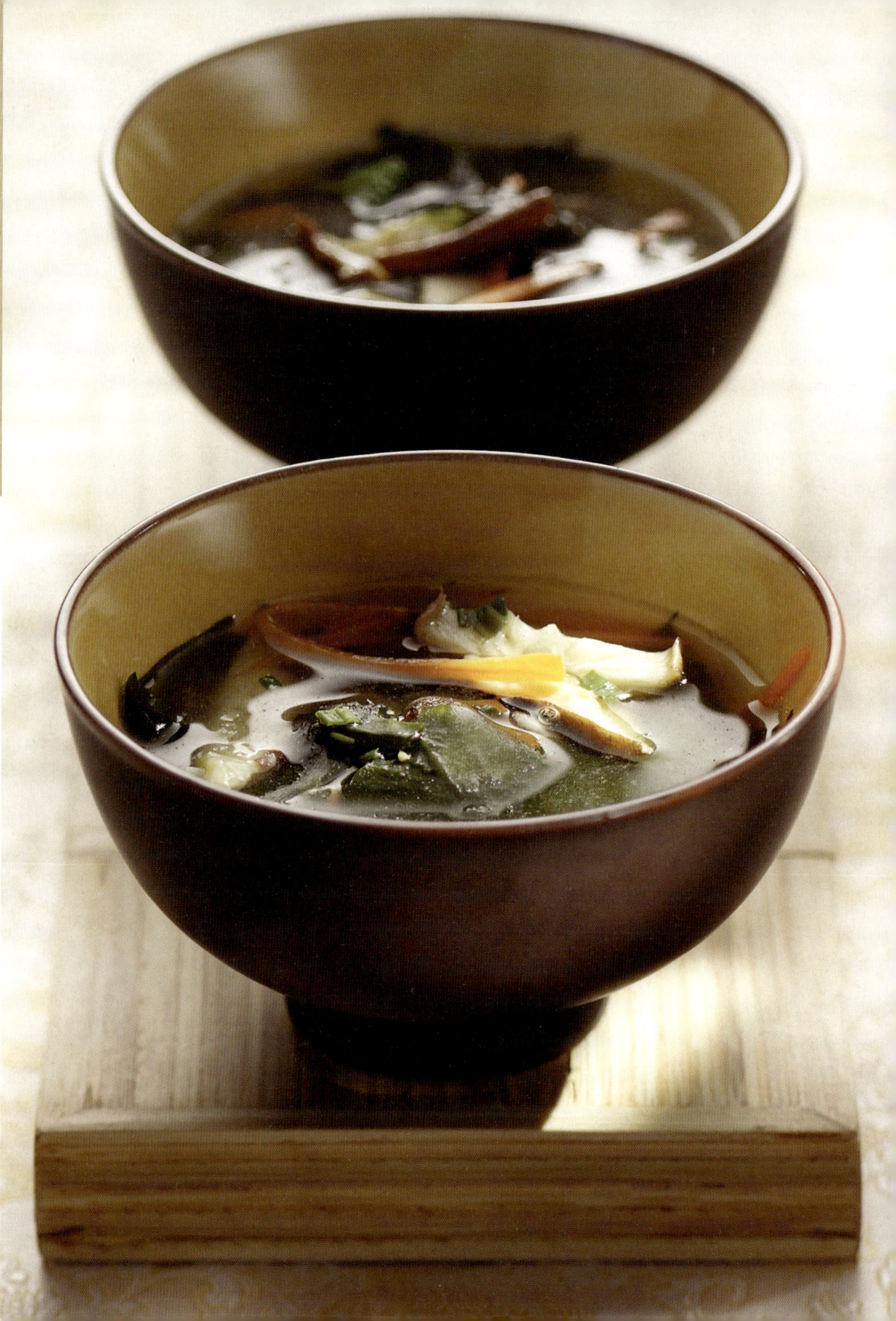

MISOSUPPE

Misosuppe

Vorbereitungszeit: 30 Minuten **6 Portionen**
Schwierigkeit: mittel

Miso ist eine fermentierte Sojapaste, die reich an Isoflavonen ist. Es gibt verschiedene Qualitäten, ihre Farbe variiert zwischen weiß und rot. In Japan wird diese kalorienarme Suppe täglich morgens, mittags und abends gegessen. Man kann Miso mindestens ein Jahr lang an einem trockenen und kühlen Ort aufbewahren. Gai Lan (oder Kai Lan) wird auch als »chinesischer Brokkoli« bezeichnet, auch wenn er nicht wirklich zur Brokkoli-Familie gehört. Seine langen Blätter sind dunkelgrün und seine Stiele sehr dünn.

25 g Wakame- oder Arame-Algen
ein Spritzer Olivenöl
120 g Gai Lan (chinesischer Brokkoli) oder Grünkohl, in feine Streifen geschnitten
12 frische Shiitake, gehackt
2 l Hühnerbrühe
3 EL rote Misopaste
3 Lauchzwiebeln, klein gehackt

Die Algen 5 bis 10 Minuten in einer Schüssel mit kaltem Wasser einweichen.

Das Olivenöl in einem großen Topf erhitzen. Den Gai Lan und die Shiitake 3 bis 4 Minuten bei mittlerer Hitze anbraten.

Die Brühe hineingießen, die abgetropften Algen hinzufügen und 10 Minuten lang knapp unter dem Siedepunkt simmern lassen.

Die Misopaste in etwas Bouillon auflösen und in die Suppe geben. Die Lauchzwiebeln hinzufügen und servieren.

Jean-Pierre Cloutier, Küchenchef und Besitzer des *Café-restaurant du Musée* in Quebec

Dashi

Vorbereitungszeit: 15 Minuten **1 Liter**
Schwierigkeit: einfach

Dashi ist eine japanische Brühe auf Algenbasis. Man kann sie zur Zubereitung von Suppen, Vinaigrettes, Saucen und zahlreichen anderen Rezepten benutzen.

Kombu-Algen werden von den Japanern sehr geschätzt und großzügig in Bouillons und als Garnitur verwenden. Sie haben die Form einer Platte mit gewellten Rändern.

1 l Wasser
2 TL Kombu-Algen
2 EL Bonitoflocken

Das Wasser mit den Algen in einem großen Topf langsam erhitzen.

Kurz vor dem Siedepunkt die Algen herausnehmen und die Bonitoflocken hineinschütten.

Die Platte ausschalten und die Flocken langsam auf den Topfboden sinken lassen.

Die Brühe durch ein Sieb passieren und servieren.

Susan Sylvester, Lehrköchin an der *École hôtelière de la Capitale* in Quebec

Blumenkohl-cremesuppe mit Kurkuma

Vorbereitungszeit: 1 Stunde **4 Portionen**
Schwierigkeit: mittel

1 EL Pflanzenöl
55 g Zwiebeln, gehackt
200 g Sellerie, fein geschnitten
1 EL gemahlenes Kurkuma
2 EL Mehl
750 ml entfettete Hühnerbrühe
600 g Blumenkohl, in Röschen zerteilt
Salz und Pfeffer aus der Mühle

Zwiebeln und Sellerie im Öl in einem Topf bei mäßiger Hitze anschwitzen. Kurkuma hinzufügen und 1 Minute dünsten.

Das Mehl hinzufügen und verrühren. Die Brühe langsam hineingießen, die Blumenkohlröschen hinzufügen und aufkochen lassen.

Mit Salz und Pfeffer abschmecken. 25 Minuten köcheln lassen.

Im Mixer pürieren und sofort servieren.

François Rousseau, Lehrkoch an der *École hôtelière de la Capitale* in Quebec

Gazpacho

Vorbereitungszeit: 30 Minuten **4 Portionen**
Schwierigkeit: mittel

2 Scheiben Brot
4 Tomaten
1 geschälte Gurke
1 rote Paprika
1 grüne Paprika
1 mittelgroße Zwiebel
2 Knoblauchzehen
8 frische Basilikumblätter
80 ml Olivenöl
2 EL Balsamessig
Salz und Pfeffer aus der Mühle
1 TL Piment d'Espelette (nach Belieben)
12 schwarze Oliven in Stückchen

Garnitur
Olivenöl, Balsamessig

Das Brot 15 Minuten in etwas Wasser einweichen lassen.

Die Tomaten etwa 30 Sekunden in kochendes Wasser tauchen. Schälen, halbieren und zusammendrücken, um die Kerne und den Saft herauszupressen.

Tomaten, Gurken, Paprika und Zwiebel in kleine Würfel schneiden. Etwa 4 EL für die Garnitur beiseite stellen. Zusammen mit dem Knoblauch, dem Basilikum und dem ausgepressten Brot im Mixer pürieren.

Das Olivenöl und den Essig hinzufügen. Mit Salz und Pfeffer abschmecken. Ggf. den Piment d'Espelette hinzufügen und gut vermischen.

In eine große Schüssel gießen und 3 h im Kühlschrank kalt stellen.

Das Gazpacho sehr kalt mit einem Spritzer Olivenöl und etwas Balsamessig servieren. Mit den restlichen Gemüsewürfeln und den Oliven garnieren.

Yves Moscato, Küchenchef und Miteigentümer des Restaurants *Le 48 Saint-Paul, Cuisine_monde* in Quebec

Brunnenkresse-Lauch-Suppe

Vorbereitungszeit: 1 h 15 — 4 Portionen
Schwierigkeit: mittel

½ TL Pflanzenöl
1 mittelgroße Zwiebel, grob gehackt
2 mittelgroße Lauchstangen, grob gehackt
1,25 l kalte Hühnerbrühe
1 Bund Brunnenkresse, grob gehackt
1 große Kartoffel, gewürfelt
Salz und Pfeffer aus der Mühle
60 ml Sauerrahm oder fettarmer Naturjoghurt
1 EL gemahlenes Kurkuma

Das Öl in einem großen Topf erwärmen. Zwiebeln und Lauch bei mittlerer Hitze glasig dünsten, sie sollen nicht braun werden.

Die Brühe hinzugießen und aufkochen lassen. Die Kartoffelwürfel hineingeben. Mit Salz und Pfeffer abschmecken.

Etwa 30 Minuten bei mittlerer Hitze kochen, dann die Kresse hinzufügen und weitere 4 Minuten kochen.

Die Suppe im Mixer pürieren und anschließend wieder in den Topf gießen. Noch einmal aufkochen, dabei kräftig umrühren. Bei Bedarf nachwürzen.

In vorgewärmten Schalen servieren. Jede Portion mit 1 EL Sauerrahm und etwa ½ TL Kurkuma garnieren.

Philippe Castel, von seinen Kollegen zum gesundheitsbewussten Koch des Jahres 2004 gewählt

Thai-Suppe

Vorbereitungszeit: 20 Minuten — 4 Portionen
Schwierigkeit: einfach

110 g Reis-Vermicelli
Olivenöl
1 Schalotte, gehackt
1 bis 2 TL rote Currypaste
125 ml Wasser
280 ml Hühnerbrühe
1 mittelgroße Zwiebel, klein gewürfelt
8 Riesengarnelen
250 ml Kokosmilch
125 ml Milch
Kopfsalatblätter, in Streifen geschnitten

Die Nudeln 4 Minuten in kochendem Wasser kochen. Abschrecken und beiseite stellen.

Die Schalotte etwa 1 Minute bei großer Hitze anbraten.

Die Currypaste in etwas kaltem Wasser auflösen und mit der Schalotte vermischen. Das Wasser und die Brühe hinzugießen und aufkochen lassen.

Zwiebeln und Garnelen hinzufügen. Wenn die Garnelen gar sind, das heißt fest und rosa, die Kokosmilch und die Milch hinzufügen.

In jede Suppenschale ein wenig Reisnudeln und Salatstreifen legen. Die Suppe darübergießen und 2 Garnelen hinzufügen. Sofort servieren.

Olivier Neau, Lehrkoch an der *École hôtelière de la Capitale* in Quebec

Brokkolisuppe

Vorbereitungszeit: 45 Minuten **4 Portionen**
Schwierigkeit: mittel

Hier finden Sie ein ausgezeichnetes Rezept, um drei der wirksamsten Nahrungsmittel gegen Krebs zu kombinieren: Kreuzblütengewächse, Zwiebeln und Kurkuma. Essen Sie dieses Gericht regelmäßig und ersetzen Sie Brokkoli durch ein anderes Gemüse der Kreuzblütlerfamilie (Kohl, Blumenkohl, Grünkohl etc.) Frieren Sie übrige Portionen ein.

Olivenöl
1 große Zwiebel, gehackt
2 gehackte Knoblauchzehen
1 TL gemahlenes Kurkuma
1 Brokkoli, in Röschen zerteilt (die Stiele schälen und in Stücke schneiden)
1 Kartoffel, in Spalten
1 l Hühnerbouillon
1 EL getrocknete Petersilie
1 TL getrockneter Dill
Salz und Pfeffer aus der Mühle

Das Olivenöl in einem großen Topf erhitzen. Zwiebeln und Knoblauch bei mittlerer Hitze anbraten, bis sie weich sind.

Das Kurkuma hinzufügen und 2 Minuten umrühren.

Die Kartoffeln und die Brühe hineingeben. Petersilie und Dill einrühren. Mit Salz und Pfeffer abschmecken. 30 Minuten köcheln lassen, dann den Brokkoli hinzufügen. Weitere 10 Minuten kochen, dann vom Feuer nehmen.

Abkühlen lassen und lauwarm pürieren, bis die Konsistenz cremig ist.

Richard Béliveau

Kohlsuppe
mit Sojabohnen

Vorbereitungszeit: 1 h 30 **6 bis 8 Portionen**
Schwierigkeit: einfach

ein Spritzer Olivenöl
100 g Zwiebeln, in feine Ringe geschnitten
2 l Hühnerbrühe
2 EL Tomatenmark
450 g Weißkohl, in feine Streifen geschnitten
120 g Sojabohnen (ohne Schoten), zerstoßen
Salz und Pfeffer aus der Mühle

In einem Topf die Zwiebeln in Olivenöl anbraten.

Die Brühe, das Tomatenmark und den Kohl hinzufügen. Aufkochen und etwa 30 Minuten unter dem Siedepunkt simmern lassen.

Die Sojabohnen hinzufügen und weitere 40 Minuten köcheln lassen. Mit Salz und Pfeffer abschmecken.

Jean-Pierre Cloutier, Küchenchef und Besitzer des *Café-restaurant du Musée* in Quebec

Grünkohlsuppe

Vorbereitungszeit: 1 Stunde — **8 bis 12 Portionen**
Schwierigkeit: mittel

2 EL Olivenöl
1 große Gemüsezwiebel, fein gehackt
4 Knoblauchzehen, fein gehackt
1 Selleriestange, fein gehackt
2 Schalotten, fein gehackt
1 Karotte, in Scheibchen geschnitten
2 l Gemüse- oder entfettete Hühnerbrühe
1 TL frischer Thymian
1 EL gemahlenes Kurkuma
2 EL mildes Paprikapulver
2 Süßkartoffeln, geschält und klein gewürfelt
1,3 kg Grünkohlblätter, sehr fein gehackt
Salz und Pfeffer aus der Mühle

Das Olivenöl in einem großen, gusseisernen Kochtopf erhitzen. Die Zwiebeln, den Knoblauch, den Sellerie, die Schalotten und die Karotte bei mittlerer Hitze 8 bis 10 Minuten anbraten, bis die Zwiebeln glasig sind.

Die Brühe, Thymian, Kurkuma und Paprika hinzufügen. Aufkochen lassen.

Die Süßkartoffeln in den Topf geben und 5 bis 10 Minuten köcheln, bis sie fast gar sind.

Den Kohl hinzufügen und ein paar Minuten kochen lassen, damit er weich wird.

Die heiße Suppe in die Teller geben, dann mit Salz und Pfeffer abschmecken.

Anne L. Desjardins, Gastro-Journalistin und Autorin

Lauchsuppe

Vorbereitungszeit: 1 Stunde — **4 Portionen**
Schwierigkeit: einfach

Olivenöl
1 große Zwiebel, gehackt
2 Knoblauchzehen, gehackt
2 Lauchstangen, in feinen Ringen (nur der weiße und hellgrüne Teil)
4 Kartoffeln, grob gewürfelt
1,5 l Hühnerbrühe
Salz und Pfeffer aus der Mühle
getrockneter Majoran und getrocknete Petersilie

Zwiebeln, Knoblauch und Lauch in Olivenöl dünsten, bis sie weich sind.

Die Kartoffeln und die Brühe hinzufügen. Mit Salz und Pfeffer abschmecken, dann die Kräuter hineingeben.

30 bis 40 Minuten köcheln lassen, dann vom Herd stellen.

Abkühlen lassen und lauwarm im Mixer pürieren.

Richard Béliveau

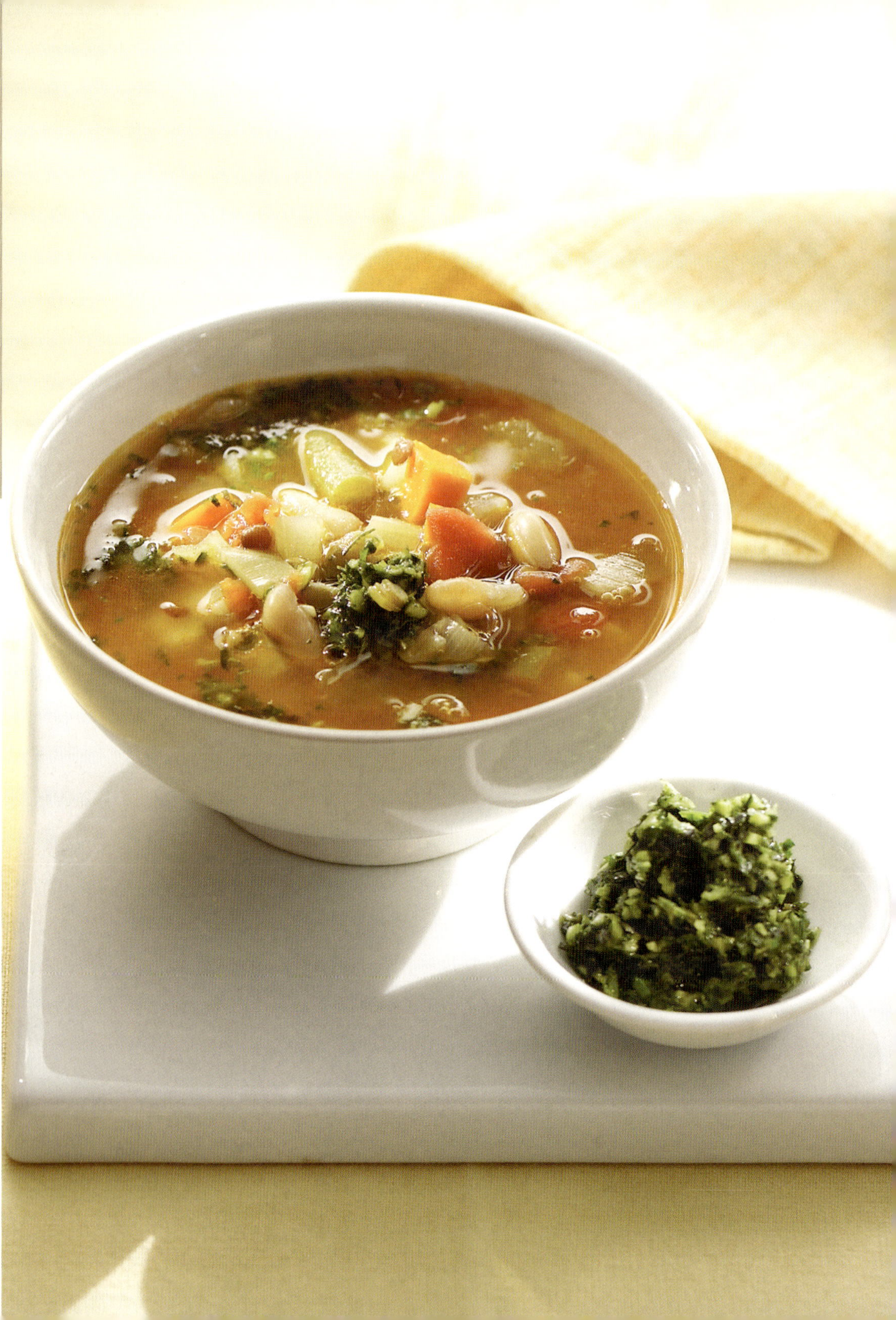

BOHNENSUPPE

Bohnensuppe

Vorbereitungszeit: 1 h 15 **4 Portionen**
Schwierigkeit: mittel

3 EL Olivenöl
100 g Lauch, gewürfelt
80 g Zwiebeln, gewürfelt
80 g Karotten, gewürfelt
100 g Zucchini, gewürfelt
50 g Sellerie, gewürfelt
1,5 l Wasser
Salz
150 g Kartoffeln
50 g grüne Bohnen, in 2 cm lange Stücke geschnitten
75 g weiße Bohnen aus der Dose, gewaschen und abgetropft
75 g reife Tomaten, entkernt und grob gehackt

Pistou
3 Knoblauchzehen
160 g frisches Basilikum
6 EL Olivenöl

Das Olivenöl in einem großen, gusseisernen Topf erhitzen. Lauch, Zwiebeln, Karotten, Zucchini und Sellerie etwa 5 Minuten bei großer Hitze anbraten.

Das Wasser hineingießen und nach Geschmack salzen. Die Kartoffeln hinzufügen und 25 Minuten bei schwacher Hitze kochen.

Die grünen Bohnen, die Tomaten und die weißen Bohnen in den Topf geben. Zehn Minuten kochen.

Für das Pistou den Knoblauch und das Basilikum im Mörser zerstoßen, dabei sehr langsam Olivenöl einfließen lassen.

Das Pistou in die kochende Suppe geben und vor dem Servieren 2 Minuten kochen.

Jean Vachon, Lehrkoch an der *École hôtelière de la Capitale* in Quebec

Zwiebelsuppe
mit Knoblauch

Vorbereitungszeit: 1 Stunde **6 Portionen**
Schwierigkeit: mittel

Wenn Sie die Suppe etwas dicker wünschen, rühren Sie einen Esslöffel Mehl unter die Mischung aus Zwiebeln und Knoblauch, bevor Sie die Bouillon hineingießen.

60 ml Olivenöl
8 mittelgroße Zwiebeln, in feinen Ringen
3 oder 4 Knoblauchzehen, fein gehackt
1,5 l Rinderbrühe
2 EL getrocknete Petersilie
2 TL getrockneter Majoran
6 Scheiben Weizenvollkornbrot
200 g geriebener Gruyère- oder Cheddar-Käse

Den Grill im Ofen vorheizen.

Die Zwiebeln im Olivenöl anbraten, dabei ständig umrühren, bis sie leicht goldbraun sind.

Den Knoblauch hinzufügen und 1 Minute dünsten. Die Brühe hineingießen. Mit Salz und Pfeffer abschmecken, dann Petersilie und Majoran hinzufügen. Aufkochen und 20 Minuten bei geöffnetem Deckel köcheln lassen.

Währenddessen das Brot im Ofen oder im Toaster rösten. Die Rinde entfernen und die Scheiben so zuschneiden, dass sie zum Gratinieren wie ein Deckel auf die ofenfesten Suppenschalen passen.

Die Suppe in die Schalen füllen. Eine Scheibe Brot darauflegen und den Käse darüberstreuen.

Auf der oberen Schiene des Ofens überbacken, bis der Käse Blasen wirft und eine schöne goldgelbe Farbe annimmt.

Richard Béliveau

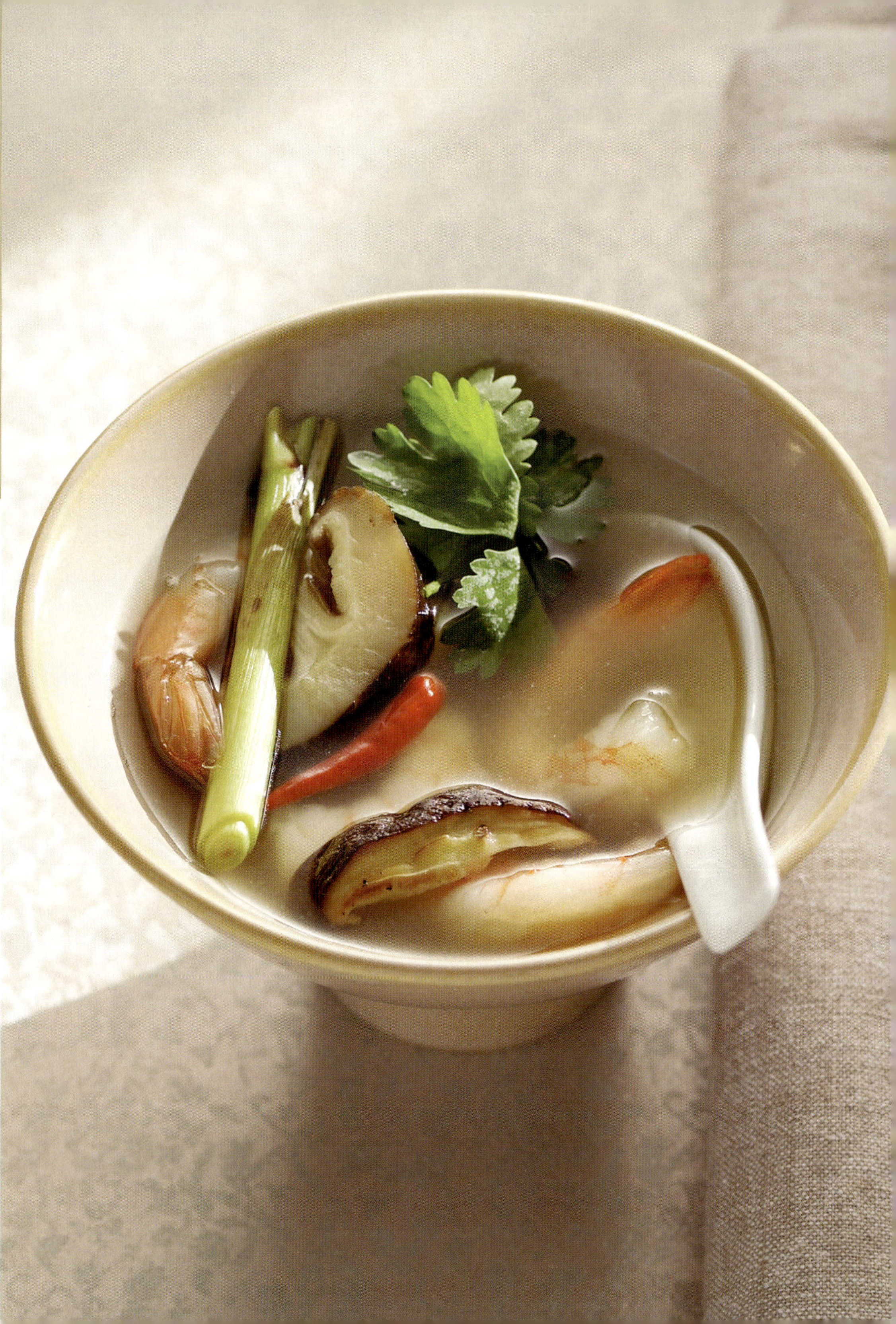

SCHARFE GARNELENSUPPE

Scharfe Garnelensuppe

Vorbereitungszeit: 30 Minuten
Schwierigkeit: einfach

4 Portionen

Die Kaffir-Limette ist eine kleine Zitrone aus Indien. In der Küche verwendet man die Frucht, aber auch die Blätter, die zum Aromatisieren einer Vielzahl von Gerichten dienen. Galgant ähnelt Ingwer und wird in der südostasiatischen Küche verschwenderisch benutzt.

1 Stängel Zitronengras
1 EL Olivenöl
80 g frische Shiitake, in feine Streifen geschnitten
750 ml heiße Hühnerbrühe
2 TL frischer Ingwer oder Galgant, fein gehackt
3 Kaffirblätter (nach Belieben)
Fischsauce (Nuoc Mam oder Nam Pla)
8 Riesengarnelen
1 oder 2 Chilischoten, in feinen Ringen
3 TL frisch gepresster Limettensaft
frische Korianderblätter

Das Zitronengras in 3 bis 5 Stücke schneiden.

Die Shiitake in etwas Olivenöl anbraten.

Die Brühe, das Zitronengras, den Ingwer und ggf. die Kaffirblätter hinzugeben. Die Fischsauce hinzufügen und 10 Minuten kochen.

Die Garnelen hineingeben und weitere 3 bis 4 Minuten köcheln lassen.

Die Chiliringe und den Limettensaft in eine Terrine geben. Die Suppe darübergießen, mit Koriander garnieren und servieren.

Jean Vachon, Lehrkoch an der *École hôtelière de la Capitale* in Quebec

Dicke-Bohnen-Suppe
auf orientalische Art

Vorbereitungszeit: 2 h 30
Schwierigkeit: einfach

6 Portionen

Eine herzhafte und nahrhafte Suppe, die man auch als Hauptgericht servieren kann.

Olivenöl
2 Zwiebeln, gehackt
3 Knoblauchzehen, gehackt
2 TL gemahlenes Kurkuma
2 l Hühnerbrühe
360 g dicke Bohnen, frisch oder tiefgefroren/aus dem Glas
60 g Perlgraupen
2 EL Kräuter
Salz und Pfeffer aus der Mühle

Zwiebeln und Knoblauch in einem großen Topf in Olivenöl anbraten, bis sie weich sind.

Das Kurkuma hinzufügen und 2 Minuten einrühren. Die Brühe hineingießen. Aufkochen lassen.

Anschließend die dicken Bohnen, die Graupen, die Kräuter sowie Salz und Pfeffer hinzufügen. Etwa 2 h 30 Minuten köcheln lassen, bis die dicken Bohnen weich gekocht sind. Falls es notwendig ist, mindestens 1 Stunde vor Ende der Kochzeit Flüssigkeit hinzufügen.

Richard Béliveau

Kubanische Suppe
mit schwarzen Bohnen

Vorbereitungszeit: 40 Minuten **4 Portionen**
Schwierigkeit: einfach

Sie können die schwarzen Bohnen auch durch Linsen ersetzen. Statt Chili, Kreuzkümmel und Kurkuma verwenden Sie dann besser Oregano, Basilikum, Thymian und 2 Lorbeerblätter, die Karotten lassen Sie weg. Diese Suppe zeigt, welche wichtige Rolle Hülsenfrüchte in allen Kulturen Süd- und Mittelamerikas und in der Karibik spielen.

1 kg schwarze Bohnen aus der Dose, gewaschen und abgetropft
340 g Tomaten aus der Dose (Abtropfgewicht)
Olivenöl
2 Zwiebeln, gehackt
2 Knoblauchzehen, gehackt
2 Karotten, fein gerieben
4 TL Chiliwürzmischung
2 TL gemahlener Kreuzkümmel
1 TL gemahlenes Kurkuma
Salz und Pfeffer aus der Mühle
500 ml Hühnerbrühe
500 ml Wasser
250 ml Gemüsesaft

Ein Drittel der schwarzen Bohnen zusammen mit den Tomaten im Mixer pürieren. Beiseite stellen.

Die Zwiebeln und den Knoblauch bei mittlerer Hitze in Olivenöl anbraten, bis sie weich sind. Karotte, Chiliwürzmischung, Kreuzkümmel und Kurkuma hinzufügen. Mit Salz und Pfeffer abschmecken. 2 Minuten unter ständigem Rühren kochen.

Die Brühe, das Wasser, den Gemüsesaft, die restlichen Bohnen und die Mischung aus Bohnen und Tomaten hineingeben. Aufkochen lassen, halb zudecken und 40 Minuten köcheln lassen.

Richard Béliveau

Balinesische Suppe

Vorbereitungszeit: 30 Minuten **6 Portionen**
Schwierigkeit: einfach

Pak-Choi ist eine chinesische Kohlart, die dem Mangold ähnelt. Man verzehrt die gekochten Stiele und Blätter.

10 Frühlingszwiebeln, fein gehackt (die grünen Teile beiseite legen)
425 ml Kokosmilch
3 bis 4 EL Sojasauce
2 TL brauner Zucker
1½ TL Currypulver
1 TL frischer Ingwer
1 bis 2 TL Chilipaste mit Knoblauch
4 Tomaten (z. B. Roma), in 6 Stücke geschnitten
1 gelbe Paprika, in feinen Streifen
125 g Pilze (am besten Shiitake), in Scheiben
7 g Basilikum, frisch gehackt
640 g Pak-Choi (nur die grünen Blätter) oder Spinat
110 bis 220 g Seidentofu, gewürfelt
Salz und Pfeffer aus der Mühle

Den weißen Teil der Frühlingszwiebeln in dünne Scheiben schneiden und das Grün beiseite legen.

In einem Topf mit dickem Boden Kokosmilch, Sojasauce, braunen Zucker, Currypulver, Ingwer und Chilipaste vermischen. Langsam aufkochen lassen.

Tomaten, Paprika, Pilze, Basilikum und Frühlingszwiebeln hinzufügen. Zudecken und 5 Minuten unter gelegentlichem Umrühren kochen.

Den Pak-Choi in den Topf geben, zudecken und weitere 5 Minuten unter gelegentlichem Umrühren kochen, bis das Gemüse gar, aber noch knackig ist.

Mit Salz und Pfeffer abschmecken.

3 Minuten vor dem Servieren den Tofu hinzufügen. Abschmecken und mit den restlichen Frühlingszwiebeln garnieren.

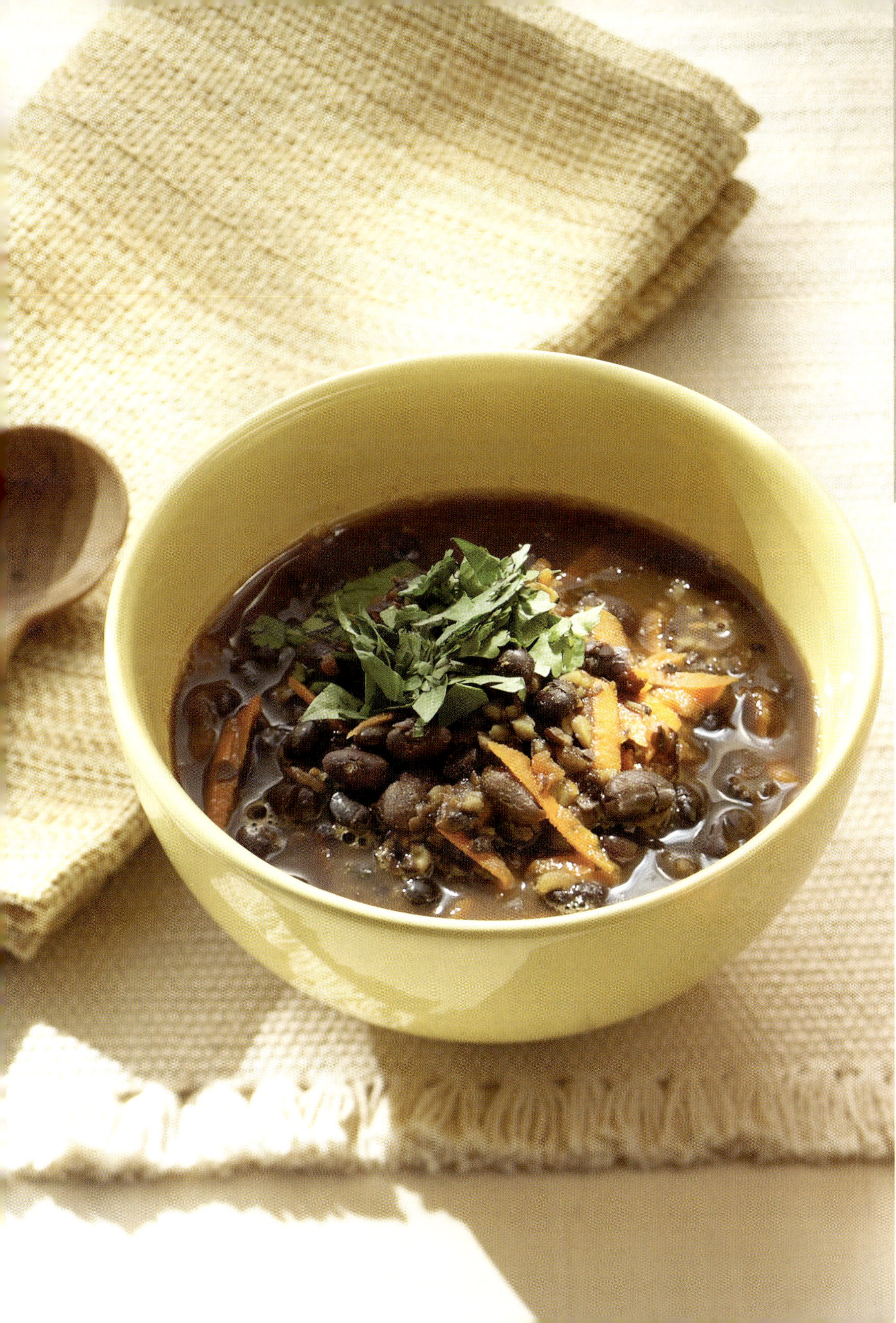

KUBANISCHE SUPPE MIT SCHWARZEN BOHNEN

Tomaten-Apfel-Suppe

Vorbereitungszeit: 45 Minuten **4 Portionen**
Schwierigkeit: einfach

Sie können den Liebstöckel auch durch 150 g gewürfelten Sellerie und 30 g gehackten, frischen Koriander ersetzen. Servieren Sie diese Suppe heiß und mit frischem Liebstöckel garniert oder kalt mit Naturjoghurt. Diese aromatische Pflanze schmeckt sehr gut in Salaten, Suppen und Fleischgerichten.

2 EL Butter
1 Zwiebel, in feinen Scheiben
500 g reife Tomaten, geschält, entkernt und gewürfelt
4 Äpfel (Roter Delicious), gewürfelt
125 g frische Liebstöckelblätter
1,25 l Hühnerbrühe
Salz und Pfeffer aus der Mühle

Butter in einem großen Topf erhitzen und die Zwiebel bei mittlerer Hitze darin anbraten.

Die Tomaten, die Äpfel und den Liebstöckel hinzufügen, 2 bis 3 Minuten unter Rühren kochen.

Die Brühe hineingießen und 30 Minuten köcheln lassen.

Die Suppe mit dem Pürierstab oder im Mixer pürieren.

Mit Salz und Pfeffer abschmecken.

Jean-Pierre Cloutier, Küchenchef und Besitzer des *Café-restaurant du Musée* in Quebec

Rote-Linsen-Suppe

Vorbereitungszeit: 50 Minuten **8 Portionen**
Schwierigkeit: mittel

450 g getrocknete rote Linsen, gewaschen und abgetropft
1,25 l Hühnerbrühe oder Wasser
1 TL gemahlenes Kurkuma
1 Stück frischer Ingwer von 2,5 cm Länge, gerieben oder fein gehackt
300 g reife Tomaten, gewürfelt
250 ml Milch
Salz
60 g Butter
160 g Zwiebeln, in feinen Scheiben
2 TL Kreuzkümmelkörner
Pfeffer aus der Mühle
frisch gehackter Koriander

Die Linsen in einen Topf mit dickem Boden füllen. Die Brühe, das Kurkuma, den Ingwer und die Tomaten hinzufügen.

Aufkochen, die Hitze reduzieren und etwa 25 Minuten lang köcheln lassen, bis die Linsen weich sind.

Im Mixer oder mit dem Pürierstab pürieren.

Die Suppe in den Topf zurückschütten und die Milch hinzugießen. Mit Salz abschmecken. Bei schwacher Hitze kochen.

Währenddessen Butter in einer Pfanne zerlassen. Die Zwiebeln und den Kreuzkümmel darin goldbraun anbraten.

Die Suppe in 8 heiße Schalen gießen und mit Pfeffer abschmecken.

In jede Schale ein wenig von der Butter-Zwiebel-Mischung geben und mit Koriander garnieren.

Jean Vachon, Lehrkoch an der *École hôtelière de la Capitale* in Quebec

Linsen-Karotten-Suppe

Vorbereitungszeit: 1 h 30 **4 Portionen**
Schwierigkeit: mittel

100 g getrocknete rote Linsen, gewaschen und abgetropft
250 g Karotten, in feinen Scheiben
160 g Gemüsezwiebeln, grob gehackt
3 ganze Knoblauchzehen
150 g reife Tomaten, grob gehackt
800 ml Hühnerbrühe
1 TL gemahlener Kreuzkümmel
½ TL gemahlener Koriander
½ TL gemahlenes Kurkuma
frisch gepresster Saft einer Zitrone
175 ml Vollmilch
Pfeffer aus der Mühle

Linsen, Karotten, Zwiebeln, Knoblauch und Tomaten in einen großen Topf geben. Dreiviertel der Brühe hineingießen und aufkochen lassen.

Die Hitze reduzieren, zudecken und etwa 30 Minuten köcheln lassen, bis die Linsen und das Gemüse gar sind.

Währenddessen das Olivenöl in einer Pfanne erhitzen. Kreuzkümmel, Koriander und Kurkuma einige Minuten darin anbraten. Vom Herd stellen und den Zitronensaft hinzufügen.

Die Suppe im Mixer pürieren und anschließend durch ein Spitzsieb passieren.

Die Suppe wieder auf den Herd stellen und aufkochen lassen. Gewürze und Brühe hinzufügen, anschließend 10 Minuten köcheln lassen.

Die Milch hineingießen, mit Salz und Pfeffer abschmecken und servieren.

Jean Vachon, Lehrkoch an der *École hôtelière de la Capitale* in Quebec

Spinatcremesuppe
mit Pinienkernen

Vorbereitungszeit: 40 Minuten **4 Portionen**
Schwierigkeit: mittel

3 EL Olivenöl
1 Zwiebel, fein gehackt
2 EL Mehl
1 TL gemahlenes Kurkuma
1 kg frischer Spinat, gründlich gewaschen und getrocknet
500 ml Hühner- oder Gemüsebrühe
2 Eigelb
125 ml Schlagsahne
125 ml Milch
frisch gepresster Saft einer halben Zitrone
Salz und Pfeffer aus der Mühle
2 EL Pinienkerne
50 g Parmesan, gehobelt

Das Olivenöl in einem großen Topf erhitzen. Die Zwiebel bei mäßiger Hitze darin anbraten, bis sie glasig ist.

Mehl, Kurkuma und Spinat hinzufügen. Die Brühe aufgießen und ein paar Minuten kochen.

Im Mixer pürieren, bis die Konsistenz cremig ist.

Die Eigelbe in einer kleinen Schüssel mit der Sahne und der Milch verrühren und das Ganze in die Suppe geben. Den Zitronensaft hinzufügen, mit Salz und Pfeffer abschmecken. Kräftig umrühren.

Die Cremesuppe in gut gewärmte Suppenteller füllen. Mit Parmesan und Pinienkernen garnieren.

Éric Villain, Koch und Miteigentümer des *Bistro Le Clocher Penché* in Quebec

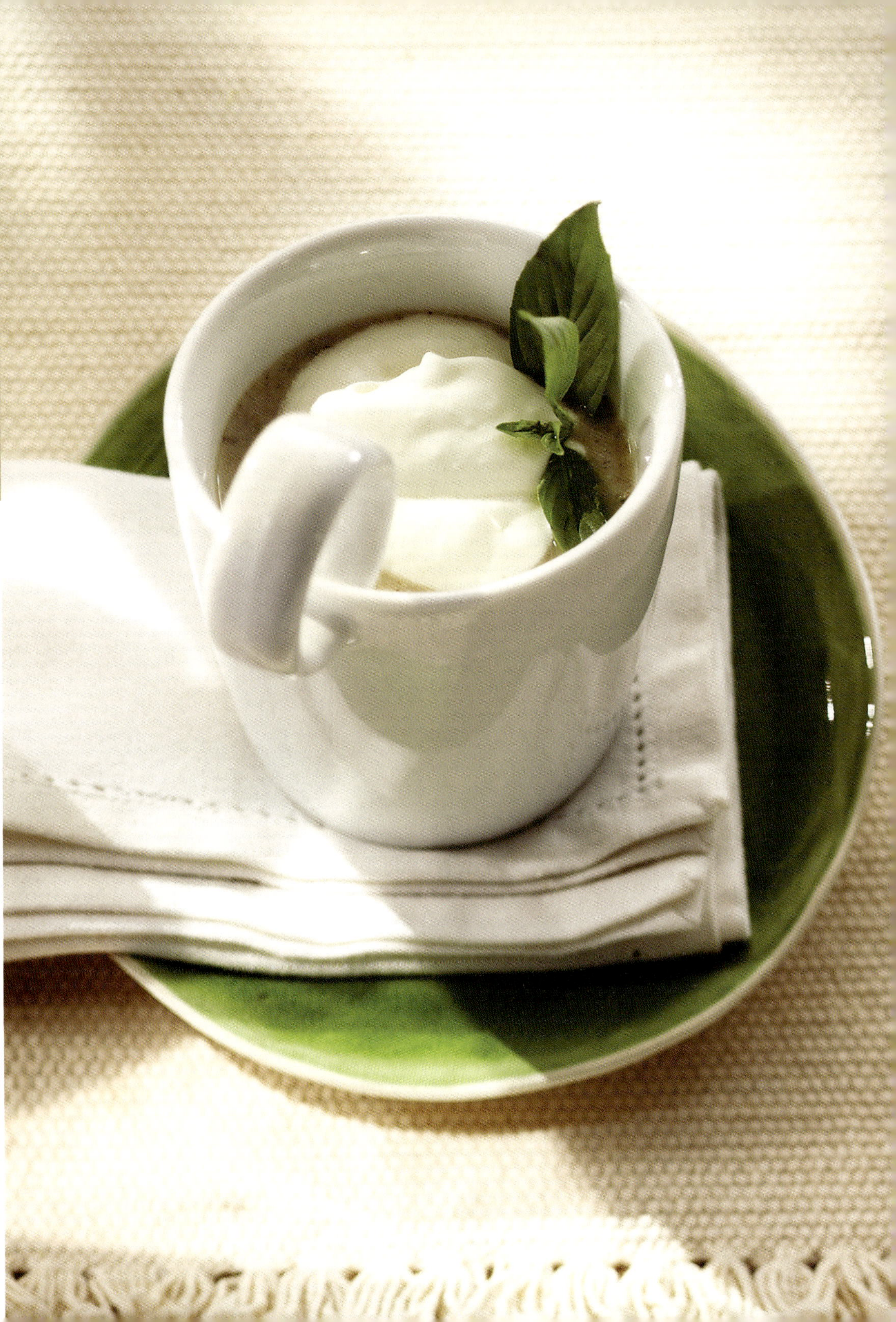

PILZCREMESUPPE IM CAPPUCCINO-TÄSSCHEN

Pilzcremesuppe im Cappuccino-Tässchen

Vorbereitungszeit: 45 Minuten **6 Portionen**
Schwierigkeit: mittel

Thailändisches Basilikum schmeckt leicht nach Lakritze. Wenn Sie keines finden können, nehmen Sie gängiges frisches Basilikum.

½ TL Olivenöl
250 g frische Shiitake oder weiße Champignons, in feine Scheiben geschnitten
1 TL fein gehackter Knoblauch
2 Schalotten, in feinen Scheiben
1 l Hühnerbrühe
1 TL thailändisches Basilikum (+ 6 Blätter zum Garnieren)
Salz und Pfeffer aus der Mühle
½ TL Sesamöl
250 ml aufgeschäumte Milch

Pilze, Knoblauch und Schalotten in einem Topf bei mittlerer Hitze anbraten.

Die Hitze reduzieren, die Brühe hinzufügen und 20 Minuten köcheln lassen.

Vom Herd nehmen und das Basilikum hinzufügen.

Die Suppe im Mixer oder mit dem Pürierstab pürieren. Mit Salz und Pfeffer abschmecken. Mit dem Sesamöl aromatisieren. In Tässchen füllen.

Die Milch aufschäumen und auf die Suppe geben. Jede Portion mit einem Basilikumblatt verzieren.

Florence Albernhe, Köchin und Besitzerin des Restaurants *Le Grain de riz* in Quebec

Marokkanische Kichererbsencreme-Suppe mit Rindfleisch

Vorbereitungszeit: 1 h 30 **8 Portionen**
Schwierigkeit: mittel

250 g Rindfleisch in Würfeln von 1 cm Länge
2 Zwiebeln, in feinen Scheiben
eine Prise Safran
2 l Wasser oder Hühnerbrühe
Salz und Pfeffer aus der Mühle
1 Bund frisch gehackte Petersilie
1 Bund frisch gehackter Koriander
3 EL Tomatenmark
5 reife Tomaten, gehäutet (siehe S. 142), entkernt und in Würfel geschnitten
300 g Kichererbsen aus der Dose, gewaschen und abgetropft
50 g Mehl

Das Fleisch, die Zwiebeln, den Safran und das Wasser in einen großen Kochtopf geben. Mit Salz und Pfeffer abschmecken. Zudecken und 20 bis 30 Minuten köcheln lassen.

Sellerie, Petersilie, Koriander, Tomatenmark und Tomaten hinzufügen. Weitere 20 Minuten köcheln lassen.

Die Kichererbsen hinzufügen. Das Mehl in etwas Wasser auflösen und in die Suppe einrühren. Ein paar Minuten kochen, abschmecken und servieren.

Jean Vachon, Lehrkoch an der *École hôtelière de la Capitale* in Quebec

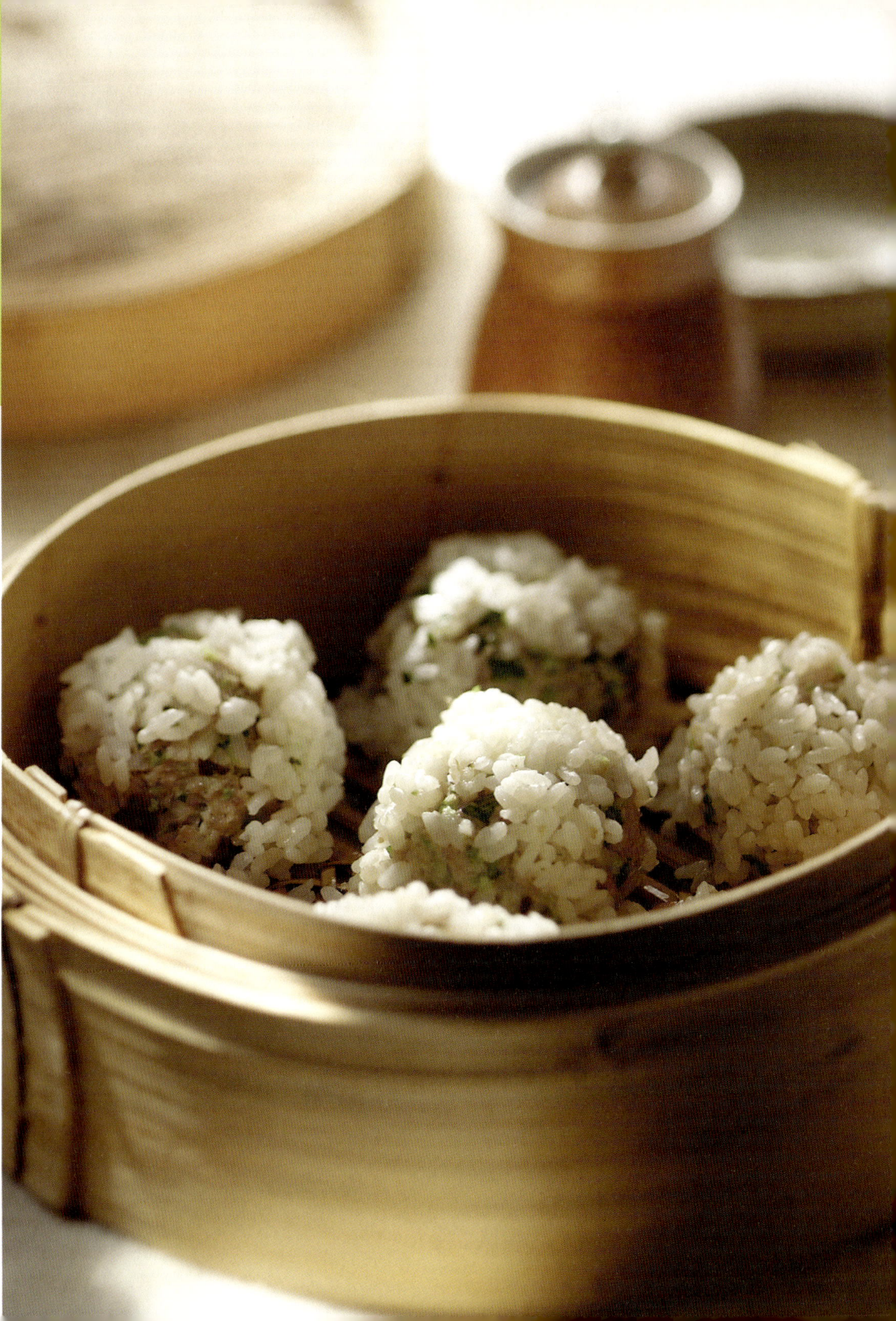

Reisbällchen

Vorbereitungszeit: 2 h 30
Schwierigkeit: mittel

18 bis 20 Reisbällchen oder 6 Portionen

200 g Klebreis
350 g Schweinehackfleisch
1 geschlagenes Ei
1 TL leichte Sojasauce
1 TL Salz
½ TL Zucker
½ TL Fischsauce (Nuoc Mam oder Nam Pla)
1 TL frisch gehackter Ingwer
2 TL Maisstärke
6 große, getrocknete chinesische Pilze, eingeweicht, ausgedrückt und gehackt
6 Wasserkastanien aus der Dose, gehackt
15 g Koriander, frisch gehackt, und einige Stängel zum Garnieren.

Den Reis 2 Stunden im kalten Wasser einweichen. Abgießen und zum Trocknen auf einem sauberen Tuch ausbreiten.

In einer großen Schüssel Hackfleisch, Ei, Sojasauce, Fischsauce, Ingwer und Maisstärke verrühren.

Die Pilze, die Wasserkastanien und den Koriander hinzufügen. Gut vermischen.

Mit gut angefeuchteten Händen die Bällchen formen.

Die Klößchen in Reis rollen und fest andrücken.

Einen Dampfkorb oder einen Dampfeinsatz leicht einölen und die Bällchen daraufsetzen.

Den Korb über einen Topf mit kochendem Wasser stellen und 20 bis 25 Minuten im Dampf garen.

Mit frischem Koriandergrün dekorieren und servieren.

Jean Vachon, Lehrkoch an der *École hôtelière de la Capitale* in Quebec

Bocconcini

und Erdbeeren mit Ingwer

Vorbereitungszeit: 45 Minuten
Schwierigkeit: einfach

4 Portionen

200 g Bocconcini (Mozzarellakugeln)
12 große Erdbeeren

Vinaigrette
1 EL frisch gepresster Zitronensaft
1 TL zerstoßener schwarzer Pfeffer
3 EL Balsamessig
1 EL Ahornsirup
60 ml Walnussöl
1 EL frisch geriebener Ingwer
1 EL Wasser
Blattsalat-Mischung (mesclun) nach Belieben

Käse und Erdbeeren in dicke Scheiben schneiden und beiseite stellen.

Alle Zutaten für die Vinaigrette in einer kleinen Schüssel verrühren.

Den Käse 30 Minuten in der Hälfte der Vinaigrette marinieren.

Auf einer Servierplatte abwechselnd die Käse- und Erdbeerscheiben anrichten, dabei dachziegelartig überlappen lassen. (Man kann sie auch im Kreis um die gemischten Salatblätter herum anrichten.)

Mit Vinaigrette beträufeln und sofort servieren.

Marlène Gagnon, Lehrköchin an der *École hôtelière de la Capitale* in Quebec

Carpaccio vom roten Thunfisch
mit Zitrusfrüchten und Avocadoklößchen

Vorbereitungszeit: 40 Minuten **4 Portionen**
Schwierigkeit: mittel

Für schöne Klößchen mit einem feuchten Esslöffel etwas von der Avocadomasse aufnehmen. Die Klößchen mit Hilfe eines zweiten Esslöffels formen. Auf diese Weise haben alle Klößchen die gleiche Größe.

1 Orange
1 Grapefruit

Vinaigrette
Salz und Pfeffer aus der Mühle
Tabasco
2 EL frisch gehackter Ingwer
frisch gepresster Saft einer Limette
3 EL Olivenöl

250 g roter Thunfisch in Sushi-Qualität
2 Schalotten, fein gehackt
25 g frischer Schnittlauch, fein gehackt
1 große, reife Avocado
4 TL Sesamöl
Sesamsamen

Die Orange und die Grapefruit mit einem scharfen Messer über einer Schüssel schälen, dabei auch die weiße Haut vollständig entfernen. Den aufgefangenen Saft beiseite stellen. Die Früchte in kleine Würfel schneiden und ebenfalls beiseite stellen.

Für die Vinaigrette den aufgefangenen Saft mit etwas Salz, Pfeffer, Tabasco, dem gehackten Ingwer, 1½ EL Limettensaft und Olivenöl vermischen.

Den Thunfisch in sehr feine Scheiben schneiden und auf 4 Portionstellern kreisförmig anrichten. Salzen, pfeffern und mit der Vinaigrette beträufeln. Schalotten, Schnittlauch und die gewürfelten Zitrusfrüchte darüberstreuen.

Die Avocado halbieren, den Kern entfernen und das Fruchtfleisch mit einem Löffel herausschälen. In einer Schüssel das Fruchtfleisch mit einer Gabel zerdrücken und mit dem restlichen Limettensaft und dem Sesamöl zu einer Creme verrühren. Salzen, pfeffern und mit Tabasco abschmecken.

Ein schönes Avocadoklößchen für jeden Teller formen und in die Mitte setzen. Alles mit Sesamkörnern bestreuen und servieren.

Jean-Luc Boulay, Koch und Besitzer des Restaurants *Le Saint-Amour* in Quebec

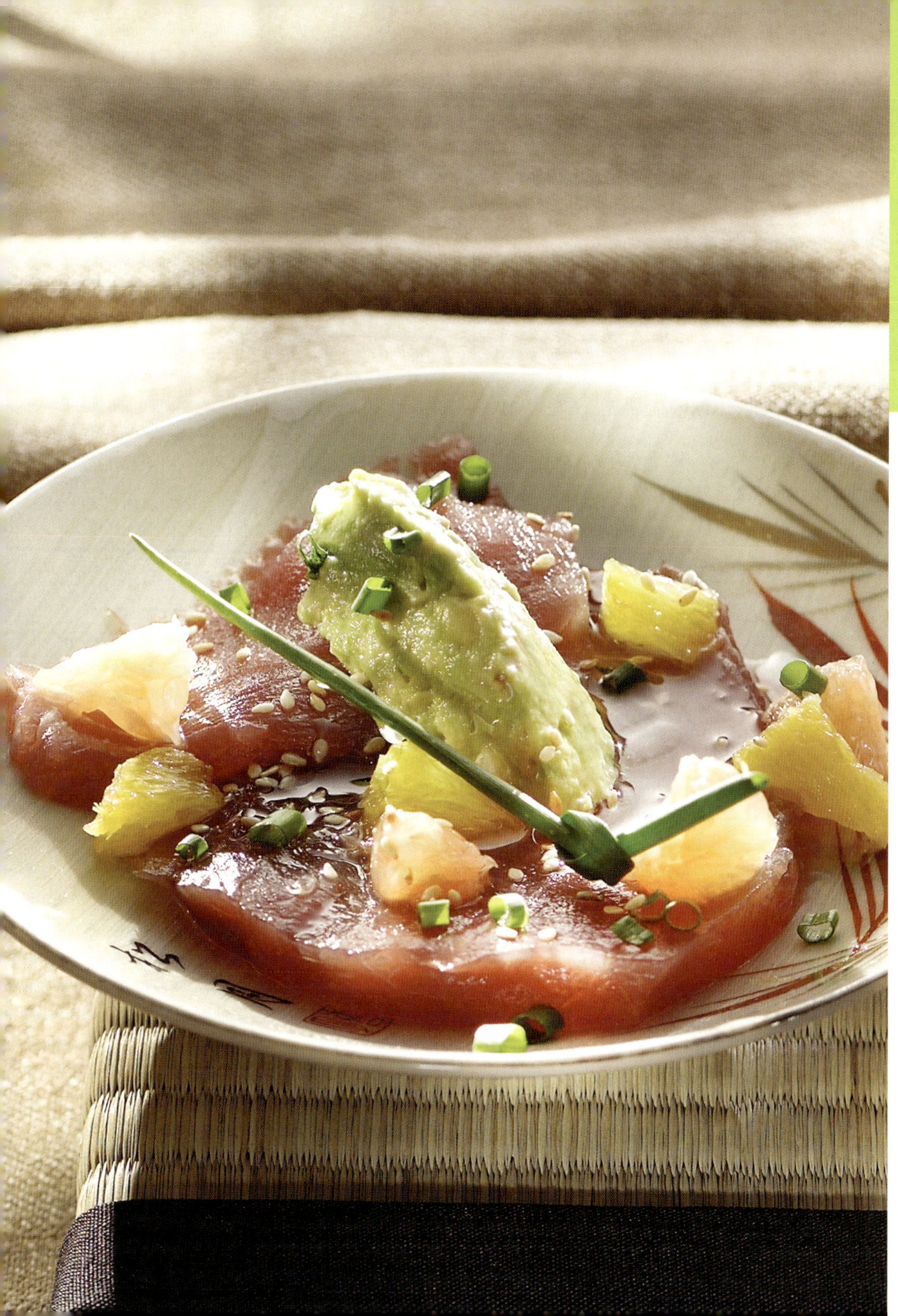

CARPACCIO VOM ROTEN THUNFISCH

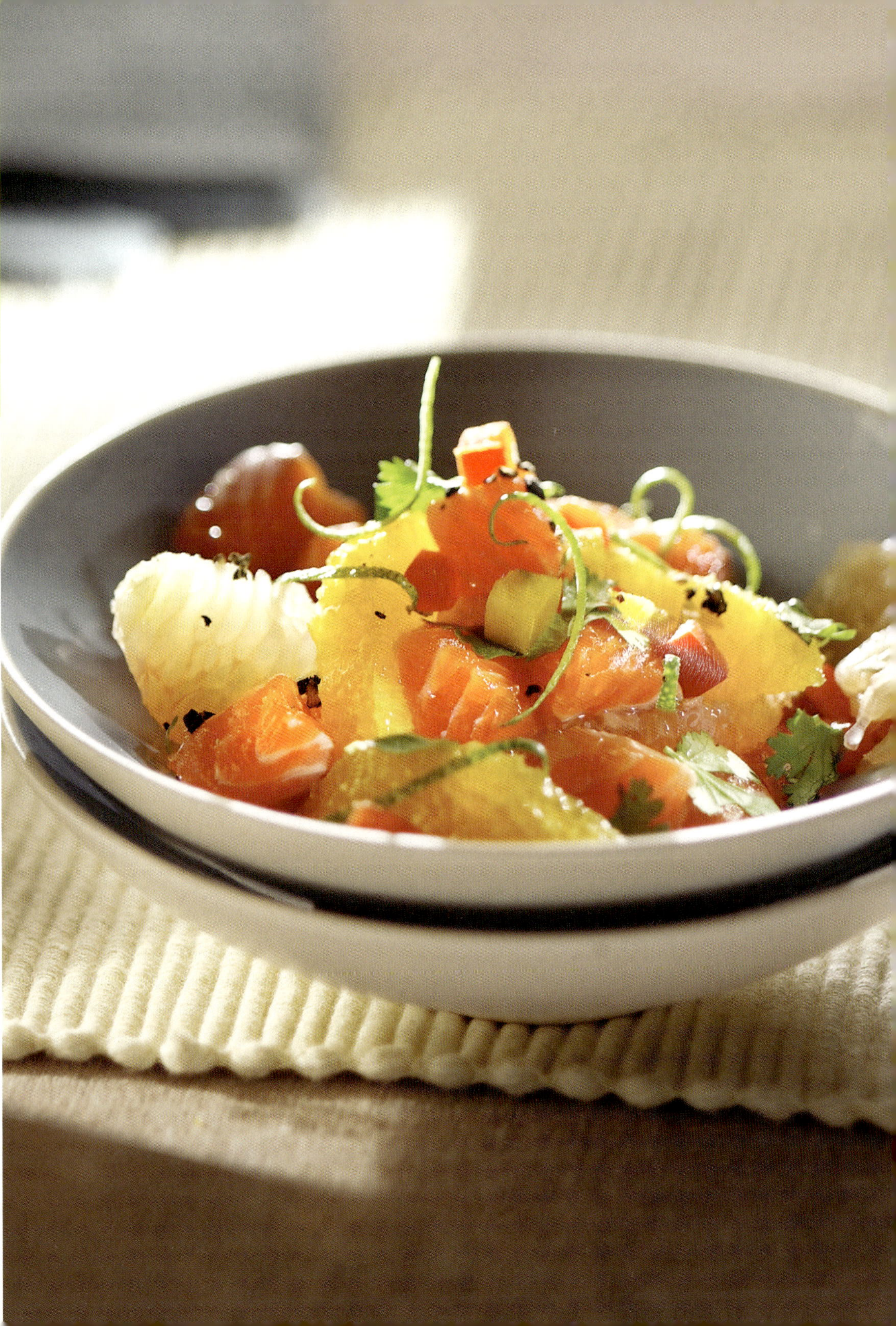

FORELLEN-CEVICHE MIT ZITRUSFRÜCHTEN

Forellen-Ceviche
mit Zitrusfrüchten

Vorbereitungszeit: 20 Minuten **4 Portionen**
Schwierigkeit: mittel

Ceviche ist ein in ganz Lateinamerika weit verbreitetes Gericht, bei dem roher Fisch mit Zitronensaft mariniert wird (Anm. d. Ü.). Um schöne Orangen- und Grapefruitfilets zu erhalten, kaufen Sie am besten dickschalige Früchte. Schälen Sie sie mit einem scharfen Messer und entfernen Sie dabei restlos die weiße Haut. Schälen Sie die Früchte über einer Schüssel, um den Saft aufzufangen. Schneiden Sie die Früchte anschließend in feine Scheiben.

250 g rohe Forelle, gewürfelt
2 Orangen
1 rosa Grapefruit
80 ml frisch gepresster Zitronensaft
½ TL geriebene Limettenschale
10 g Petersilie, frisch gehackt
30 g bunte Paprika, gewürfelt
1 EL sehr fein gehackte Zwiebeln
80 ml Olivenöl
Salz und Pfeffer aus der Mühle
3 EL frischer Koriander (zum Garnieren)

Alle Zutaten in einer großen Glasschüssel vermischen und nach Geschmack würzen.

Abdecken und 6 Stunden im Kühlschrank marinieren lassen.

In Schalen servieren und mit frischem Koriander garnieren.

Benoit Dussault, Lehrkoch an der *École hôtelière de la Capitale* in Quebec

Fischküchlein

Vorbereitungszeit: 40 Minuten **4 bis 6 Portionen**
Schwierigkeit: mittel

250 g magerer weißer Fisch
1 EL rote Currypaste
1 TL Fischsauce (Nuoc Mam oder Nam Pla)
40 g grüne Bohnen, in feinen Scheiben
Öl zum Frittieren
frische Korianderstängel

Den Fisch fein hacken.

In einer großen Schüssel den Fisch mit der Currypaste, der Fischsauce und den grünen Bohnen vermischen.

Kleine Küchlein von etwa 4 cm Durchmesser und 1 cm Dicke formen.

Das Öl auf 190° erhitzen und die Küchlein darin frittieren, bis sie goldbraun sind.

Auf Küchenpapier abtropfen lassen.

Mit der thailändischen Gurkensauce servieren und mit frischem Koriandergrün garnieren.

Thailändische Gurkensauce
60 g Zucker
eine Prise Meersalz
60 ml Reisessig
50 g Gurke, sehr fein gewürfelt
1 kleine Chilischote, in sehr feine Ringe geschnitten

Zucker und Salz in einer Schüssel im Reisessig auflösen. Die Gurke und die Chilischote hinzufügen. Vor dem Servieren einige Minuten bei Raumtemperatur durchziehen lassen.

Jean Vachon, Lehrkoch an der *École hôtelière de la Capitale* in Quebec

Gegrillte Sardinen

mit dreierlei Gewürzen

Vorbereitungszeit: 40 Minuten
Schwierigkeit: mittel

2 bis 3 Portionen
je nach Größe der Sardinen

Dieses Gericht kann man natürlich wunderbar auch im Freien grillen. Ein köstliches Sommermahl, das allen Gästen schmecken wird.

6 ganze Sardinen, frisch oder aufgetaut
2 TL gemahlenes Kurkuma
2 TL gemahlener Kreuzkümmel
2 TL gemahlener Koriander
Pfeffer aus der Mühle
80 ml Olivenöl

Kurkuma, Kreuzkümmel, Koriander und Pfeffer in einer kleinen Schüssel vermischen.

Den Grill im Ofen vorheizen.

Die Sardinen unter kaltem Wasser entschuppen, indem man die Schuppen einfach mit den Fingern abreibt. Die Fische ausnehmen und gut säubern. Die Flossen abschneiden.

Die Sardinen trockentupfen und gut mit den Gewürzen einreiben. 10 Minuten ruhen lassen.

Die Sardinen mit Olivenöl beträufeln und auf einen Rost über einer mit Alufolie abgedeckten Fettpfanne legen.

Auf der oberen Schiene etwa 5 Minuten lang (im Ofen) grillen, bis die Haut braun ist und Blasen wirft.

Richard Béliveau

Mit Feta gefüllte Champignons

Vorbereitungszeit: 1 Stunde
Schwierigkeit: mittel

6 Portionen

6 große Champignons
1 EL Olivenöl
40 g Zwiebeln, gehackt
2 Knoblauchzehen, gehackt
60 g Sonnenblumenkerne, grob gehackt
60 ml Rotwein
25 g Spinat, gehackt
Salz und Pfeffer aus der Mühle
90 g Feta-Käse, zerbröckelt
3 EL grob gehackte Walnüsse
4 Scheiben altbackenes Vollkornweizenbrot
ohne Rand, in Würfel geschnitten
eine Prise frischer Thymian

Die Pilze putzen und die Stiele von den Kappen abschneiden. Die Stiele hacken und die Kappen beiseite legen.

Das Olivenöl in einer Pfanne erhitzen. Zwiebeln, Knoblauch und Sonnenblumenkerne bei mittlerer Hitze 3 Minuten anbraten. Die gehackten Pilzstiele hinzufügen und 1 Minute weiterschmoren.

Den Wein zugießen und die Sauce reduzieren, bis fast keine Flüssigkeit mehr vorhanden ist.

Den Spinat hinzufügen und 1 Minute weiterkochen. Vom Herd nehmen, Feta-Käse und Nüsse hinzufügen und beiseite stellen.

Die Brotwürfel mit dem Thymian in der Küchenmaschine zu Bröseln mahlen.

Die Pilzhüte auf einem gebutterten oder geölten Blech anordnen. Die Hüte füllen und mit Brotbröseln bestreuen.

15 bis 20 Minuten bei 180 °C im Ofen backen, bis die Pilze weich und die Brösel goldbraun sind. Sofort servieren.

Marlène Gagnon, Lehrköchin an der École hôtelière

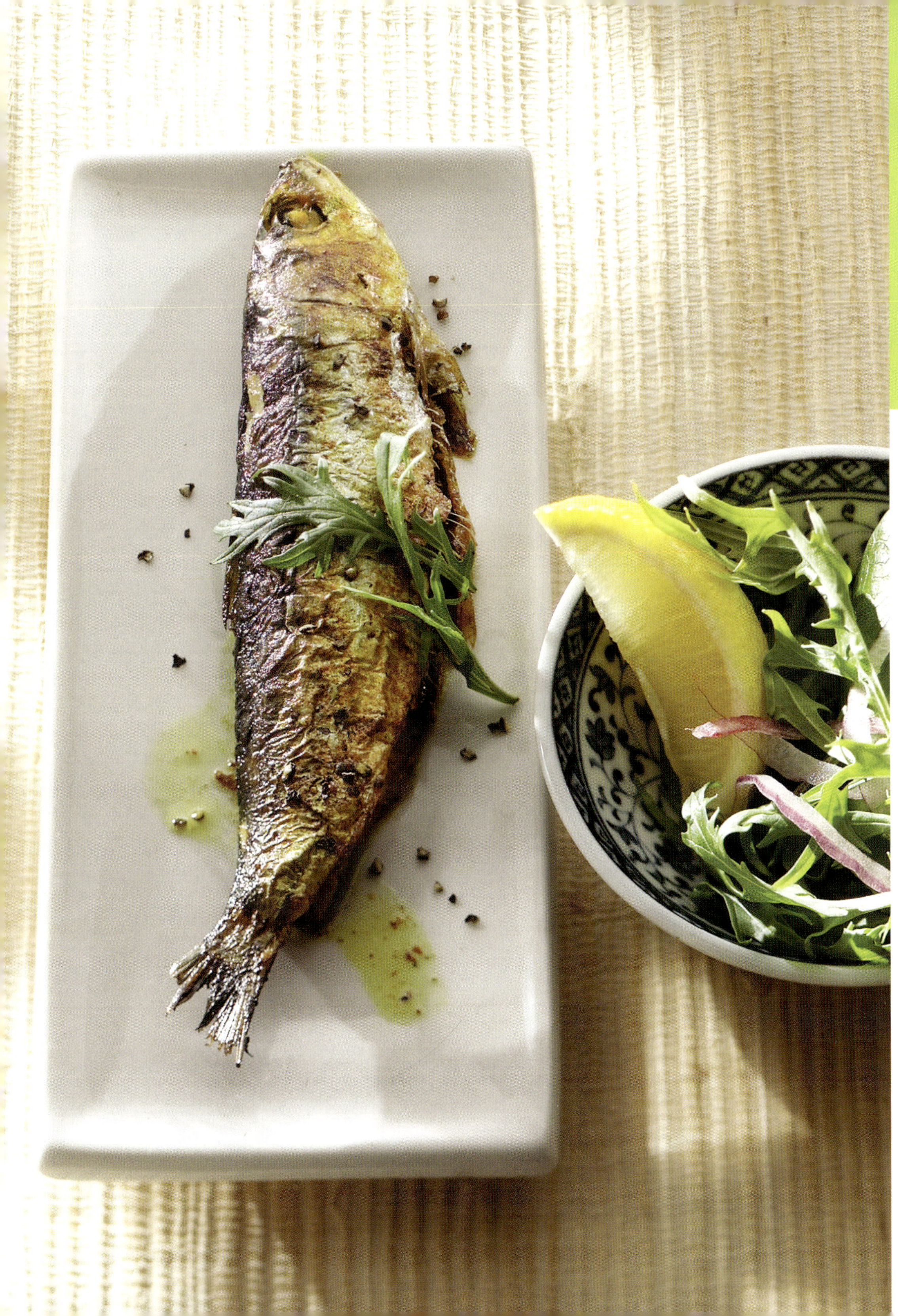

GEGRILLTE SARDINEN MIT DREIERLEI GEWÜRZEN

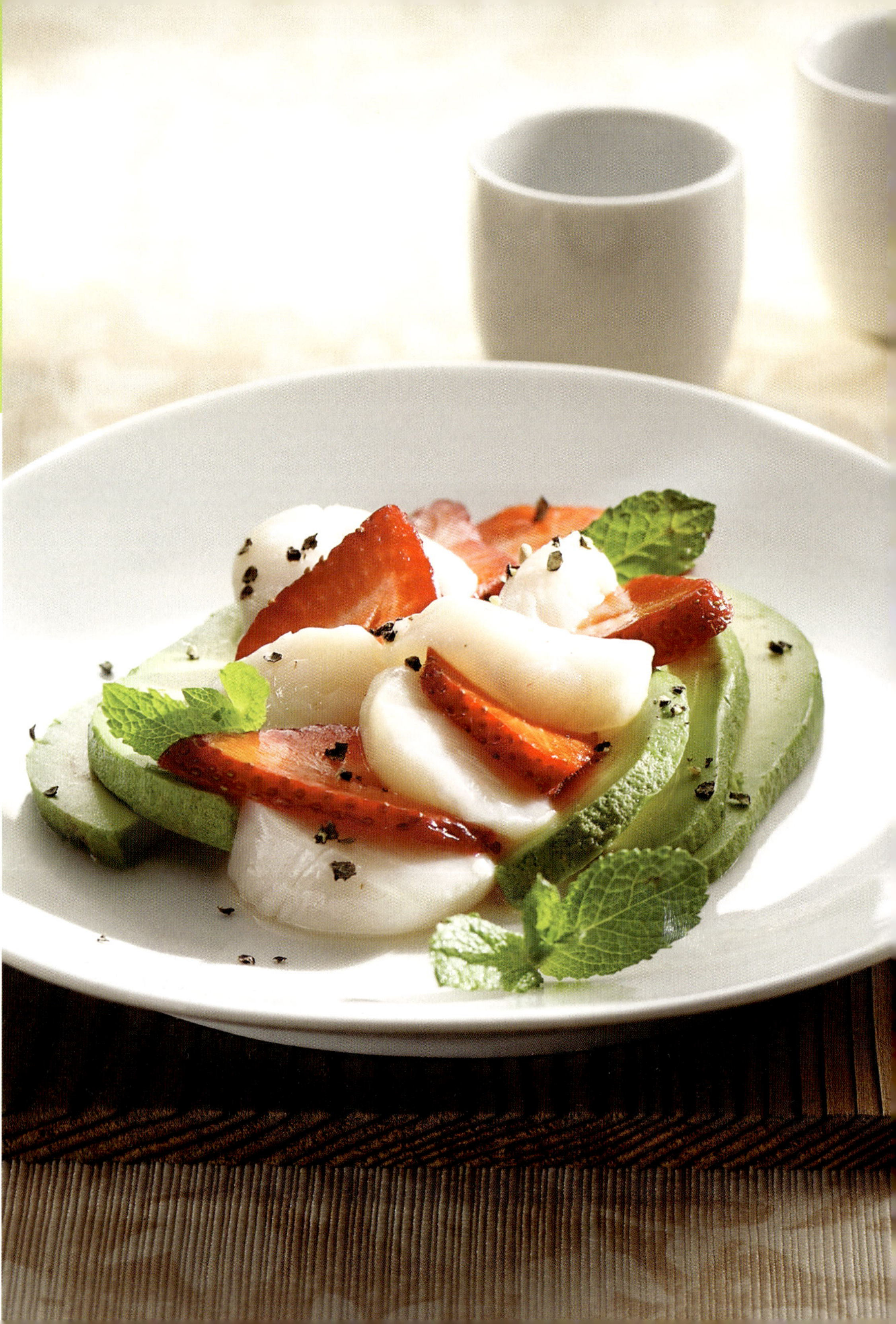

ROSETTE AUS JAKOBSMUSCHELN UND ERDBEEREN

Rosette
aus Jakobsmuscheln und Erdbeeren

Vorbereitungszeit: 1 Stunde **4 Portionen**
Schwierigkeit: mittel

8 große, frische Jakobsmuscheln der Extraklasse
8 vollreife Erdbeeren, in Scheibchen geschnitten
1 TL gegrillte Sesamsamen (siehe S. 141)
1 etwas festere Avocado
4 Zweige frische Minze
4 ganze Erdbeeren mit Stiel
4 Limettenscheiben

Marinade
2 EL frisch gepresster Limettensaft
3 EL Sesamöl
1 TL fein gehackter Ingwer
Pfeffer aus der Mühle

Für die Marinade Limettensaft, Sesamöl, Ingwer und Pfeffer in einer Schüssel leicht verschlagen.

Jede Jakobsmuschel in drei Scheiben schneiden und in die Marinade legen. Zudecken und im Kühlschrank 30 Minuten ziehen lassen.

Auf 4 Portionstellern abwechselnd die Muschelscheiben und die Erdbeerscheibchen wie eine Rosette anordnen.

Mit etwas Marinade beträufeln und mit Sesamkörnern bestreuen.

Die Avocado in Spalten schneiden und fächerförmig neben die Rosette legen. Jeden Teller mit einem Minzezweig, einer Erdbeere mit Stiel und einer Limettenscheibe garnieren.

Yves Moscato, Küchenchef und Miteigentümer des Restaurants *48 St-Paul, Cuisine_Monde* in Quebec

Taboulé
mit orientalischen Kräutern

Vorbereitungszeit: 30 Minuten **4 Portionen**
Schwierigkeit: einfach

250 ml kochendes Wasser
1 TL Salz
200 g vorgekochter Hartweizengrieß (Couscous)
2 reife Tomaten, entkernt und gewürfelt
7 g frische Pfefferminze, in feinen Streifen
7 g thailändisches Basilikum, gehackt
7 g frischer Koriander, gehackt
2 EL frischer, fein gehackter Ingwer

Vinaigrette
125 ml Olivenöl
½ TL gemahlenes Kurkuma
frisch gepresster Saft einer Zitrone
Salz und Pfeffer aus der Mühle

Das Wasser mit dem Salz zum Kochen bringen. Von der Feuerstelle nehmen und den Couscous einrieseln lassen. Zudecken und 10 Minuten zum Quellen stehen lassen.

Für die Vinaigrette in einer kleinen Schüssel das Olivenöl, das Kurkuma und den Zitronensaft verschlagen. Mit Salz und Pfeffer abschmecken.

Den Couscous in eine große Schüssel schütten und die Körner mit einer Gabel lockern, damit sich keine Klumpen bilden.

Tomaten, Pfefferminze, Basilikum, Koriander und Ingwer hinzufügen. Die Vinaigrette darübergießen, gut durchrühren und servieren.

Florence Albernhe, Köchin und Besitzerin des Restaurants *Le Grain de riz* in Quebec

Eingelegte Tomaten

mit Olivenöl

Vorbereitungszeit: 10 Minuten
Einlegezeit: 12 Stunden
Schwierigkeit: einfach

4 Portionen

Sie können diese Tomaten auf Brot mit schwarzen Oliven oder mit getrockneten Tomaten servieren und etwas Cheddar (ca. 2 Jahre alt) darüberraspeln. Bella ist eine süße und saftige italienische Strauchtomatensorte.

15 bis 20 ganze Bella-Tomaten
3 EL Olivenöl extra vergine
1 EL Basilikumpesto
Meersalz

Die Tomaten in kaltem Wasser waschen.

Das Olivenöl in einer Pfanne erhitzen. Das Pesto hinzufügen und etwa 30 Sekunden anbraten. Die Tomaten hinzufügen und unter Rühren 2 Minuten dünsten, bis sie leicht platzen.

Die Tomaten in eine tiefe Schale setzen. Mit Salz abschmecken und vor dem Servieren 3 bis 12 Stunden bei Raumtemperatur durchziehen lassen.

Christophe Alary, Lehrkoch an der *École hôtelière de la Capitale* in Quebec; von seinen Kollegen zum Koch des Jahres 2004 gewählt

Frühlingsrollen

Vorbereitungszeit: 45 Minuten
Schwierigkeit: mittel

4 Portionen

Ein Spritzer Olivenöl
150 g Pfifferlinge oder Enoki-Pilze
80 g rote Paprika, in feinen Streifen
80 g Sojasprossen (Mungobohnensprossen)
2 Frühlingszwiebeln, in Röllchen geschnitten
15 g Minze, frisch gehackt
15 g Koriander, frisch gehackt
1 TL Sesamöl
Salz und Pfeffer aus der Mühle
4 Reisblätter
4 frische Schnittlauchstängel

Das Olivenöl in einer Pfanne erhitzen. Die Pilze und die Paprika scharf anbraten, dabei darauf achten, dass sie knackig bleiben. Enoki roh verwenden.

Alle restlichen Zutaten, außer den Reisblättern und dem Schnittlauch, in einer Schüssel vermischen und 30 Minuten bei Raumtemperatur ruhen lassen.

Die Reisblätter zum Einweichen etwa 1 Minute lang in eine große Schüssel mit lauwarmem Wasser legen, sodass sie weich werden.

Die Reisblätter auf der Arbeitsfläche ausbreiten und gut trocken tupfen.

In die Mitte eines jeden Blattes etwas Füllung geben, die Seiten einschlagen und fest zusammenrollen.

Die Rollen mit den Schnittlauchstängeln zubinden.

Jean-Pierre Cloutier, Küchenchef und Besitzer des *Café-restaurant du Musée* in Quebec

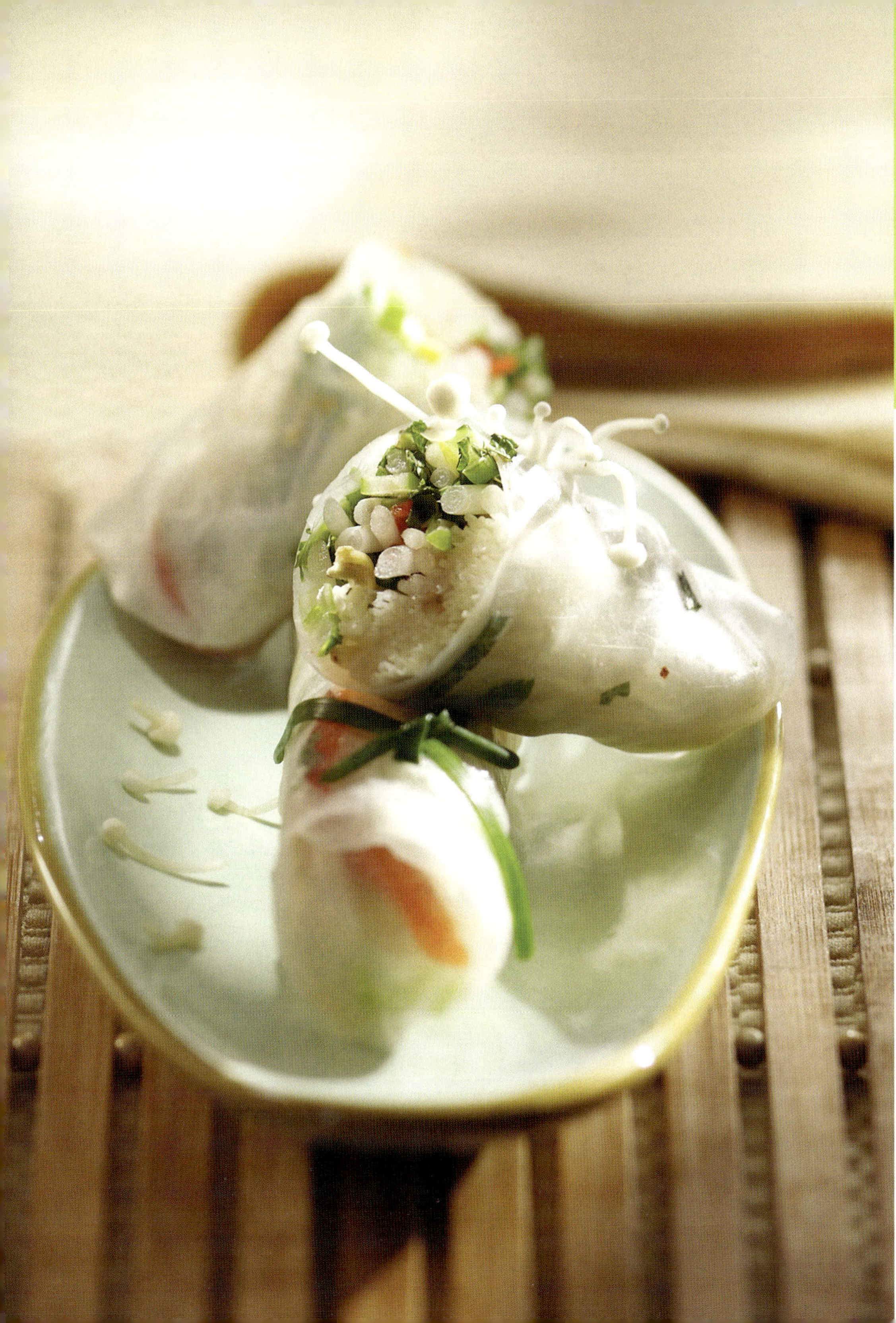

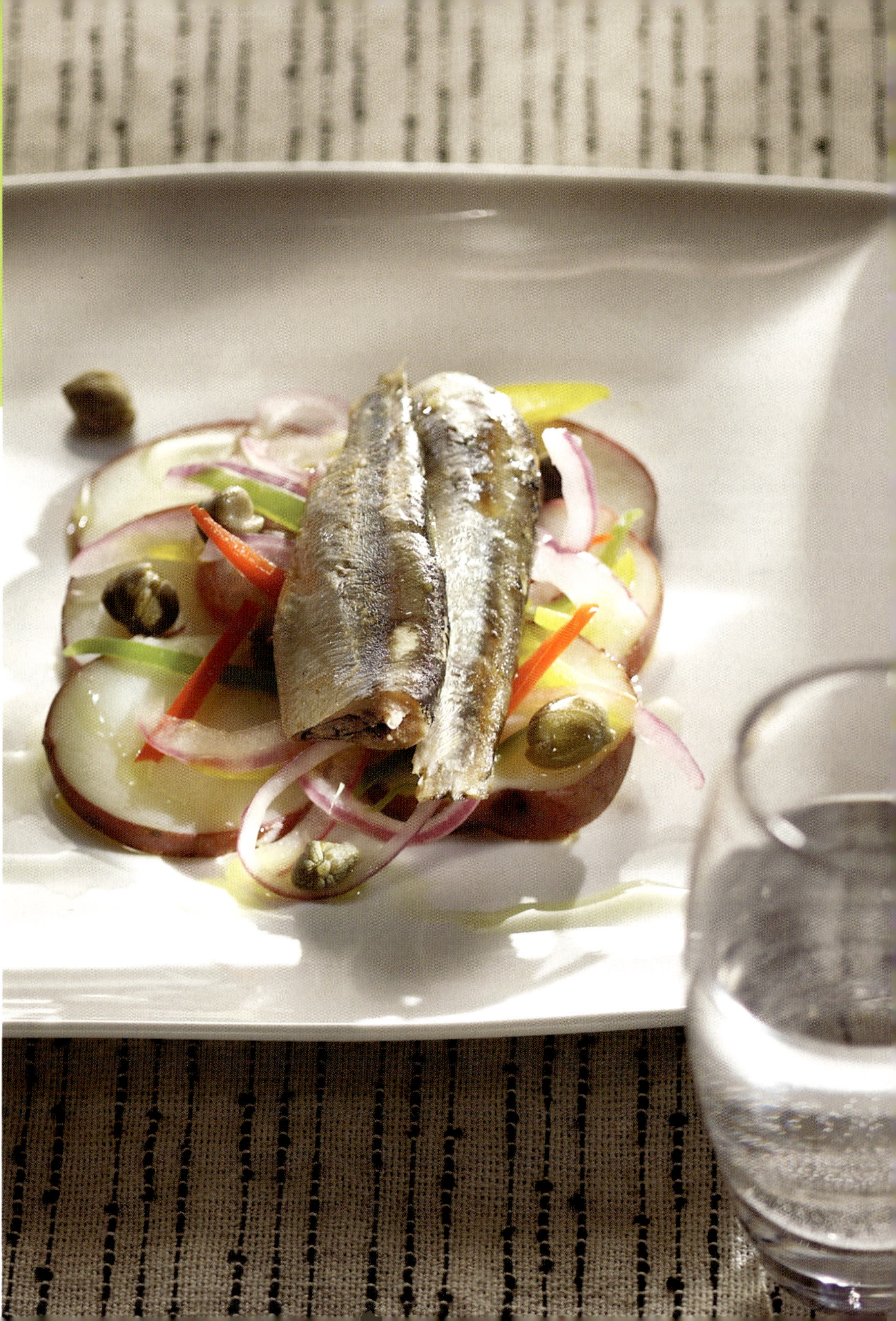

LAUWARME SARDINEN AUF EINGELEGTEN ZWIEBELN

Lauwarme Sardinen
auf eingelegten Zwiebeln

Vorbereitungszeit: 30 Minuten **4 Portionen**
Marinade: 3 Stunden
Schwierigkeit: einfach

240 g Sardinen aus der Dose
160 g rote Zwiebeln, in feinen Ringen
40 g gemischte rote, gelbe und grüne Paprika, in Streifen geschnitten
3 TL Kapern
2 EL frisch gepresster Zitronensaft
80 ml Olivenöl
250 g kleine Frühkartoffeln
Salz und Pfeffer aus der Mühle

Die Zwiebeln, die Paprikastreifen, die Kapern und den Zitronensaft in einer großen Schüssel vermischen. Mit Salz und Pfeffer abschmecken.

Das Olivenöl hinzugeben und 3 Stunden im Kühlschrank marinieren lassen.

Währenddessen die Kartoffeln in Salzwasser kochen. Abkühlen lassen, abgießen und beiseite stellen.

Vor dem Servieren die Kartoffeln in Scheiben schneiden und in der Mitte einer ofenfesten Platte anrichten. Die abgetropfte Zwiebelmischung so darauf legen, dass die Kartoffeln nicht vollständig bedeckt sind.

Die Sardinen auf die Zwiebeln legen und mit der Ölmarinade beträufeln.

Bei 180 °C 7 bis 8 Minuten im Ofen backen. Pfeffern und sofort servieren.

Benoit Dussault, Lehrkoch an der *École hôtelière de la Capitale* in Quebec

Dip-Trio
für Rohkost

Vorbereitungszeit: 5 Minuten **1 Portion**
Schwierigkeit: einfach

Servieren Sie die Schalen mit den Dips auf einer großen Platte mit Gemüse Ihrer Wahl: Pilze, Blumenkohlröschen, Brokkoli-Sticks, Radieschen etc. Um die Lauchstangen schwitzen zu lassen, dünsten Sie sie bei kleiner Hitze in etwas Olivenöl, bis sie einen Teil ihres Pflanzensafts absondern.

Basis-Dip
2 EL Naturjoghurt
80 g Mayonnaise
2 TL frisch gepresster Zitronensaft
Salz und Pfeffer aus der Mühle

Tomate und Basilikum
4 TL Tomatenmark
6 Basilikumblätter, fein gehackt
2 TL Zucker

Honig und Curry
2 TL Currypulver
1 EL Honig

Knoblauch und Lauch
2 EL Lauch, in feine Scheiben geschnitten und ausgeschwitzt
½ Knoblauchzehe, gehackt

Den Basis-Dip in der Küchenmaschine jeweils mit den anderen Zutaten vermischen.

Jean-Pierre Cloutier, Küchenchef und Besitzer des *Café-restaurant du Musée* in Quebec

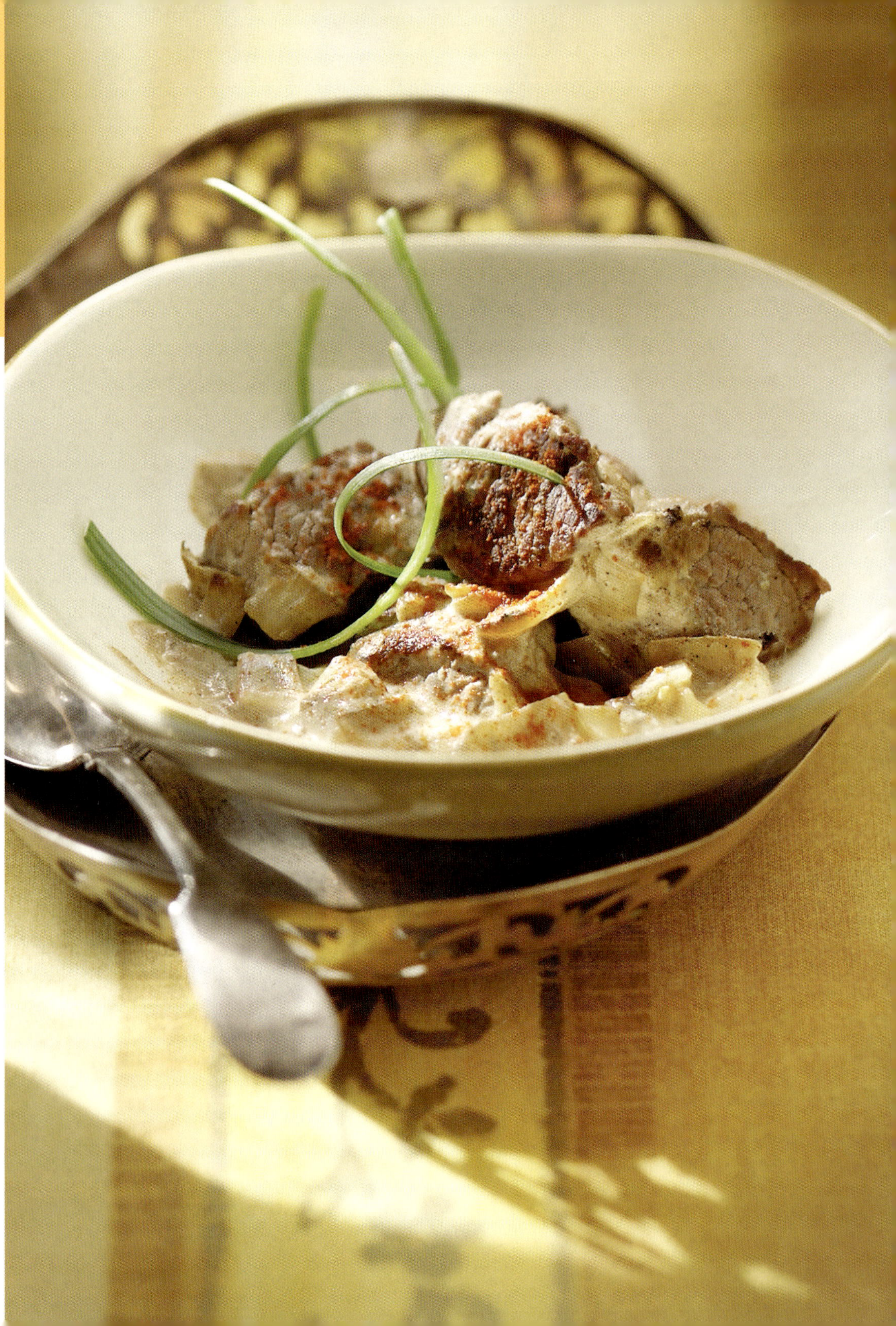

Lamm
auf indische Art

Vorbereitungszeit: 2 Stunden
Schwierigkeit: mittel
4 Portionen

Zu diesem Gericht passt hervorragend Pilaw, das Rezept finden Sie auf Seite 230.

700 g Lammschulter, gewürfelt
1½ EL Olivenöl
80 g Gemüsezwiebeln, grob gehackt
3 Knoblauchzehen
2 TL frischer, fein gehackter Ingwer
1 EL rote Chilischote
10 Kardamomkörner
10 Korianderkörner
4 ganze Nelken
1½ TL Kreuzkümmelsamen
1 Lorbeerblatt
Salz und Pfeffer aus der Mühle
125 g Naturjoghurt mit 8 % Fettgehalt oder mehr
1 TL mildes Paprikapulver (nach Belieben)

Das Olivenöl in einem Topf mit dickem Boden erhitzen und das Fleisch von allen Seiten anbraten. Die Zwiebeln hinzufügen und gut umrühren. 3 bis 4 Minuten weiterbraten.

Mit der Küchenmaschine oder im Mörser Knoblauch, Ingwer, Chilis, Kardamom, Koriander, Nelken, Kreuzkümmel und Lorbeer zermahlen. Mit Salz und Pfeffer abschmecken. Mit dem Fleisch vermischen und ein paar Minuten kochen.

Den Joghurt sehr langsam in den Topf gießen, damit er sich mit den anderen heißen Zutaten verbinden kann und so die Schmorflüssigkeit bildet. Die Sauce abschmecken und aufkochen lassen. Zudecken, die Hitze reduzieren und etwa 1 h 15 bei sanfter Hitze köcheln lassen, dabei immer wieder umrühren.

Mit Paprikapulver bestreuen und servieren.

Jean Vachon, Lehrkoch an der *École hôtelière de la Capitale* in Quebec

Gegrilltes Rindfleisch
auf koreanische Art

Vorbereitungszeit: 50 Minuten
Schwierigkeit: einfach
3 bis 4 Portionen

Das Fleisch lässt sich leichter in feine Scheiben schneiden, wenn Sie es zuvor leicht einfrieren.

500 g Rindersteak (Lende oder Ähnliches), in feine Scheiben geschnitten
4 Frühlingszwiebeln, in 2,5 cm lange Stücke geschnitten

Marinade
60 ml Sojasauce
2 EL Sesamöl
2 EL Sake oder Sherry
1 EL Zucker
2 EL gegrillter und gemahlener Sesamsamen (siehe S. 141)
2 Knoblauchzehen, in feine Scheiben geschnitten
2 TL frisch geriebener Ingwer
Salz und Pfeffer aus der Mühle
Chiliflocken

Alle Zutaten für die Marinade vermischen. Über das Fleisch gießen, zudecken und mindestens 30 Minuten im Kühlschrank marinieren lassen.

Das Fleisch gut abtropfen lassen. Mit den Frühlingszwiebeln zusammen in einer Grillpfanne mit geriffeltem Boden oder im Wok scharf anbraten.

Susan Sylvester, Lehrköchin an der *École hôtelière de la Capitale* in Quebec

Rindfleisch mit Zitronengras

Vorbereitungszeit: 20 Minuten **4 Portionen**
Schwierigkeit: einfach

Rindfleisch mit Zitronengras schmeckt köstlich mit im Dampf gegartem Duftreis und mit Fischsauce gewürzt.

175 ml Pflanzenöl
160 g Zwiebeln, in dünne Scheiben geschnitten
2 TL fein gehackter Knoblauch
2 EL fein gehacktes Zitronengras
2 TL frischer, fein gehackter Ingwer
160 g Lauchzwiebeln, in feinen Scheiben
500 g Rindfleisch, Fondue-Qualität
60 ml Fischsauce (Nuoc Mam oder Nam Pla)
2 TL Zucker
2 TL geröstete Sesamsamen
Salz und Pfeffer aus der Mühle
ein paar frische Korianderblätter

Einen Wok sehr heiß erwärmen, das Öl eingießen und die Zwiebeln, den Knoblauch, das Zitronengras, den Ingwer, die Lauchzwiebeln und das Rindfleisch bei mittlerer bis starker Hitze anbraten.

Die Fischsauce, den Zucker und die Sesamsamen hinzufügen. Mit Salz und Pfeffer abschmecken. 1 bis 2 Minuten bei mittlerer Hitze weiterkochen.

Sofort servieren und mit Koriander garnieren.

Yves Moscato, Küchenchef und Miteigentümer des Restaurants *Le 48 Saint-Paul, Cuisine_monde* in Quebec

Bengalisches Rindfleisch

Vorbereitungszeit: 45 Minuten **6 Portionen**
Schwierigkeit: mittel

Dieses Gericht schmeckt gut mit Basmatireis. Es wird Sie ins Nirwana entführen!

60 ml Olivenöl
720 g mageres Rinderhackfleisch
4 Zwiebeln, in feinen Scheiben
3 gehackte Koblauchzehen
1 EL Currypulver
1 TL gemahlenes Kurkuma
1 EL Mehl
2 TL Salz
Pfeffer aus der Mühle
½ TL gemahlener Kardamom
1 Rinderbrühwürfel, zerbröckelt
375 ml Wasser
60 ml Essig
100 g Rosinen
30 g Pinienkerne
60 g Pistazienkerne
375 g Naturjoghurt oder -kefir

Das Olivenöl in einem großen Topf mit dickem Boden erhitzen. Das Rindfleisch anbraten und herausnehmen.

Im selben Topf die Zwiebeln und den Knoblauch 20 Minuten bei mittlerer bis schwacher Hitze dünsten. Currypulver und Kurkuma hinzufügen und 2 Minuten sanft köcheln lassen.

Mehl und Salz hinzufügen und gut verrühren. Großzügig pfeffern.

Kardamom, zerbröckelten Brühwürfel, Wasser, Essig, Rosinen und Rindfleisch in den Topf geben. Gut vermischen, zudecken und 20 Minuten köcheln lassen. Pinienkerne und Pistazien hinzufügen.

Auf Portionstellern anrichten. Auf jede Portion etwa 3 bis 4 EL Joghurt geben.

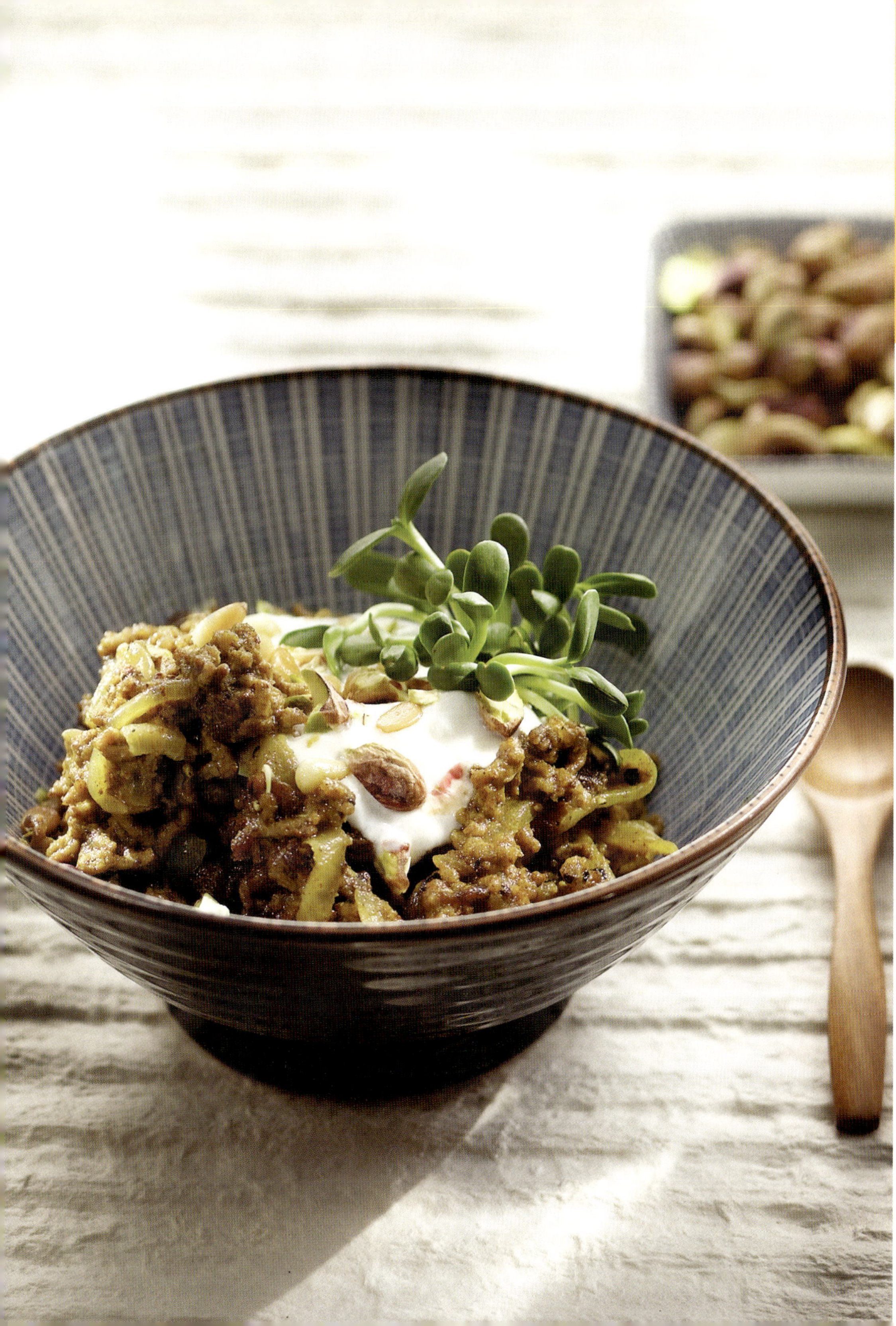

Yakitori –
gegrillte Hühnerspieße

Vorbereitungszeit: 1 h 15
Schwierigkeit: mittel
4 Portionen

Dieses Gericht lässt sich wunderbar zum Schluss auf dem Gartengrill fertiggaren. Mirin ist ein süßer japanischer Reiswein. Mirin, Sansho und Togarashi finden Sie in den meisten Asialäden und in den Sushi-Regalen mancher Supermärkte.

8 Hühnerkeulen, entbeint und in Würfel von 2,5 cm Kantenlänge geschnitten
8 Lauchzwiebeln
Sansho (japanischer Pfeffer) oder Togarishi (rotes Chilipulver)
8 Zitronenviertel

Yakitori-Sauce
60 ml Sake
80 ml Sojasauce
1 EL Mirin (süßer Reiswein)
1 EL Puderzucker

Alle Saucenzutaten in einem Topf vermischen. Aufkochen, die Hitze reduzieren und 10 Minuten im offenen Topf köcheln lassen.

Den Ofen auf 200 °C vorheizen.

Einen Rost auf ein Backblech legen und leicht einölen. Die Hühnerfleischwürfel auf dem Rost verteilen und etwa 10 Minuten im Ofen garen, bis der Saft austritt und das Huhn eine goldbraune Färbung annimmt.

Das Huhn aus dem Ofen holen und gut mit der Sauce vermischen. Das Huhn wieder auf den Rost legen und die Würfel von jeder Seite 1 Minute braten. Vor dem Umdrehen wieder gut mit Sauce bestreichen. Herausnehmen und beiseite stellen.

Die ganzen Lauchzwiebeln auf den Rost legen, auf dem schon das Huhn gegart wurde. 1 Minute von jeder Seite leicht grillen, dann in 2,5 cm lange Stücke schneiden.

Auf jeden Spieß abwechselnd 4 Hühnerwürfel und 3 Stück Lauchzwiebeln stecken.

Die Spieße wieder auf einen Rost legen und etwa 5 Minuten bei 140 °C im Backofen weitergaren, dabei häufig umdrehen und immer wieder mit der Sauce bestreichen. Man kann die Spieße stattdessen auch auf dem Gartengrill fertiggaren.

Die Spieße auf einer Platte anrichten, mit Sansho bestreuen und mit Zitronenvierteln garnieren.

Susan Sylvester, Lehrköchin an der *École hôtelière de la Capitale* in Quebec

Tex-Mex-Chili

Vorbereitungszeit: 1 Stunde
Schwierigkeit: einfach

8 bis 10 Portionen

Dieses Gericht lässt sich gut vorher zubereiten, Sie müssen es dann vor dem Servieren nur noch kurz aufwärmen. Das ist sehr praktisch, wenn man Freunde einlädt und mehr Zeit mit ihnen als einsam an seinen Kochtöpfen verbringen will.

Olivenöl
2 Zwiebeln, gehackt
3 Knoblauchzehen, gehackt
1 rote Paprika, klein gewürfelt
250 g mageres Rinderhackfleisch
1½ EL Chiliwürzmischung
½ TL gemahlener Kreuzkümmel
Salz und Pfeffer aus der Mühle
500 g rote Bohnen aus der Dose, gewaschen und abgetropft
200 g Reis
500 ml Tomatensauce
250 ml Wasser
340 g Tomaten aus der Dose

Das Olivenöl in einem gusseisernen Topf erhitzen. Die Zwiebeln, den Knoblauch und die Paprikaschoten bei mittlerer Hitze anbraten.

Das Fleisch hinzufügen und unter Rühren anbraten.

Die Chiliwürzmischung, den Kreuzkümmel und 3 bis 5 EL Wasser in einer kleinen Schüssel vermischen, um eine Paste zu erhalten. In den Schmortopf geben und gut verrühren. Mit Salz und Pfeffer abschmecken.

Die Bohnen, den Reis, die Tomatensauce, das Wasser und die Tomaten hinzufügen. Zudecken und bei schwacher Hitze 30 Minuten köcheln lassen, ohne den Deckel anzuheben.

Den Deckel abnehmen, kräftig umrühren und weiterkochen, bis die gewünschte Konsistenz erreicht ist.

Richard Béliveau

Fusilli all'arrabiata

Vorbereitungszeit: 45 Minuten
Schwierigkeit: einfach

4 Portionen

250 g kleine Fusilli
1 EL Olivenöl
1 Zwiebel, gehackt
2 Knoblauchzehen, in feinen Scheiben
½ TL Chiliflocken
1 Jalapeño-Chilischote, fein gehackt
175 g Champignons, in feinen Scheiben
2 reife Tomaten, enthäutet und gewürfelt
225 g stückige Tomaten aus der Dose
1 EL Balsamessig
1 Prise Meersalz
1 Prise Zucker
1 Prise Cayennepfeffer
8 bis 10 frische Basilikumblätter, in feinen Streifen

Das Olivenöl in einer Pfanne erhitzen und die Zwiebel 2 Minuten bei mittlerer Hitze anbraten.

Den Knoblauch und die Chiliflocken hinzufügen. Umrühren und 1 Minute kochen.

Den Jalapeño-Chili und die Pilze hinzufügen. Umrühren und 3 bis 4 Minuten kochen.

Tomaten, Essig, Salz und Zucker einrühren.

Aufkochen lassen, den Herd herunterschalten und etwa 10 Minuten lang köcheln lassen, um die Sauce zu reduzieren.

Cayennepfeffer und Basilikum hinzufügen.

Die Nudeln 7 bis 10 Minuten in reichlich sprudelndem Salzwasser kochen, bis sie gar, aber noch »al dente« sind.

Abgießen und gründlich mit der Sauce vermischen.

Jean Vachon, Lehrkoch an der *École hôtelière de la Capitale* in Quebec

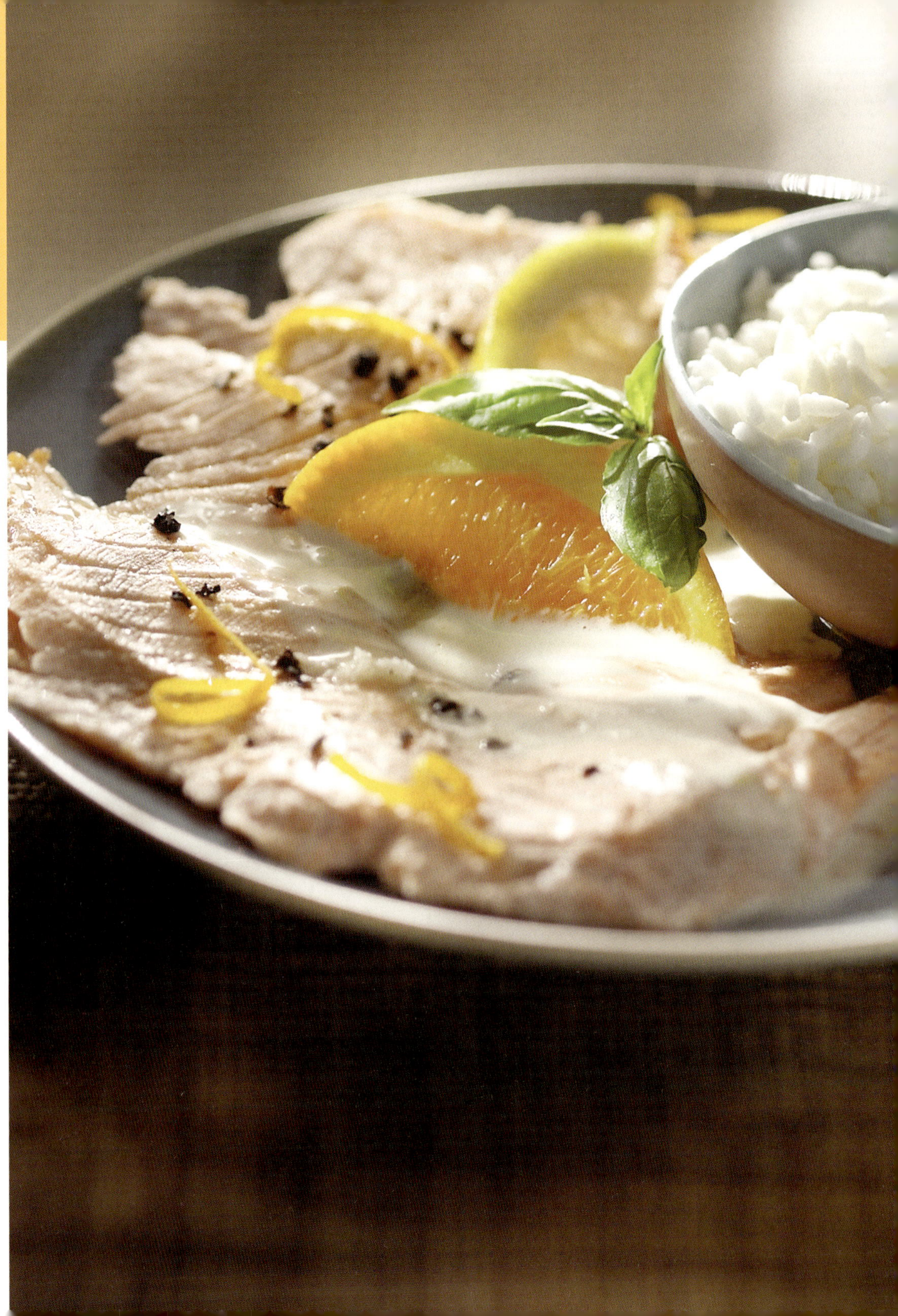

POCHIERTE LACHSSCHNITZEL IN WEISSWEINSAUCE

Pochierte Lachsschnitzel
in Weißweinsauce

Vorbereitungszeit: 30 Minuten **4 Portionen**
Schwierigkeit: mittel

Diese Lachsschnitzel schmecken herrlich mit einem guten Duftreis.

4 Lachsschnitzel
Schale einer halben Orange
80 ml Weißwein

Zitronen-Orangen-Butter
frisch gepresster Saft einer Orange
frisch gepresster Saft einer Zitrone
2 EL klein geschnittene Schalotten
2 EL Honig
1 EL Maisstärke
175 ml Sahne mit 15 % Fettgehalt
Salz und Pfeffer aus der Mühle

Orangen- und Zitronensaft in einen Topf gießen. Die Schalotten und den Honig hinzufügen. Bei mittlerer bis starker Hitze reduzieren, bis die Flüssigkeit eine sirupartige Konsistenz hat.

Die Maisstärke in der Sahne auflösen. Die Mischung in den Topf gießen und 5 Minuten bei geringer Hitze köcheln lassen. Mit Salz und Pfeffer abschmecken.

Den Ofen auf 180 °C vorheizen.

Eine ofenfeste Grillpfanne oder eine Quicheform einfetten. Die Lachsschnitzel darauf verteilen, mit Salz und Pfeffer würzen. Den Orangensaft und den Wein hinzufügen. Mit Alufolie abdecken.

10 bis 15 Minuten im Ofen dünsten, bis der Lachs die gewünschte Garstufe erreicht hat. Mit der Zitronen-Orangen-Creme überziehen und sofort servieren.

Christophe Alary, Lehrkoch an der *École hôtelière de la Capitale* in Quebec, von seinen Kollegen zum Koch des Jahres 2004 gewählt.

Gegrillte Makrele
auf japanische Art

Vorbereitungszeit: 30 Minuten **4 Portionen**
Schwierigkeit: mittel

4 kleine Makrelen
Salz
1 Zitrone, geviertelt
1 Gurke, in feinen Streifen
4 Kopfsalatblätter
1 Tomate, geviertelt
Daikon (milder japanischer Rettich), fein gerieben
Sojasauce

Die Fische ausnehmen und säubern. Mit einem scharfen Küchenmesser die Haut vorsichtig längs, dann quer einschneiden und leicht salzen.

Die Fische mit der Haut nach unten auf den Rost legen und grillen, bis sie zu Dreiviertel gar sind. Mit einem Küchenheber umdrehen und nach Geschmack fertig grillen.

Auf Portionstellern anrichten. Jede Portion mit einem Zitronenviertel, einem Viertel der Gurkenstreifen, einem Kopfsalatblatt und einem Tomatenviertel garnieren.

Ein kleines Häufchen geriebenen Daikon hinzufügen und vor dem Servieren mit ein paar Tropfen Sojasauce garnieren.

Joe Nagata, Küchenchef des japanischen Restaurants *Ginko* in Quebec

Lachsfilets
in Spinatkruste

Vorbereitungszeit: 45 Minuten **4 Portionen**
Schwierigkeit: mittel

Bereiten Sie Ihre Kräutermischung nach Belieben mit dem zu, was Sie gerade zur Hand haben.

4 Lachsfilets à 150 g
600 g frischer Spinat
Salz
frisch gehackte Kräuter (Basilikum, Thymian, Rosmarin, Estragon, Oregano, Petersilie)
frisch geriebener Parmesan
frisch gepresster Saft einer Zitrone

Den Spinat im Dampftopf garen. Gut ausdrücken, um das Wasser herauszupressen, und sehr fein hacken. Ein paar Minuten in einem Topf bei mittlerer bis großer Hitze trocknen. Nach Geschmack salzen.

Das Spinatpüree über den Lachsfilets verteilen. Die Kräuter hinzufügen.

Die Filets in einer feuerfesten Form nebeneinander legen und bei 180 °C etwa 20 Minuten garen.

Etwas Parmesan darüberstreuen und zum Gratinieren unter den Grill schieben. Mit Zitronensaft beträufeln und sofort servieren.

Philippe Castel, von seinen Kollegen zum gesundheitsbewussten Koch des Jahres 2004 gewählt

Teriyaki-Lachs

Vorbereitungszeit: 20 Minuten **4 Portionen**
Marinade: 3 Stunden
Schwierigkeit: einfach

Japanische Sojasauce wird Shoyu genannt, wenn sie aus geröstetem Getreide (Reis, Gerste oder Weizen) und fermentierten Sojabohnen hergestellt wird.

4 Atlantiklachs-Koteletts
125 ml süßer Reiswein (Mirin)
125 ml japanische Sojasauce (Shoyu) oder Sojasauce
4 ganze Lauchzwiebeln (nur der weiße Teil)

Den Reiswein und die Sojasauce in einer kleinen Schüssel vermischen.

Die Lachskoteletts in eine große, hermetisch verschließbare Plastiktüte legen. Die Sauce in die Tüte gießen und gut verschließen. 3 Stunden im Kühlschrank marinieren lassen und die Tüte ein paar Mal umdrehen.

Die Lauchzwiebeln der Länge nach vierteln und 30 Minuten in kaltem Wasser einweichen.

Den Grill im Ofen vorheizen.

Die Steaks aus der Marinade holen und auf einen Rost über einer Fettpfanne legen. Den Lachs 10 Minuten auf der obersten oder mittleren Schiene grillen, nach der Hälfte der Garzeit umdrehen.

Jede Portion mit einer gut abgetrockneten Lauchzwiebel servieren.

Richard Béliveau

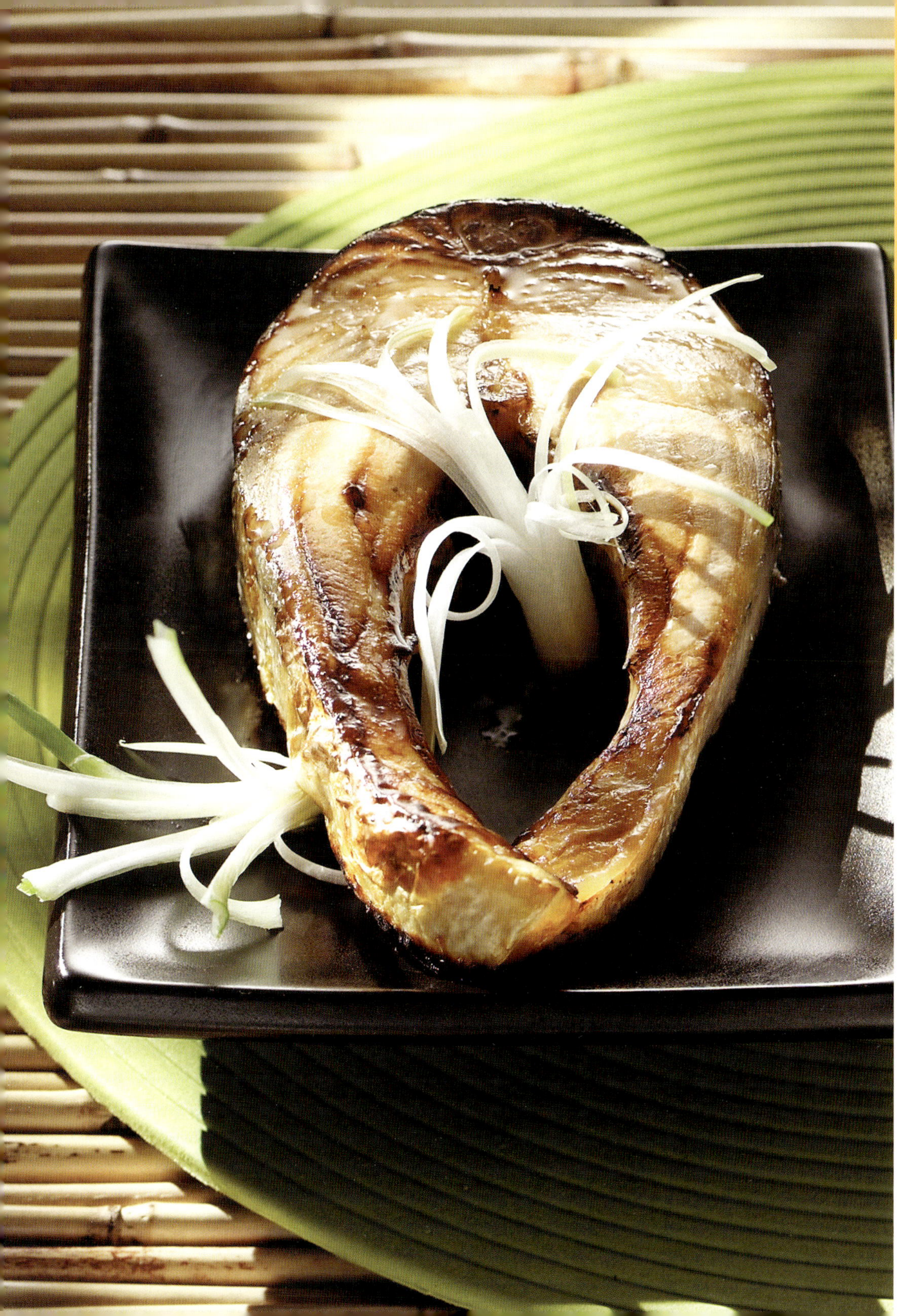

SCHWEINEFLEISCH NACH INDONESISCHER ART AUF GEMISCHTEM BLATTSALAT

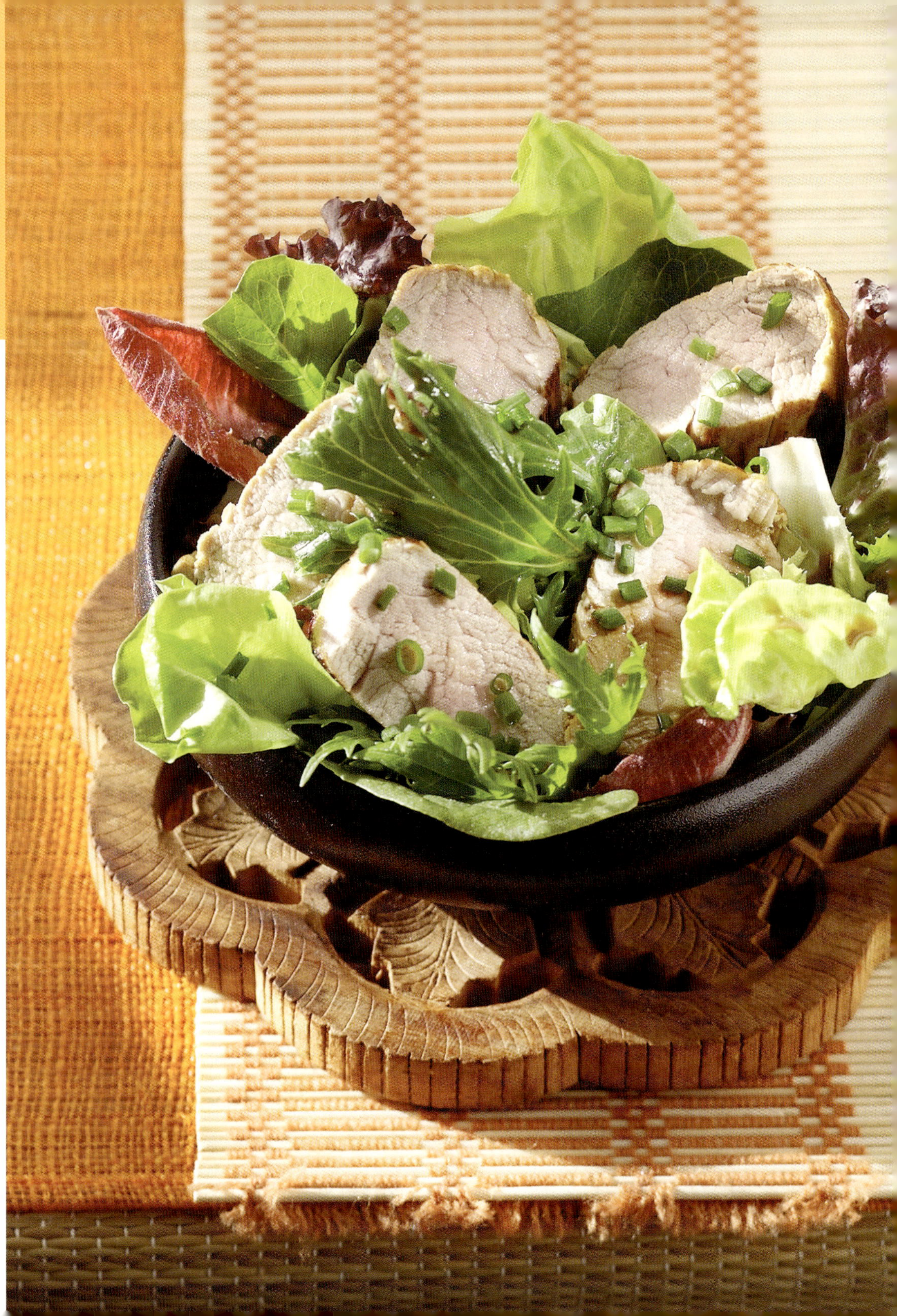

Schweinefleisch
nach indonesischer Art auf gemischtem Blattsalat

Vorbereitungszeit: 1 Stunde
Marinade: 1 bis 2 Stunden
Schwierigkeit: einfach

4 Portionen

Das Schweinefleisch ist am besten, wenn das Fleisch nach dem Garen nicht mehr blutig, aber noch rosa ist.

720 g Schweinefilet
300 g sehr frische, gemischte Salatblätter

Marinade
frisch gepresster Saft einer Limette
2 EL chinesische Sojasauce
2 EL Cassonade oder brauner Zucker
2 oder 3 zerdrückte Knoblauchzehen
1 EL gemahlener Kreuzkümmel
1 EL Currypulver
1 TL gemahlenes Kurkuma
½ TL Sambal Oelek oder Chiliflocken
1 EL Sesamöl
2 EL Olivenöl

Vinaigrette
125 ml Olivenöl
1 TL chinesische Sojasauce
1 TL Reisessig
1 TL frischer, fein gehackter Schnittlauch
Pfeffer aus der Mühle

Alle Zutaten für die Marinade in einer Schüssel vermischen.

Die Schweinefilets in eine große, hermetisch verschließbare Plastiktüte legen und die Marinade hineingießen. Den Sack gut verschließen und etwas schütteln, um das Fleisch vollkommen zu bedecken. 1 bis 2 Stunden im Kühlschrank marinieren lassen, dabei die Tüte ein paar Mal umdrehen.

Die Filets aus der Marinade holen. In einer Pfanne mit Antihaftbeschichtung das Fleisch von allen Seiten scharf anbraten. Die Filets auf einen Rost legen, darunter eine Fettpfanne stellen.

Bei 200 °C auf der mittleren Schiene etwa 35 Minuten im Ofen garen.

Alle Zutaten für die Vinaigrette in einer Schüssel vermischen. Über die Salatblätter gießen und gut vermengen.

Die Schweinefilets in dünne Scheiben schneiden und auf dem Salatbett anrichten.

Richard Béliveau

Filets von weißem Fisch

auf indische Art

Vorbereitungszeit: 45 Minuten **5 Portionen**
Schwierigkeit: einfach

5 Filets eines weißen Fischs à 125 g
100 g geriebene Karotten
1 Tomate, geviertelt
1 Limette, in Scheiben

Marinade
1 Knoblauchzehe, fein gehackt
2 TL Garam Masala
¼ TL Chiliflocken
½ TL gemahlenes Kurkuma
Salz
2 EL frischer, fein gehackter Koriander
2 EL Pflanzenöl
Saft einer frisch gepressten Zitrone

Den Fisch auf ein leicht eingefettetes Backblech legen.

Für die Marinade den Knoblauch, das Garam Masala, die Chiliflocken, das Kurkuma, das Salz und den Koriander vermischen. Olivenöl und Limettensaft hinzufügen und gut durchmischen.

Mit einem Pinsel den Fisch mit der Marinade bestreichen. Abdecken und etwa 30 Minuten im Kühlschrank ziehen lassen.

Den Backofen auf 200 °C vorheizen.

Den Fisch im Ofen garen, dabei von Zeit zu Zeit mit dem ausgetretenen Saft begießen.

Die Filets auf eine Servierplatte legen und mit Karotten, Tomaten und Zitronenscheiben garnieren. Sofort servieren.

Jean Vachon, Lehrkoch an der *École hôtelière de la Capitale* in Quebec

Steinbuttfilets

auf roten Linsen

Vorbereitungszeit: 30 Minuten **4 Portionen**
Schwierigkeit: einfach

Serviervorschlag: Servieren Sie die Steinbuttfilets mit gedämpften Brokkoliröschen und Linsensprossen.

4 frische Steinbuttfilets à 125 g
4 EL Olivenöl
200 g rote Linsen aus der Dose, gewaschen und abgetropft
1 gehackte Schalotte
1 TL gemahlenes Kurkuma
3 Knoblauchzehen, gehackt
500 ml Hühnerbrühe
25 g frischer Schnittlauch, fein gehackt
Salz und Pfeffer aus der Mühle

In einer Pfanne 2 EL Olivenöl erhitzen. Die Linsen, die Schalotte, das Kurkuma und den Knoblauch 2 bis 3 Minuten bei mittlerer bis großer Hitze anbraten.

Die Brühe hinzufügen und 4 Minuten leicht köcheln lassen. Mit Salz und Pfeffer abschmecken. Den Schnittlauch hinzugeben und beiseite stellen.

Mit einem scharfen kleinen Messer die Haut der Steinbuttfilets einige Male einritzen.

In einer Pfanne 2 EL Olivenöl erhitzen. Die Filets von jeder Seite etwa 2 Minuten anbraten, bis das Fleisch undurchsichtig ist. Mit Salz und Pfeffer abschmecken.

Die Filets auf einem Linsenbett anrichten.

Jean-Luc Boulay, Koch und Besitzer des Restaurants *Le Saint-Amour* in Quebec

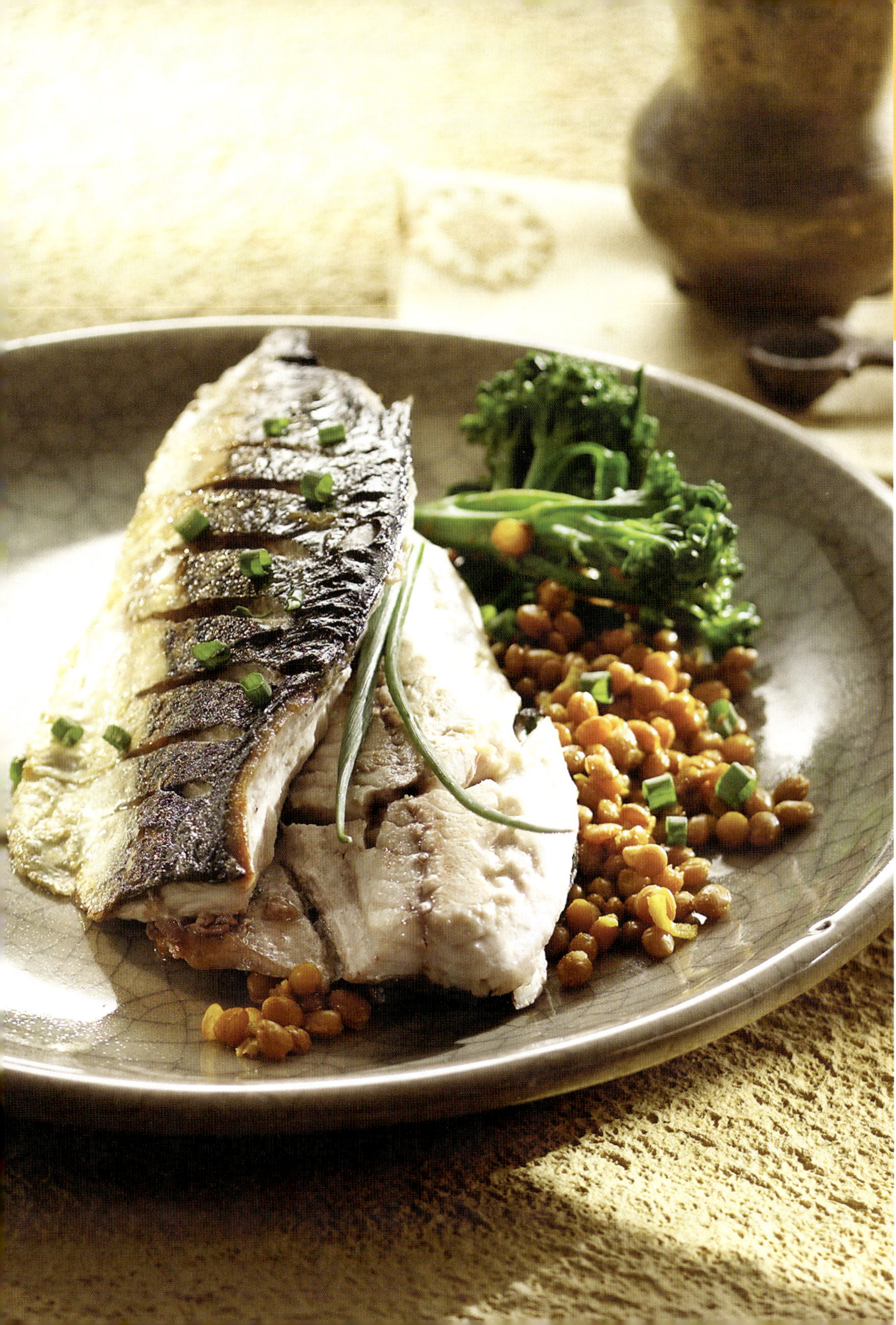

Kalte Soba-Nudeln

Vorbereitungszeit: 20 Minuten **4 Portionen**
Schwierigkeit: einfach

Soba-Nudeln werden aus Buchweizen und Weizen hergestellt. Die Japaner produzieren sie seit dem 15. Jahrhundert.

250 g Soba-Nudeln
gehackte Lauchzwiebeln
frisch gehackter Koriander
Sesamsamen

Vinaigrette
6 EL Sojasauce
2 EL Reisessig
1½ TL Sesamöl
1 TL Zucker
1 EL frisch gehackter Ingwer

Die Nudeln nach Packungsanweisung in kochendem Wasser kochen. Abgießen, abdecken und in den Kühlschrank stellen.

Alle Zutaten für die Vinaigrette in einer kleinen Schüssel vermischen. Abschmecken und über die kalten Nudeln gießen.

Mit Lauchzwiebeln, Koriander und Sesamsamen garnieren.

Susan Sylvester, Lehrköchin an der *École hôtelière de la Capitale* in Quebec

Nudeln
auf Peking-Art

Vorbereitungszeit: 30 Minuten **6 Portionen**
Schwierigkeit: einfach

Hoisinsauce kommt in der chinesischen Küche sehr häufig vor. Sie besteht aus fermentierten Sojabohnen, Gewürzen und getrockneten Chilischoten, ist dickflüssig und hat eine rotbraune Farbe.

Pflanzenöl
1 Zwiebel, in feinen Scheiben
375 g Schweinehackfleisch
4 Knoblauchzehen, fein gehackt
1 TL frisch gehackter Ingwer
1 EL Zucker
1 EL Hoisinsauce
2 EL Sojasauce
2 EL Weißwein
2 EL Wasser
400 g Reisnudeln
250 g Sojasprossen (Mungobohnensprossen)
⅓ Gurke, in feinen Streifen
8 Radieschen, in feinen Scheiben
3 Cornichons, in feinen Scheiben
4 Lauchzwiebeln, in Ringe geschnitten

Das Öl in einem Wok erhitzen und die Zwiebel scharf anbraten. Schweinefleisch, Knoblauch und Ingwer hinzufügen. 3 Minuten braten, dann den Zucker, die Hoisinsauce und die Sojasauce dazugeben.

Den Wein und das Wasser hineingießen. 5 Minuten köcheln lassen und beiseite stellen.

Die Nudeln nach Packungsanweisung in kochendem Salzwasser kochen. Gut abtropfen lassen.

Die Nudeln in Form eines Nests auf Suppentellern anrichten. Die Nester mit Fleisch füllen. Die Sojasprossen, die Gurke, die Radieschen, die Cornichons und die Lauchzwiebeln gleichmäßig und dekorativ auf den Tellern verteilen und sofort servieren.

Jean Vachon, Lehrkoch an der *École hôtelière*

Gebratene Nudeln
auf indonesische Art

Vorbereitungszeit: 25 Minuten **4 Portionen**
Schwierigkeit: mittel

Krabbenpaste ist ein beliebtes Würzmittel in der asiatischen Küche. Verwenden Sie sie in diesem Rezept je nach Belieben.

250 g chinesische Weizen- oder Eiernudeln
Pflanzenöl
3 Knoblauchzehen, fein gehackt
1 Zwiebel, in feinen Scheiben
2 TL Krabbenpaste
1 Schweinekotelett, ohne Knochen und in Streifen geschnitten
250 g Garnelen ohne Schale und ohne Darm
2 Selleriestangen, in feinen Scheiben
2 Kohlblätter, in feine Streifen geschnitten
Salz und Pfeffer aus der Mühle
2 EL leichte Sojasauce

Die Nudeln nach Packungsanweisung in kochendem Salzwasser kochen. Gut abtropfen und beiseite stellen.

Das Öl im Wok erhitzen und den Knoblauch, die Zwiebel und die Krabbenpaste scharf anbraten. Das Schweinefleisch und die Garnelen hinzufügen und einige Minuten schmoren.

Den Sellerie und den Kohl hinzufügen. Mit Salz und Pfeffer abschmecken.

Alles gut mit den Nudeln und der Sojasauce vermischen.

Jean Vachon, Lehrkoch an der *École hôtelière de la Capitale* in Quebec

Soba-Nudeln
mit Thunfisch und Ingwer

Vorbereitungszeit: 25 Minuten **4 Portionen**
Schwierigkeit: einfach

250 g Soba-Nudeln
1 EL Reisessig
1 eingelegter Ingwer, gehackt
80 ml Pflanzenöl
2 EL Sojasauce
1 EL Zucker
1 EL Sesamöl
340 g Thunfisch aus der Dose, gut abgetropft
80 g Lauchzwiebeln, in feinen Ringen
40 g Sojabohnensprossen (Mungobohnensprossen)
2 EL geröstete Sesamsamen (siehe S. 141)

Die Nudeln nach Packungsanweisung in kochendem Salzwasser kochen und abgießen.

Den Essig, den Ingwer, das Pflanzenöl, die Sojasauce, den Zucker und das Sesamöl in einer kleinen Schüssel vermischen.

Die Nudeln in eine große Servierschüssel schütten. Den Thunfisch, die Lauchzwiebeln, die Sojasprossen und die Sesamsamen hinzufügen. Kräftig mit der Vinaigrette verrühren und servieren.

Yves Moscato, Küchenchef und Miteigentümer des Restaurants *Le 48 Saint-Paul, Cuisine_monde* in Quebec

Nudeln
mit Miso und Gemüse

Vorbereitungszeit: 30 Minuten
Schwierigkeit: mittel
4 Portionen

600 g gekochte Nudeln nach Wahl
80 ml Olivenöl
150 g Brokkoliröschen
200 g Champignons, in feinen Scheiben
70 g Karotten, in feinen Scheiben
125 ml kräftige Hühnerbrühe
2 EL Misopaste
1 TL frisch geriebener Ingwer
150 g reife Tomaten, gewürfelt
120 g grüne Zucchini, gewürfelt
2 Lauchzwiebeln, in feinen Ringen
3 TL geröstete Sesamsamen (siehe S. 141)
4 EL frisch gehackter Koriander
4 TL zerstoßene Leinsamen

Das Olivenöl in einer Pfanne erhitzen. Die Brokkoliröschen, die Champignons und die Karotten bei mittlerer bis großer Hitze anbraten.

Die Brühe und die Misopaste hinzufügen und aufkochen lassen. Nudeln, Ingwer, Tomaten, Zucchini, Lauchzwiebeln und Sesamsamen hinzufügen. Sanft köcheln lassen, bis die Flüssigkeit fast vollständig verdampft ist.

Den Koriander und die Leinsamen hinzufügen. Abschmecken und servieren.

Benoit Dussault, Lehrkoch an der *École hôtelière de la Capitale* in Quebec

Lammkebabs

Vorbereitungszeit: 1 h 30
Schwierigkeit: mittel
4 Portionen

Dieses Gericht wurde von Muslimen in Indien eingeführt. Es wurde schnell zu einem der beliebtesten des Landes. Sie können Ihr eigenes Garam Masala herstellen oder eine fertige Gewürzmischung im Supermarkt kaufen.

1 kg Lammhackfleisch
1 große Zwiebel, grob gehackt
1 großes Stück frischer Ingwer (5 cm), gehackt
1 zerdrückte Knoblauchzehe
1 grüne Chilischote, fein gehackt
1 TL Chiliwürzmischung
1 EL frischer, fein gehackter Koriander
1 TL Garam Masala
2 TL gemahlener Koriander
1 TL gemahlenes Kurkuma
1 TL Salz
1 geschlagenes Ei
1 EL Naturjoghurt
1 EL Pflanzenöl

Alle Zutaten mit Ausnahme des Joghurts in einer großen Schüssel gründlich vermischen. Abdecken und 1 Stunde im Kühlschrank ruhen lassen.

Den Grill vorheizen.

Mit leicht bemehlten Händen die Masse in 8 gleich große Teile teilen und jedes zu einer Wurst formen.

Das Fleisch auf Spieße aufstecken und diese auf einen großen Teller legen. Abdecken und in den Kühlschrank stellen.

Die Spieße leicht mit Joghurt und Öl einstreichen. 8 bis 10 Minuten grillen und dabei von Zeit zu Zeit umdrehen, bis sie goldbraun sind.

Jean Vachon, Lehrkoch an der *École hôtelière de la Capitale* in Quebec

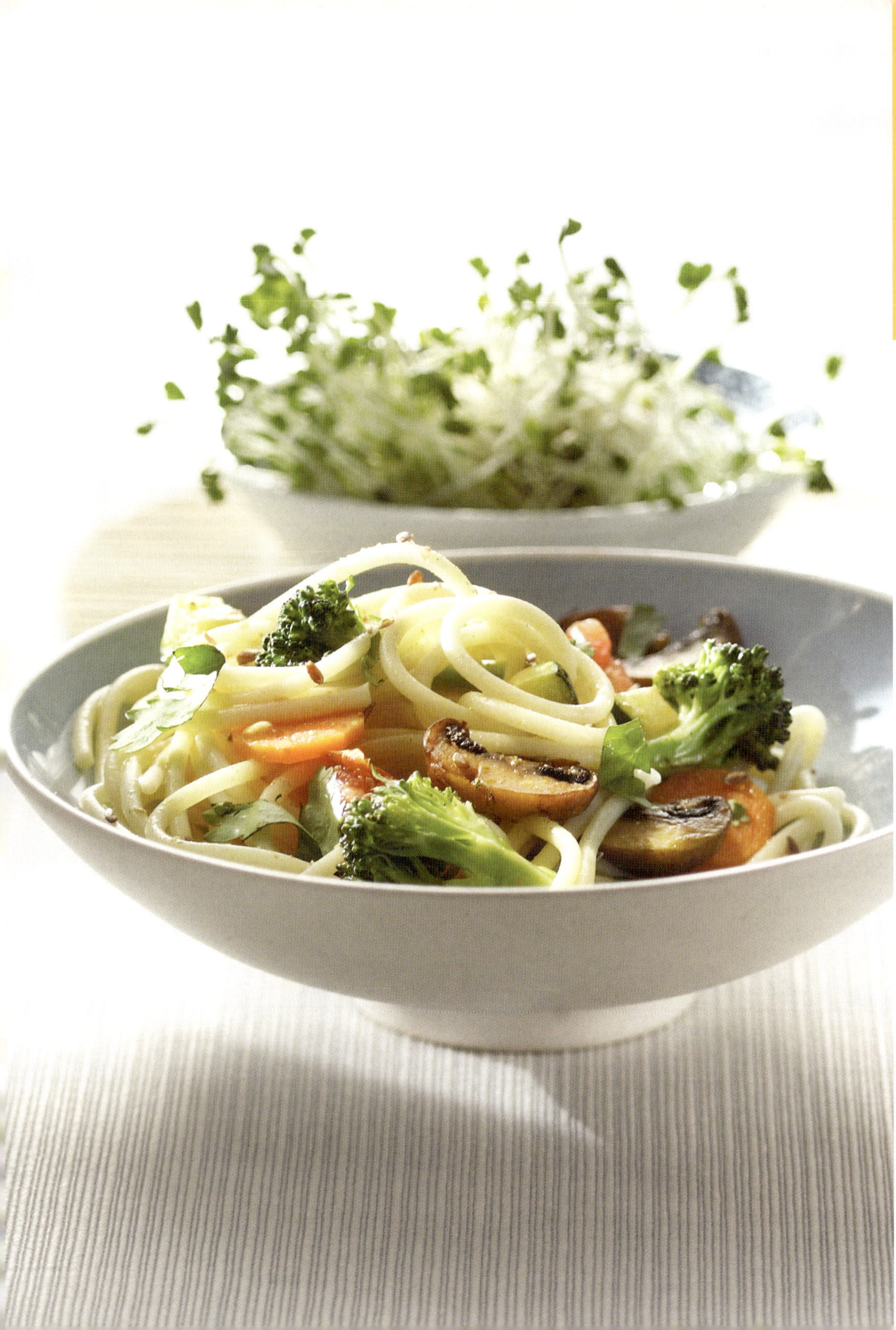

NUDELN MIT MISO UND GEMÜSE

Pissaladière

Vorbereitungszeit: 1 h 15
Schwierigkeit: mittel
4 Portionen

Die Pissaladière ist eine Spezialität aus Nizza. Die traditionell verwendeten Sardellen sind hier durch Sardinen ersetzt.

1 Bund frische Petersilie
2 Thymianzweige
1 Lorbeerblatt
8 ganze schwarze Pfefferkörner
1 kg Zwiebeln, in feinen Scheiben
2 gehackte Knoblauchzehen
Salz und Pfeffer aus der Mühle
400 g Mürbeteig oder 1 fertiger Mürbeteigboden
6 ganze Sardinen aus der Dose
50 g schwarze Oliven, in feine Scheiben geschnitten

Die Petersilie, den Thymian, das Lorbeerblatt und die Pfefferkörner als »Bouquet garni« (Kräutersäckchen) in ein Passiertuch stecken. Gut verschnüren.

Das Olivenöl in einem Stieltopf erhitzen. Die Zwiebeln und den Knoblauch mit dem Bouquet garni bei schwacher Hitze anbraten. Mit Salz und Pfeffer abschmecken.

Zudecken und etwa 20 Minuten unter gelegentlichem Umrühren kochen, das Gemüse soll dabei keine Farbe annehmen. Das Bouquet garni entfernen.

Den Teig ausrollen und eine gefettete Quicheform damit auslegen.

Die Zwiebeln auf dem Teig verteilen. Die Sardinen und die Oliven darauflegen. Bei 180 °C etwa 30 Minuten im Ofen backen.

Jean-Pierre Cloutier, Küchenchef und Besitzer des *Café-restaurant du Musée* in Quebec

Lachs-Papillotes
mit Lauch

Vorbereitungszeit: 30 Minuten
Marinade: 1 Stunde
Schwierigkeit: einfach
4 Portionen

Dieses Gericht schmeckt noch köstlicher mit einer Ratatouille als Beilage. Eine Kombination, die all Ihren Gästen zusagen wird!

600 g Lachs- oder Makrelenfilet, in Streifen geschnitten
80 ml Olivenöl
115 g Lauch, in feinen Ringen
frisch gepresster Saft einer Zitrone

Marinade
2 Knoblauchzehen, gehackt
frisch gepresster Saft einer Zitrone
1 EL frisch gehackte Petersilie
2 TL frisch gehackter Oregano
eine Prise Chiliflocken
Salz und Pfeffer aus der Mühle

Das Olivenöl erhitzen und den Lauch scharf anbraten. Mit dem Zitronensaft ablöschen.

Den Lauch in einer großen Schüssel mit den anderen Zutaten für die Marinade vermischen. Den Fisch hinzufügen, abdecken und eine Stunde im Kühlschrank ziehen lassen.

Aus Alufolie 4 Blätter von 30 x 15 cm Seitenlänge zuschneiden. In der Mitte eines jeden Blatts ein Viertel des Fisches und ein Viertel der Garnitur verteilen. Die Alufolie verschließen, indem man die beiden Enden wie Bonbonpapier eindreht.

Bei 165 °C etwa 12 Minuten im Ofen oder auf dem Grill garen.

Jean-Pierre Cloutier, Küchenchef und Besitzer des *Café-restaurant du Musée* in Quebec

Lasagne
mit Ziegenkäse und Lauch

Vorbereitungszeit: 1 h 45
Schwierigkeit: mittel
6 Portionen

6 bis 8 Lasagneblätter
1 Aubergine, in Scheiben
2 rote Paprika, halbiert und entkernt
3 EL Olivenöl
4 Lauchstangen, in feinen Ringen
1 Zucchini, in Scheiben
200 g frischer Ziegenkäse, zerbröckelt
50 g Parmesan, frisch gerieben

Béchamelsauce
60 g Butter
100 g Mehl
900 ml Milch
Salz und Pfeffer aus der Mühle
geriebene Muskatnuss

Olivenöl-Tipp

Man sollte Butter und andere Öle so oft wie möglich durch Olivenöl ersetzen (erste Kaltpressung, wenn möglich). Das ist in der Tat das beste Fett für die Gesundheit. Es kann ebenso gut zum Kochen wie kalt (in Vinaigrettes) benutzt werden.

Kleines Dip-Rezept
Olivenöl aus erster Kaltpressung, nach Wahl (etwa 125 ml)
3 oder 4 Knoblauchzehen, zerdrückt und geschält
schwarzer Pfeffer, Salz, Petersilie und Thymian nach Belieben
¼ TL Piment d'Espelette, Chilipulver oder Cayennepfeffer.

Mindestens eine halbe Stunde ziehen lassen und dann als Dip mit gutem Vollkornbrot genießen. Hält sich in einem luftdicht abgeschlossenen Glasgefäß mehrere Wochen im Kühlschrank.

Die Lasagneblätter nach Packungsanweisung kochen.

Die Auberginenscheiben leicht salzen und etwa 20 Minuten in einem Sieb abtropfen lassen, damit sie überschüssige Flüssigkeit verlieren.

Die Paprikaschoten mit der Schnittfläche nach unten auf ein Backblech legen und bei hoher Hitze grillen, bis sie schwarze Blasen werfen. Abkühlen lassen, die Haut abziehen und in feine Streifen schneiden.

Die Auberginenscheiben kalt abspülen und gut mit Küchenpapier abtrocknen.

Das Olivenöl in einer Pfanne erhitzen und die Lauchringe, die Zucchinischeiben, die Paprika und die Auberginen etwa 5 Minuten bei mittlerer bis großer Hitze anbraten.

Für die Béchamelsauce die Butter bei mäßiger Hitze in einem Topf zerlassen. Das Mehl hinzufügen und etwa 2 Minuten unter ständigem Rühren kochen. Die Milch hineingießen und dabei ohne Unterbrechung mit einem Schneebesen umrühren, bis die Sauce dick wird. Salzen und mit Muskat abschmecken.

Abwechselnd eine Schicht Lasagneblätter, Gemüse, Ziegenkäse, Parmesan und Béchamelsauce in eine gefettete, feuerfeste Form schichten. Zum Schluss eine Schicht Sauce und Parmesan darübergeben.

Bei 190 °C etwa 30 Minuten im Ofen backen.

Jean Vachon, Lehrkoch an der *École hôtelière de la Capitale* in Quebec

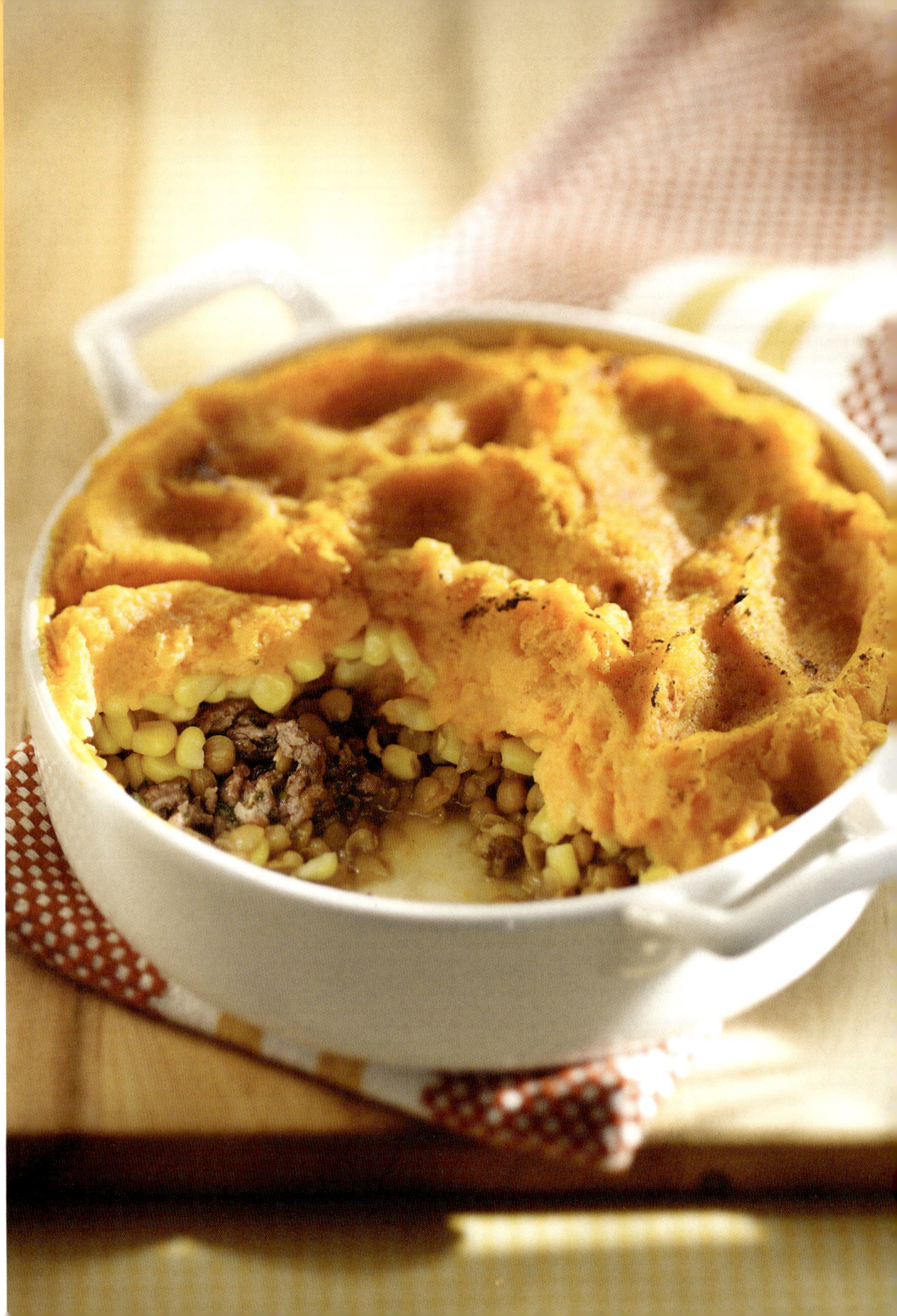

Chinesischer Auflauf
mit Linsen

Vorbereitungszeit: 1h 15 — **4 bis 6 Portionen**
Schwierigkeit: einfach

2 kleine Kartoffeln, geviertelt
2 Karotten, in Scheiben
1 Blumenkohl, in Röschen zerteilt
Olivenöl
1 große Zwiebel, gehackt
250 g mageres Rinderhackfleisch
475 g grüne Linsen aus der Dose, gewaschen und abgetropft
1 TL Bohnenkraut oder getrockneter Thymian
1 EL getrocknete Petersilie
Salz und Pfeffer aus der Mühle
285 g Mais
1 TL Butterflöckchen

Den Ofen auf 180 °C vorheizen.

Die Kartoffeln und die Karotten etwa 20 Minuten in einem Topf kochen. Den Blumenkohl (mit 2 EL Wasser) 8 bis 10 Minuten in der Mikrowelle kochen oder im Dampf garen.

In einer großen Pfanne das Olivenöl erhitzen. Den Knoblauch und die Zwiebel etwa 5 Minuten anbraten, bis sie weich sind. Das Rindfleisch hinzufügen und unter Umrühren braten. Wenn das Fleisch gar ist, die Linsen, das Bohnenkraut und die Petersilie hinzufügen. Mit Salz und Pfeffer abschmecken. 2 bis 3 Minuten köcheln lassen, dann vom Herd stellen.

Kartoffeln, Karotten und Blumenkohl abgießen. Pürieren und mit Salz und Pfeffer abschmecken.

Die Fleischmasse mit den Linsen in eine ofenfeste Form geben. Den Mais darauf verteilen und abschließend eine Schicht Gemüsepüree darauf verteilen.

Butterflöckchen daraufsetzen und 30 Minuten ohne Abdeckung im Ofen backen.

Richard Béliveau

Spaghetti
auf sizilianische Art

Vorbereitungszeit: 1 Stunde — **4 Portionen**
Schwierigkeit: mittel

300 g Spaghetti
3 EL Olivenöl
2 rote Paprikaschoten, gewürfelt
8 Roma-Tomaten, gewürfelt
1 Aubergine, gewürfelt
2 Knoblauchzehen, gehackt
80 ml Wasser
80 ml Rotwein
30 g Basilikum, frisch gehackt (ein wenig zum Garnieren beiseite legen)
30 g glatte Petersilie, gehackt
50 g Sardellen, klein geschnitten
12 schwarze Oliven, in feine Scheiben geschnitten
2 EL Kapern
Salz und Pfeffer aus der Mühle
frisch geriebener Parmesan

Das Olivenöl erhitzen und die Paprikaschoten, die Tomaten, die Aubergine, die Zwiebel und den Knoblauch 10 bis 15 Minuten darin anbraten.

Wasser, Wein, Basilikum und Petersilie hinzufügen. Aufkochen lassen, zudecken und 10 bis 15 Minuten köcheln lassen.

Währenddessen die Nudeln nach Packungsanweisung kochen.

Die Sardellen, die Oliven und die Kapern in den Topf geben. Mit Salz und Pfeffer abschmecken. Einige Minuten weiterschmoren.

Auf den Spaghetti servieren und mit Parmesan und Basilikum bestreuen.

Jean Vachon, Lehrkoch an der *École hôtelière de la Capitale* in Quebec

Haupt-gerichte
Chinesischer Auflauf mit Linsen
Spaghetti auf sizilianische Art

Curryhuhn
mit Kurkuma

Vorbereitungszeit: 40 Minuten
Schwierigkeit: einfach
4 Portionen

Servieren Sie dieses Gericht mit Basmatireis oder einem anderen gekochten Vollkorngetreide.

Nuoc Mam ist eine vietnamesische Sauce auf der Basis von in Salz fermentierten Fischen. Sie dient zum Würzen von Reis, Gemüse und Fisch. Ihr thailändisches Pendant heißt Nam Pla. Man kann sie in Asialäden oder entsprechenden Supermarktabteilungen kaufen.

4 ganze Hühnerbrüste à 150 g, ohne Fett und Haut
2 EL Olivenöl
3 Knoblauchzehen
4 Schalotten, klein gehackt
2 TL Currypulver
1 TL gemahlenes Kurkuma
2 EL Fischsauce (Nuoc Mam oder Nam Pla)
2 EL Cassonade oder brauner Zucker
500 ml Kokosmilch
Pfeffer aus der Mühle

In einer großen Pfanne das Olivenöl erhitzen. Den Knoblauch und die Schalotten 2 bis 3 Minuten bei mäßiger Hitze darin anbraten.

Alle anderen Zutaten hinzufügen und gut vermischen. Etwa 20 Minuten leise köcheln lassen.

Das gekochte Huhn in Streifen schneiden und sofort servieren.

Florence Albernhe, Köchin und Besitzerin des Restaurants *Le Grain de riz* in Quebec

Huhn
mit Cashewkernen

Vorbereitungszeit: 30 Minuten
Schwierigkeit: einfach
4 Portionen

300 g Hühnerbrust, in feine Scheiben geschnitten
etwas Mehl zum Bestäuben
175 ml Mais- oder Erdnussöl
10 Lauchzwiebeln
2 Peperoni, in Stückchen von 1 cm Länge
2 EL zerdrückter Knoblauch
50 g ungesalzene Cashewkerne, geröstet
80 g Zwiebeln, in feinen Scheiben
3 EL Austernsauce
3 EL Sojasauce
2 EL Zucker

Die Hühnerbrustscheiben mit Mehl bestäuben. In einem Wok das Öl erhitzen und das Huhn darin bei mittlerer bis hoher Hitze frittieren.

Aus dem Wok nehmen und auf Küchenpapier abtropfen lassen.

Im selben Öl die Zwiebeln anbraten. Alle anderen Zutaten mit Ausnahme des Fleisches hinzufügen und 2 bis 3 Minuten köcheln lassen. Zum Schluss das Hühnerfleisch in den Wok geben, umrühren und sofort servieren.

Jean Vachon, Lehrkoch an der *École hôtelière de la Capitale* in Quebec

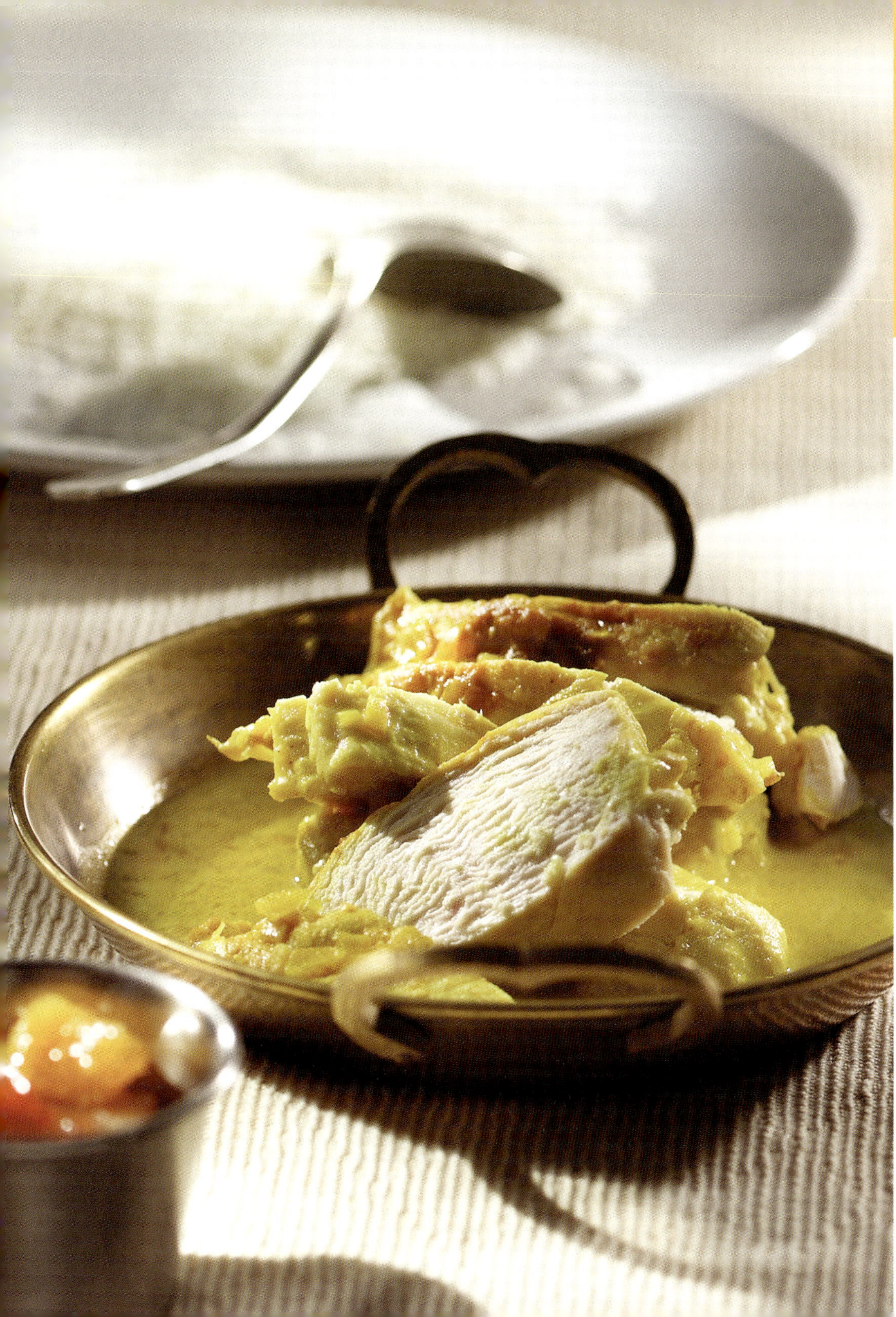

CURRYHUHN MIT KURKUMA

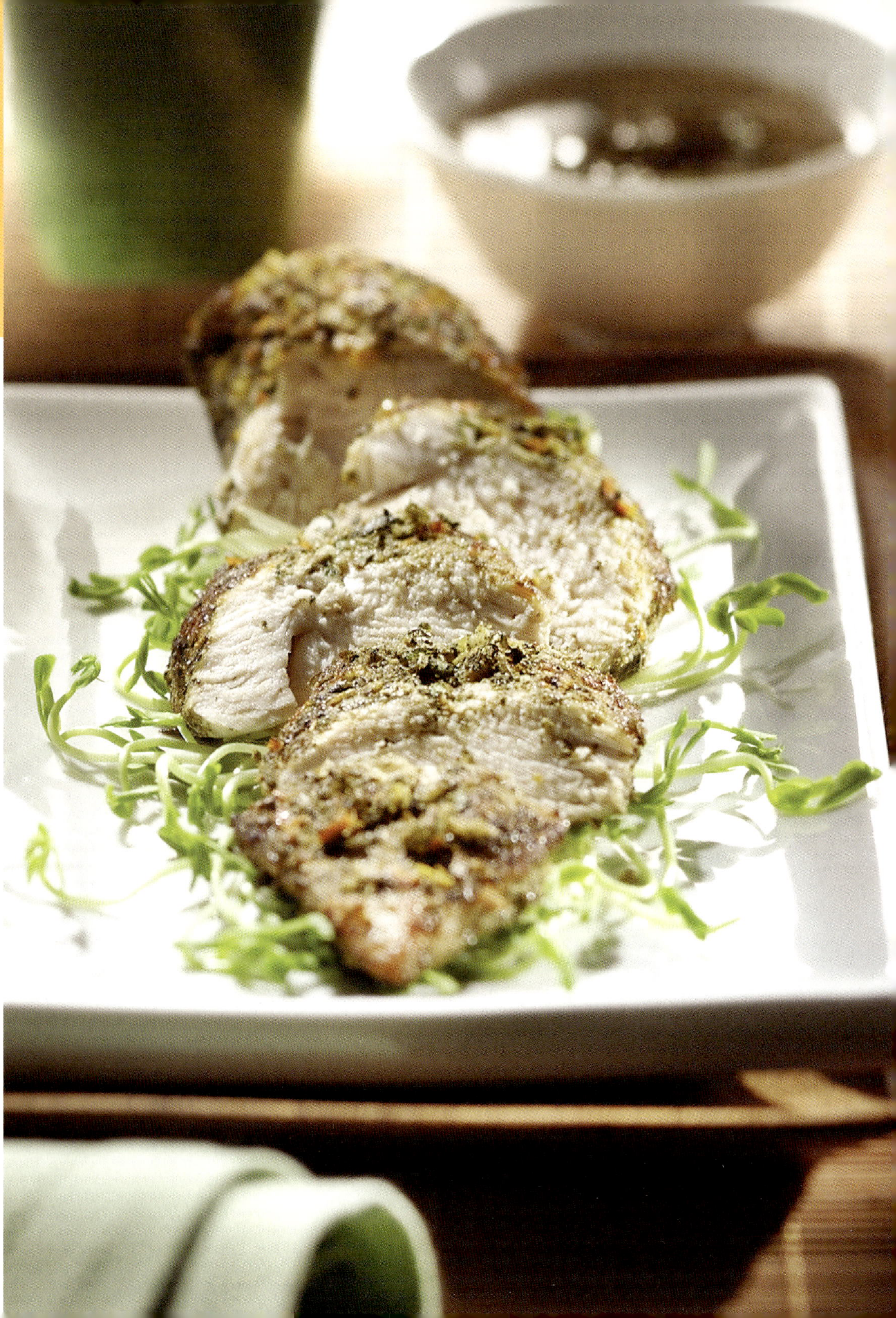

Huhn
mit Grünteekruste

Vorbereitungszeit: 40 Minuten **4 Portionen**
Schwierigkeit: einfach

Diese Panade kann man bis zu drei Wochen in einem luftdichten Gefäß im Kühlschrank aufbewahren. Sencha ist ein grüner Tee aus Japan, der sich auf der ganzen Welt wachsender Beliebtheit erfreut. Die Blätter werden nach der Ernte gedämpft und anschließend gerollt.

4 ganze Hühnerbrüste à 150 g, ohne Haut und Fett
2 EL Olivenöl

Panade
2 EL japanischer grüner Tee (vorzugsweise Sencha)
2 EL frische Minze
60 g Zitronengras, gemahlen
¾ TL Salz
¾ TL brauner Zucker
2 EL Orangenschalen
2 EL Zitronenschalen
2 EL frisch geriebener Ingwer
½ TL gemahlener Kreuzkümmel

In einer Schüssel alle Zutaten für die Panade vermischen.

Die Hühnerbrüste sorgfältig mit der Panade überziehen.

In einer großen Pfanne das Öl erhitzen. Das Huhn auf jeder Seite 2 Minuten anbraten.

Das Geflügel in eine feuerfeste Form legen und bei 180 °C je nach Dicke etwa 15 Minuten im Ofen garen.

Florence Albernhe, Köchin und Besitzerin des Restaurants *Le Grain de riz* in Quebec

Gebratenes Huhn
mit Erdnüssen

Vorbereitungszeit: 30 Minuten **4 bis 6 Portionen**
Schwierigkeit: einfach

Dieses Gericht kommt besonders gut auf einem Bett aus gedämpftem Duftreis zur Geltung. Tapiokastärke bekommen Sie in Asia- oder Reformhausläden.

500 g Hühnerbrust, in feine Streifen geschnitten
2 EL Tapiokastärke
160 g Zuckererbsen, geputzt und in feine Streifen geschnitten
60 ml Pflanzenöl
80 mg Zwiebeln, in feinen Streifen
60 g rote Paprikaschote, in feinen Streifen
2 EL grüne Currypaste
4 EL Fischsauce (Nuoc Mam oder Nam Pla)
1 EL brauner Zucker
15 g frisches Basilikum, fein geschnitten
60 g geröstete Erdnüsse, gehackt

Die Hühnerbruststreifen in der Stärke wälzen und etwa 45 Sekunden in kochendes Wasser tauchen.

Die Zuckererbsen in einem anderen Topf etwa 1 Minute in kochendem Wasser blanchieren, abgießen und mit kaltem Wasser abschrecken, um den Garprozess zu beenden.

Den Wok auf großer Flamme erhitzen, das Öl hineingießen und die Zuckerschoten, die Zwiebeln, die Paprikaschote und das Huhn etwa 10 Minuten braten.

Currypaste, Fischsauce, braunen Zucker, Basilikum und die Hälfte der Erdnüsse hinzufügen.

Mit den restlichen Erdnüssen garnieren und sofort servieren.

Jean Vachon, Lehrkoch an der *École hôtelière de la Capitale* in Quebec

Lachs
mit knackigem Weißkohl

Vorbereitungszeit: 40 Minuten **4 Portionen**
Schwierigkeit: einfach

1 Stück Lachs à 600 g
1 kg Weißkohl, klein geschnitten
3 EL Olivenöl
1 EL Kreuzkümmelsamen
Salz und Pfeffer aus der Mühle
175 ml Tomatensauce
1 Knoblauchzehe, fein gehackt

Den Kohl eine Minute in kochendem Wasser blanchieren. Mit kaltem Wasser abschrecken und gut abtropfen lassen.

Das Olivenöl in einer Pfanne erhitzen. Den Weißkohl und den Kreuzkümmel 1 bis 2 Minuten scharf anbraten. Mit Salz und Pfeffer abschmecken.

Den Lachs in vier gleich dicke Steaks schneiden. Mit Salz und Pfeffer abschmecken. Im Dampf garen.

Die Tomatensauce erhitzen und den Knoblauch hinzufügen.

In der Mitte eines jeden vorgewärmten Tellers ein Nest aus knackigem Weißkohl anrichten. Ein Lachssteak darauflegen und mit Tomatensauce überziehen.

Jean-Luc Boulay, Koch und Besitzer des Restaurants *Le Saint-Amour* in Quebec

Saiblings-Tartar

Vorbereitungszeit: 25 Minuten **4 Portionen**
Schwierigkeit: einfach

Sie können den Saibling auch durch Forelle oder Lachs ersetzen. Wenn Sie wollen, können Sie als Beilage zu diesem Gericht 4 Scheiben in 3 Esslöffel Pflanzenöl gebratenen schwarzen Rettich oder Taro und Kaviarersatz servieren.

1 (ganz frisches) Saiblingsfilet à 320 g, in kleine Würfel geschnitten
1 Eigelb
1 EL Dijonsenf
2 EL Erdbeeressig oder sonstiger Essig
2 EL Olivenöl
Salz und Pfeffer aus der Mühle
1 Lauchzwiebel, fein gehackt
5 Erdbeeren, klein gewürfelt
8 Zweige Dill, gehackt

Das Eigelb, den Senf und den Essig in einer Schüssel verrühren.

Das Olivenöl sehr langsam in einem dünnen Strahl einfließen lassen und kräftig schlagen, um eine Mayonnaise zu bekommen. Mit Salz und Pfeffer abschmecken. Abdecken und in den Kühlschrank stellen.

Den Fisch, die Lauchzwiebel, die Erdbeeren und den Dill in einer großen Schüssel vermischen.

Die Mayonnaise einarbeiten und verrühren, bis die Konsistenz cremig ist. Abschmecken und servieren.

Jean-Pierre Cloutier, Küchenchef und Besitzer des *Café-restaurant du Musée* in Quebec

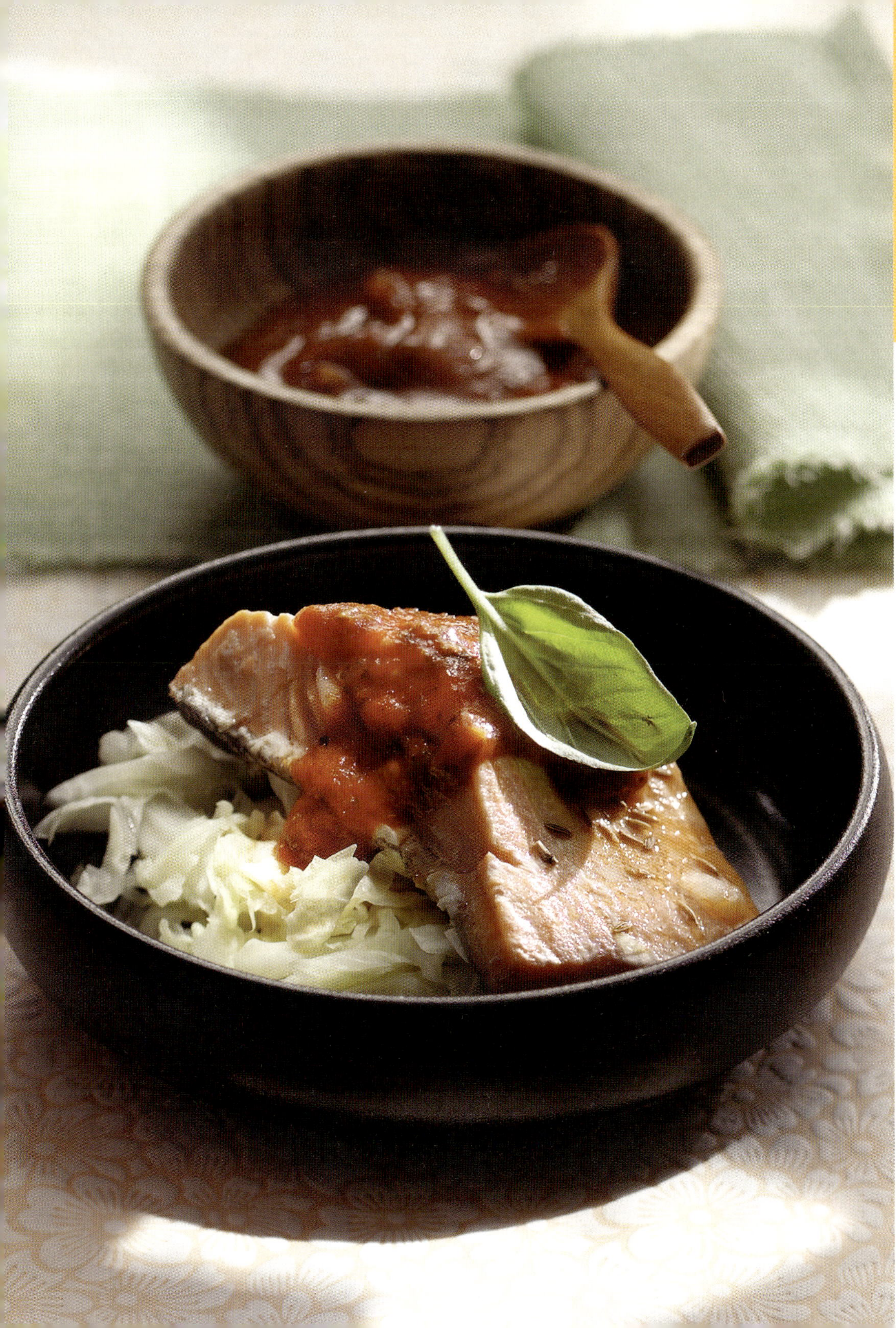

LACHS MIT KNACKIGEM WEISSKOHL

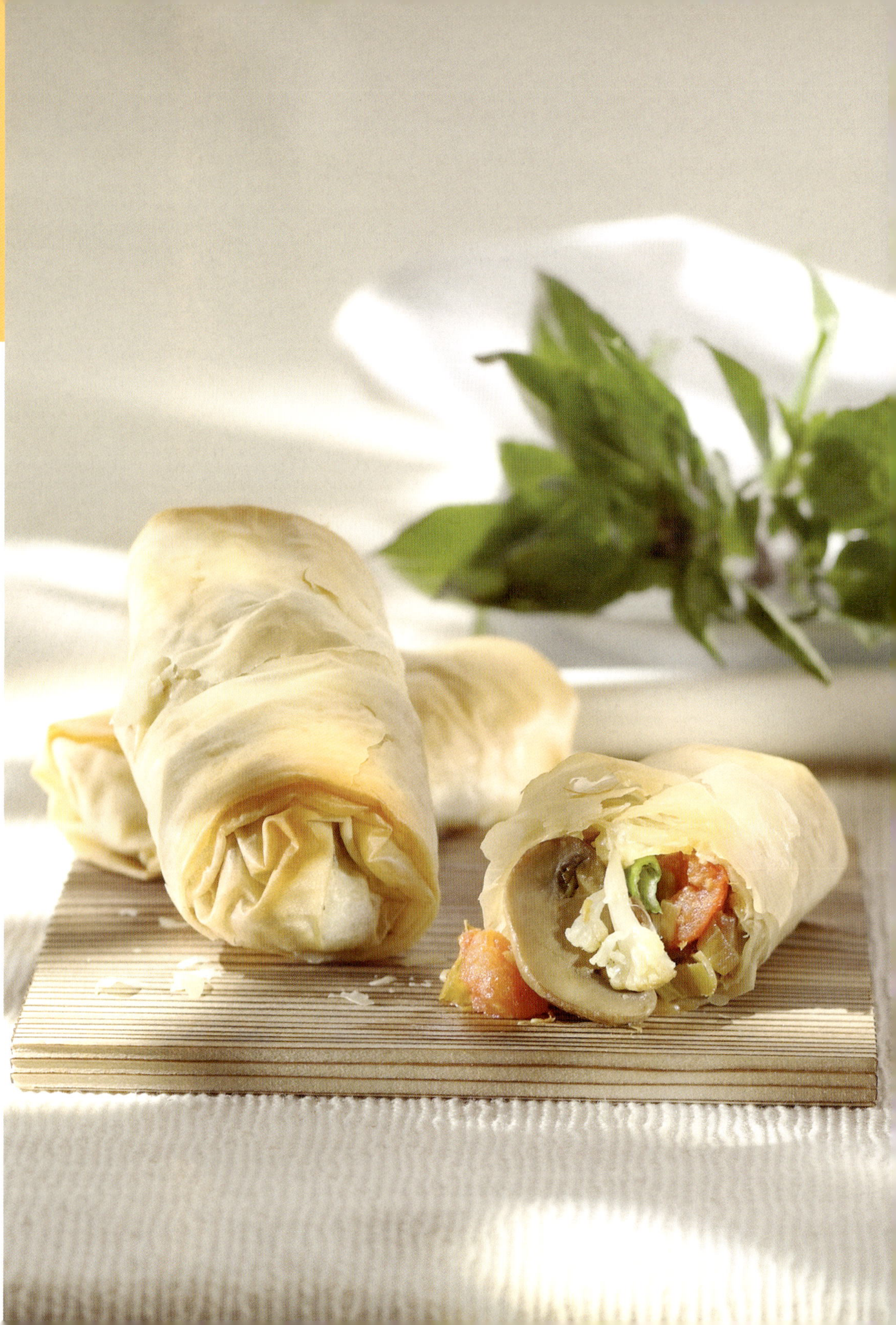

Quiche
mit Rote-Bete-Blättern

Vorbereitungszeit: 1 Stunde
Schwierigkeit: mittel
4 Portionen

3 EL Olivenöl
1 kleine Zwiebel, in feinen Scheiben
1 Knoblauchzehe, fein gehackt
ca. 250 g Rote-Bete- oder Mangoldblätter, in Stücke geschnitten
7 g glatte Petersilie, gehackt
frisch gepresster Saft einer halben Zitrone
1 Quicheteigboden, selbst gemacht oder Fertigteig
80 ml Milch
2 Eier
eine Prise gemahlener Muskat
60 g geröstete Pinienkerne
2 EL getrocknete und gehackte Tomaten
Salz und Pfeffer aus der Mühle

Den Ofen auf 180 °C vorheizen. Das Olivenöl erhitzen. Die Zwiebeln und den Knoblauch darin anbraten, bis sie glasig sind.

Die Rote-Bete-Blätter, die Petersilie und den Zitronensaft hinzufügen. Mit Salz und Pfeffer abschmecken. Einige Minuten kochen, damit die Blätter weich werden. Vom Herd nehmen und abkühlen lassen.

Den Boden und die Wand einer Quicheform von 25 cm Durchmesser mit dem Teig auskleiden. Mit Alufolie (oder Backpapier) bedecken und mit getrockneten Erbsen beschweren. 10 Minuten im Ofen backen. Die Erbsen und die Folie entfernen und weitere 10 Minuten backen. (Der Teig muss trocken sein, ohne Farbe anzunehmen.)

Milch, Eier, Muskat in einer Schüssel verrühren. Rote-Bete-Blätter, Pinienkerne und getrocknete Tomaten hinzufügen. Mit Salz und Pfeffer abschmecken.

Die Masse auf dem Teigboden verteilen und etwa 10 Minuten im Ofen backen.

Heiß, lauwarm der kalt servieren.

Gemüsestrudel

Vorbereitungszeit: 1 Stunde
Schwierigkeit: mittel
4 Portionen oder 12 Strudelrollen

2 EL Olivenöl
1 Lauchstange (das Weiße und das Grüne), in feinen Ringen
2 Knoblauchzehen, gehackt
½ mittelgroßer Blumenkohl, in sehr kleine Röschen zerteilt
100 g Champignons, gewürfelt
1 mittelgroße Tomate, gewürfelt
1 EL Garam Masala (Rezept siehe S. 213)
1 TL Chiliwürzmischung
1 EL gemahlenes Kurkuma
Salz und Pfeffer aus der Mühle
60 g zerlassene Butter
12 Blätter türkischer Filoteig

Das Olivenöl in einer Pfanne erhitzen. Den Lauch, den Knoblauch und den Blumenkohl bei mittlerer Hitze unter ständigem Umrühren etwa 3 Minuten anbraten.

Die anderen Zutaten mit Ausnahme der Butter und des Filoteigs hinzufügen. Bei mittlerer Hitze 5 bis 7 Minuten dünsten.

Den Filoteig ausbreiten und jedes Blatt mit zerlassener Butter einpinseln. Jedes Blatt zweimal zusammenfalten.

Auf die Mitte jedes Teigblattes etwas lauwarme Füllung geben. Wie eine Zigarre aufrollen, dabei die Füllung gut verschließen. Das Äußere mit zerlassener Butter einstreichen.

Die Strudelrollen auf einem Backblech verteilen. Auf der mittleren Schiene bei 180 °C 15 bis 20 Minuten backen. Heiß servieren.

Marlène Gagnon, Lehrköchin an der *École hôtelière de la Capitale* in Quebec

Tomatenquiche

Vorbereitungszeit: 45 Minuten
Schwierigkeit: einfach

4 Portionen

Dieses Gericht schmeckt besonders gut mit einem Spinatsalat.

1 Quicheteigboden, selbst gemacht oder Fertigteig, ungezuckert, 23 cm Durchmesser
4 EL Dijonsenf
150 g Käse (Mozzarella, Cheddar oder Schweizer Käse), gerieben
4 reife Tomaten, in Scheiben
Salz und Pfeffer aus der Mühle
2 Knoblauchzehen, gehackt
7 g frischer Schnittlauch, in feinen Ringen
7 g Basilikum, frisch gehackt
ein Spritzer Olivenöl

Den Ofen auf 180 °C vorheizen.

Den Teigboden mit Senf bestreichen. Mit Käse bestreuen und die Tomatenscheiben darauf verteilen. Mit Salz und Pfeffer abschmecken, dann den Knoblauch hinzufügen.

20 bis 30 Minuten im Ofen backen, bis der Teig goldbraun ist.

Aus dem Ofen holen und Schnittlauch, Basilikum und Olivenöl darübergeben.

Marlène Gagnon, Lehrköchin an der *École hôtelière de la Capitale* in Quebec

Pak-Choi-Pastete

Vorbereitungszeit: 1 h 30
Schwierigkeit: mittel

6 Portionen

Rösten Sie die Pinienkerne in einer Pfanne mit Antihaftbeschichtung unter ständigem Umrühren. Sie können sie auch auf einem Backblech bei 180 °C im Ofen rösten; dabei sollten Sie sie alle drei Minuten wenden, bis sie die gewünschte Farbe haben. Vorsicht, sie brennen leicht an!

300 g Pak-Choi
2 EL Olivenöl
200 g Lauch (nur das Weiße), in feinen Ringen
100 g Zwiebeln, in feinen Scheiben
200 g gelbe Äpfel, in feine Scheiben geschnitten
30 g Pinienkerne, geröstet
3 EL Rosinen
3 geschlagene Eier
400 g selbstgemachter Mürbeteig oder 2 Fertigböden
Sesamsamen

Den Pak-Choi eine Minute in kochendem Wasser blanchieren. Abtropfen lassen und kräftig ausdrücken, um das Wasser herauszupressen. Grob hacken.

In einem Stieltopf das Olivenöl erhitzen. Den Lauch, die Zwiebeln und die Äpfel 10 Minuten bei mittlerer Hitze darin anbraten.

Den Pak-Choi hinzufügen und kochen, bis die Flüssigkeit vollständig verdampft ist. Pinienkerne, Rosinen und Eier unterrühren. Gut vermischen.

Mit einer Hälfte des Mürbeteigs den Boden einer Pasteten- oder Quicheform auskleiden. Das Gemüse darauf verteilen und mit dem zweiten Teigboden bedecken. Die Öffnungen verschließen und die Ränder einkerben.

Die Oberfläche mit ein wenig geschlagenem Ei einstreichen und mit Sesamsamen bestreuen.
Bei 180 °C 45 Minuten im Ofen backen.

Philippe Coudroy, Lehrkoch an der *École hôtelière de la Capitale* in Quebec

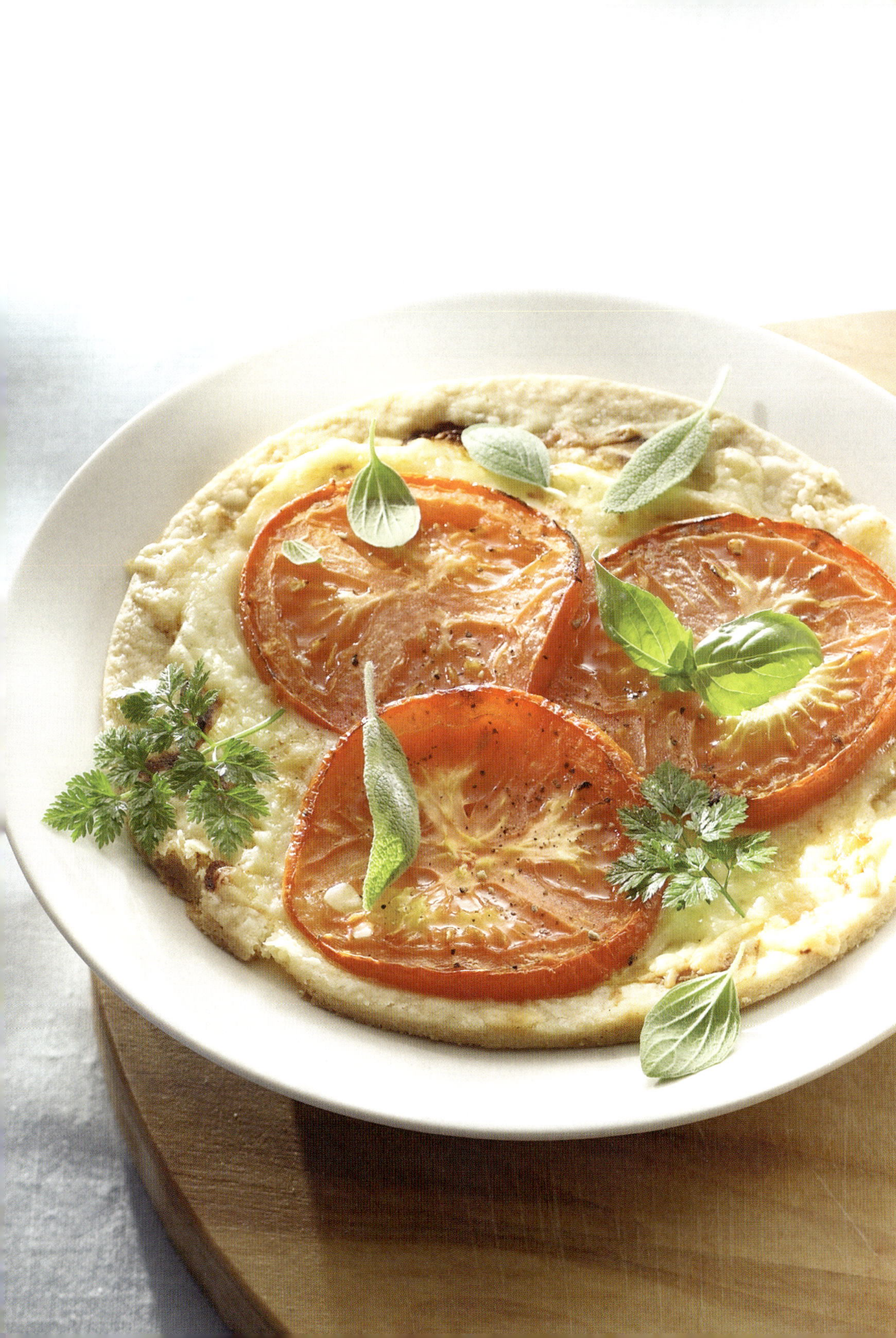

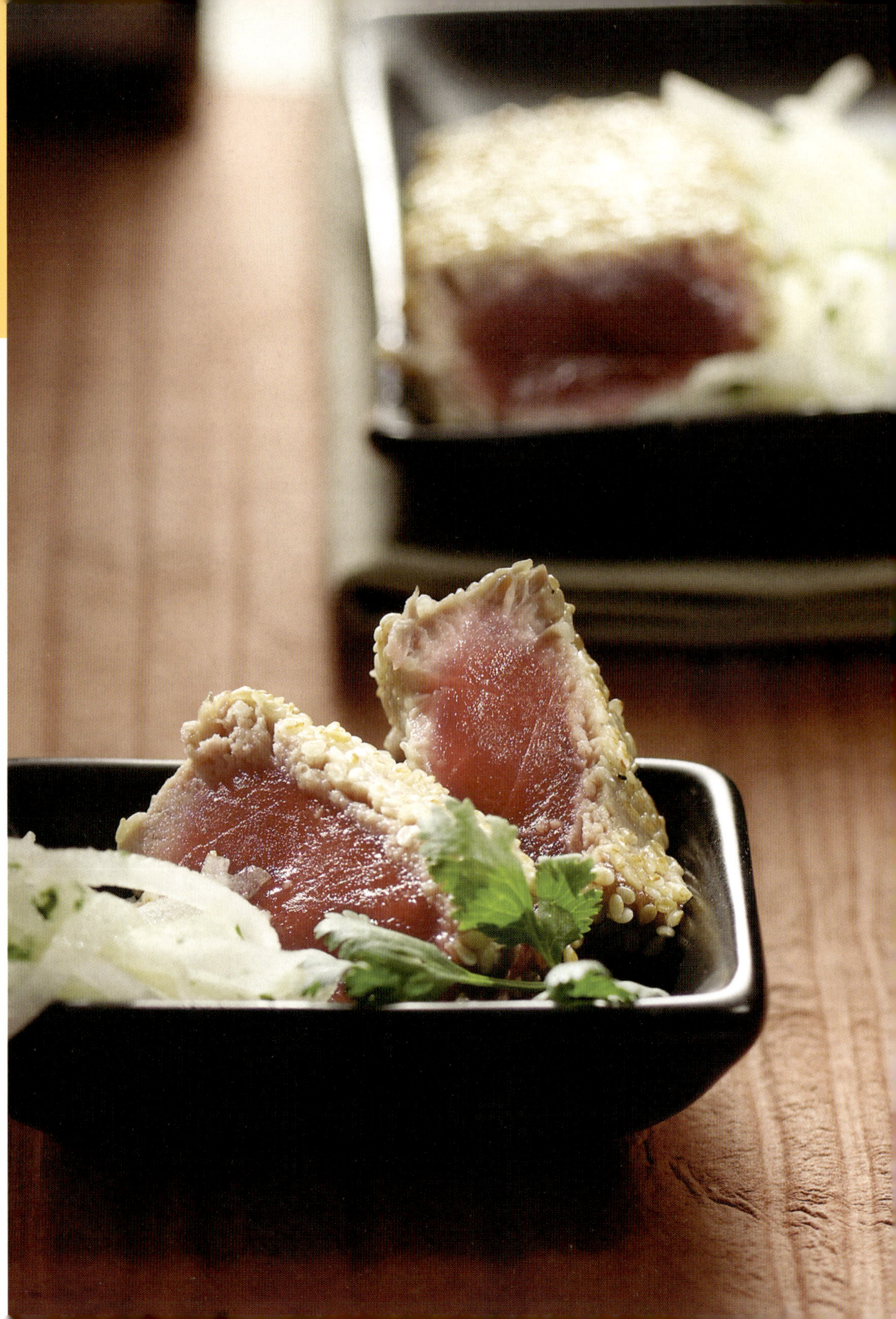

THUNFISCH-TATAKI AUF DAIKON

Wirsingauflauf
mit Kalbfleisch

Vorbereitungszeit: 1 h 15 **8 Portionen**
Schwierigkeit: mittel

1 Wirsingkohl (den Strunk entfernen)
1 EL Pflanzenöl
600 g Kalbshackfleisch
Salz und Pfeffer aus der Mühle
3 Knoblauchzehen, gehackt
4 Karotten, gerieben
2 EL frisch gehackte Petersilie
4 Kartoffeln, in feine Scheiben geschnitten
80 g Gruyère, gerieben

Die Wirsingblätter voneinander lösen.

Einen großen Stieltopf zu zwei Dritteln mit Wasser füllen und aufkochen lassen. Die acht äußeren Wirsingblätter 1 bis 2 Minuten darin blanchieren. Herausholen und in eine große Schüssel legen.

Die restlichen Wirsingblätter klein hacken, dabei die Rippen entfernen.

Das Fleisch im Öl scharf anbraten. Mit Salz und Pfeffer abschmecken. Knoblauch hinzufügen und gut umrühren. Gehackten Wirsing und Karotten in den Topf geben. Mit Salz und Pfeffer abschmecken. Unter häufigem Umrühren etwa 5 Minuten kochen, bis die Flüssigkeit vollständig verdampft ist. Am Ende der Kochzeit die Petersilie hinzufügen.

Eine ziemlich tiefe Form mit 4 blanchierten Wirsingblättern und der Hälfte der Kartoffeln auslegen. Die Hälfte des Käses darauf verteilen. Die Hälfte des gekochten Wirsings hinzufügen. Den restlichen Käse darüberstreuen.

Mit den übrigen Kartoffeln zudecken und den restlichen gekochten Wirsing darauf verteilen. Das Ganze mit 4 blanchierten Kohlblättern bedecken. Gut zusammendrücken und mit Alufolie abdecken.

Die Form auf ein Backblech stellen und bei 180 °C 35 bis 40 Minuten im Ofen backen.

Thunfisch-Tataki
auf Daikon

Vorbereitungszeit: 45 Minuten **4 Portionen**
Schwierigkeit: mittel

Daikon ist eine sehr milde Rettichart, die sich in Japan großer Beliebtheit erfreut.

250 g Thunfischfilet in Sushi-Qualität
225 g Daikon, gerieben oder in feine Streifen geschnitten
2 EL frisch gepresster Orangensaft
6 EL Olivenöl
2 EL frischer, fein gehackter Koriander
Salz und Pfeffer aus der Mühle
60 ml Sojasauce
50 g Honig
2 TL gemahlener Ingwer
30 g Sesamsamen
1 TL Sesamöl

Den Daikon in einer großen Schüssel mit dem Orangensaft, 2 EL Olivenöl und dem Koriander vermischen. Mit Salz und Pfeffer abschmecken. Abdecken und in den Kühlschrank stellen.

In einem kleinen Topf die Sojasauce mit dem Honig und dem Ingwer bei großer Hitze köcheln lassen, bis sie eine sirupartige Konsistenz ähnlich wie Karamell hat.

Den Thunfisch mit Sesamsamen panieren.

In einer Pfanne mit Antihaftbeschichtung 4 EL Olivenöl bei großer Hitze erwärmen. Den Thunfisch auf jeder Seite 1 Minute anbraten.

Den Thunfisch in feine Scheiben schneiden und auf Tellern anrichten. Mit dem Sojakaramell überziehen, den Daikon hinzufügen und mit 3 oder 4 Tropfen Sesamöl beträufeln.

Christophe Alary, Lehrkoch an der *École hôtelière de la Capitale* in Quebec, von seinen Kollegen zum Koch des Jahres 2004 gewählt

von seinen Kollegen zum Koch des Jahres 2004 gewählt

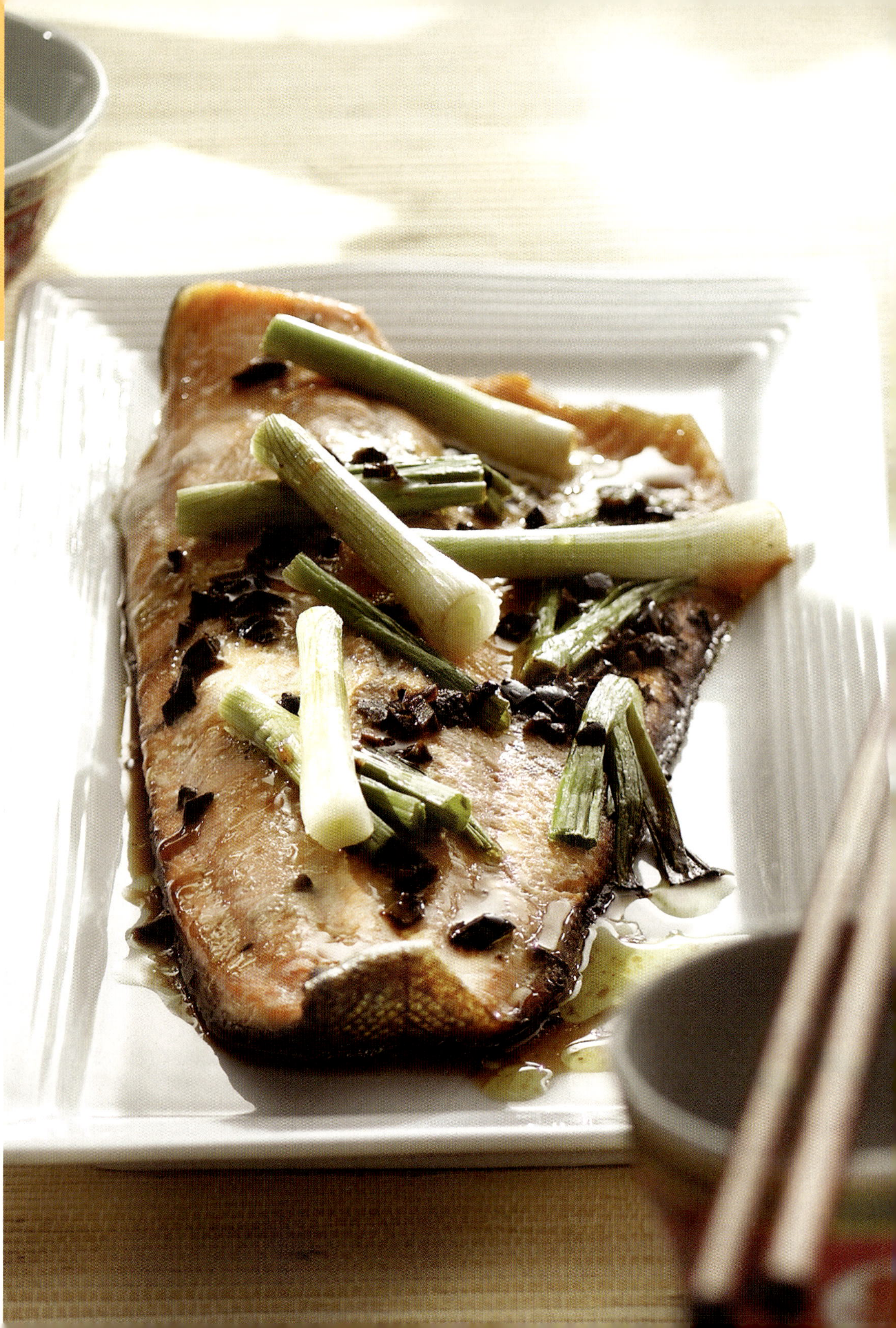

GEDÄMPFTE FORELLE AUF CHINESISCHE ART

Mit Algen gefüllter Tofu

Vorbereitungszeit:
45 Minuten (+ 2 Stunden Wartezeit)
Schwierigkeit: mittel

6 Portionen

Getrocknete Algen (Ogonori, Ao Tosaka Nori, Aka Tosaka Nori, Wakame)
1 Zwiebel, in feinen Scheiben
2 Blöcke fester Tofu
1 Lauchzwiebel, in kleinen Stücken
½ Tomate, in feinen Scheiben oder Würfeln

Vinaigrette
Salz und Pfeffer aus der Mühle
1 TL Reisessig
1 TL frischer Zitronensaft
1 EL Balsamessig
1 TL Sojasauce
1 EL Olivenöl
2 EL Sesamöl
Hichimi-Pfeffer

Die Algen 5 bis 10 Minuten in kaltem Wasser einweichen. Abtropfen lassen, trockentupfen und in mundgroße Stücke schneiden.

Alle Zutaten für die Vinaigrette vermischen.

Die Zwiebelringe mit kaltem Wasser voneinander lösen. Abtropfen lassen und trockentupfen.

Die Tofublöcke in Küchenkrepp wickeln. Sie mit irgendetwas beschweren, ohne sie zu zerdrücken, um so viel Wasser wie möglich herauszupressen. 2 Stunden abtropfen lassen. Anschließend in jedem Block mit Hilfe eines Löffels ein Loch aushöhlen. Den herausgestochenen Tofu in kleine Stücke schneiden und mit den Lauchzwiebeln vermischen.

Die Tomate und die Zwiebeln mit den Algen vermischen und die Tofublöcke mit dieser Masse füllen. Auf einer Servierplatte anrichten, mit der Vinaigrette beträufeln (oder extra servieren) und die Mischung aus Tofu und Lauchzwiebeln daraufsetzen.

Gedämpfte Forelle
auf chinesische Art

Vorbereitungszeit: 45 Minuten
Schwierigkeit: mittel

4 Portionen

Fermentierte schwarze Bohnen werden in der asiatischen Küche als Würzmittel verwendet. Man findet sie in Asia- oder Naturkostläden. An einem kühlen und trockenen Ort kann man sie mindestens ein Jahr lang aufbewahren.

4 gründlich gesäuberte Forellenfilets à 240 bis 360 g
1 EL fermentierte schwarze Bohnen
2 EL Sojasauce
3 EL Sherry
1 TL Sesamöl
1 EL frischer, fein gehackter Ingwer
½ TL Zucker
2 Lauchzwiebeln, in 5 cm lange Stücke geschnitten

Den Fisch in einen tiefen Teller legen.

Die schwarzen Bohnen unter kaltem Wasser waschen und grob hacken. Mit der Sojasauce, dem Sherry, dem Sesamöl, Ingwer und Zucker vermischen. Über die Forellenfilets gießen. Die Lauchzwiebeln darüberstreuen.

Wasser für ein Wasserbad zum Kochen bringen. Den Teller mit den Filets so in einen Dämpfkorb stellen, dass der Teller die Seitenwände des Korbes nicht berührt. Zudecken und gut 8 Minuten pro Zentimeter Dicke des Fisches im Dampf garen. Durch einen kleinen Schnitt in den Rücken des Fisches überprüfen, ob er gar ist.

Vom Herd nehmen, den Deckel hochheben und warten, bis der Dampf sich auflöst, bevor man den Teller herausnimmt. Den Fisch mit dem beim Dämpfen ausgetretenen Saft servieren.

Susan Sylvester, Lehrköchin an der *École hôtelière de la Capitale* in Quebec

Thailändische Sauce

für Frühlingsrollen

Vorbereitungszeit: 30 Minuten **Ca. 750 ml**
Schwierigkeit: mittel

Verwenden Sie diese Sauce zu den Teigtäschchen auf Seite 141.

625 ml Wasser
240 g Zucker
1 EL Sake
3 EL Reisessig
2 TL frischer, fein geriebener Ingwer
100 g Karotten, in feinen Streifen
1 TL Chilisamen nach Belieben
2 TL fein gehackter Knoblauch
½ TL Sojasauce

500 ml Wasser in einem Stieltopf mit dem Zucker vermischen und erhitzen, bis die Flüssigkeit goldfarben karamellisiert.

Mit dem Sake und dem Reisessig ablöschen.

Den Ingwer, die Karotten, die Chilisamen und den Knoblauch hinzufügen. Bei schwacher Hitze ca. 2 Minuten reduzieren.

125 ml Wasser hineingießen, abschmecken und die Sojasauce dazugeben.

Jean Vachon, Lehrkoch an der *École hôtelière de la Capitale* in Quebec

Saté-Sauce

Vorbereitungszeit: 15 Minuten **500 ml**
Schwierigkeit: einfach

Diese Sauce passt gut zu Hühnerspießen, Schweinefleisch und Garnelen. Tamarindenpaste wird aus dem mild säuerlichen und gleichzeitig süßen Fruchtfleisch der Tamarinde hergestellt. Erhältlich in Asialäden.

2 EL Pflanzenöl
2 EL rote Currypaste
1 EL gefrorenes Zitronengras
2 EL Tamarindenpaste
375 ml Kokosmilch
120 g Crunchy Erdnussbutter
60 g Zucker
2 EL ungesalzene, fein gehackte Erdnüsse

Das Öl in einem Stieltopf mit Antihaftbeschichtung erhitzen. Die Currypaste, das Zitronengras und die Tamarindenpaste hinzufügen. Bei starker Hitze 1 Minute anbraten.

Die Kokosmilch, die Erdnussbutter und den Zucker hinzufügen. Aufkochen lassen. Die Hitze reduzieren und 2 Minuten bei offenem Deckel köcheln lassen.

Mit Erdnüssen bestreuen und servieren.

Jean Vachon, Lehrkoch an der *École hôtelière de la Capitale* in Quebec

Garam Masala

Vorbereitungszeit: 15 Minuten
Schwierigkeit: einfach

Ca. 125 ml

Es ist sehr wichtig, die Kaffeemühle gut zu reinigen, bevor man die Gewürze mahlt.

2 EL Kreuzkümmelsamen
2 EL Koriandersamen
2 EL schwarze Pfefferkörner
1 EL Kardamomsamen
1 TL ganze Nelken
1 Zimtstange, in Stücke gebrochen
1 TL gemahlene Muskatnuss
½ TL Safran

Die Gewürze mit Ausnahme von Muskat und Safran in einer Pfanne mit Antihaftbeschichtung 5 Minuten rösten, dabei ständig umrühren, damit sie nicht anbrennen.

In eine Schüssel umfüllen. Safran und Muskat hinzufügen, dann abkühlen lassen.

In einer sauberen Kaffeemühle mahlen oder im Mörser zerstoßen.

In einem luftdicht verschließbaren Behälter kühl und trocken aufbewahren.

Jean Vachon, Lehrkoch an der *École hôtelière de la Capitale* in Quebec

Curry-Kokos-Sauce

Vorbereitungszeit: 15 Minuten
Schwierigkeit: einfach

4 Portionen

Diese Sauce kann man zu Huhn oder zu gegrillten Lammkoteletts servieren.

1 TL Maisstärke
175 ml Kokosmilch
1 EL Pflanzenöl
1 EL frisch gehackter Ingwer
1 Schalotte
80 ml Sahne (15 % Fettgehalt)
½ TL Currypulver
Salz

Die Maisstärke in der Kokosmilch auflösen.

Das Öl in einem kleinen Topf erhitzen. Den Ingwer und die Schalotte 30 Sekunden darin anbraten, dann die Kokosmilch und die Sahne zugießen.

Das Currypulver hinzufügen, aufkochen lassen und bei schwacher Hitze 5 Minuten köcheln lassen. Nach Geschmack salzen.

Christophe Alary, Lehrkoch an der *École hôtelière de la Capitale* in Quebec, von seinen Kollegen zum Koch des Jahres 2004 gewählt

Erdnusssauce

Vorbereitungszeit: 25 Minuten **Ca. 500 ml**
Schwierigkeit: mittel

Diese Sauce passt hervorragend zu Huhn. Ketjap Manis ist eine dunkle indonesische Sojasauce und süßer als die japanische oder chinesische Sojasauce. Man kann sie durch chinesische Sojasauce ersetzen, zu der man ein bisschen braunen Zucker hinzufügt. Palmzucker wird aus dem Saft bestimmter Palmen gewonnen.

250 ml Pflanzenöl
60 g Erdnüsse
125 ml Kokosmilch
2 EL fein gehackte Schalotten
1 EL fein gehackter Knoblauch
½ TL Sambal Oelek
1 EL frisch gepresster Limettensaft
1 EL Ketjap Manis
Palmzucker oder brauner Rohrzucker

Das Olivenöl in einem Wok oder in einer großen Pfanne erhitzen. Die Erdnüsse bei mittlerer Hitze goldbraun rösten.

Die Erdnüsse in der Küchenmaschine mit 60 ml Kokosmilch pürieren.

Die Schalotten und den Knoblauch im Wok bei mittlerer Hitze ca. 1 Minute anbraten, ohne dass sie Farbe annehmen. Das Erdnusspüree, die restliche Kokosmilch, den Limettensaft, Sambal Oelek und Ketjap Manis hinzufügen.

Kochen, bis die Sauce eindickt, dann nach Geschmack Palmzucker hinzufügen. Etwas Kokosmilch hinzugießen, wenn die Sauce zu dick wird.

Christophe Alary, Lehrkoch an der *École hôtelière de la Capitale* in Quebec, von seinen Kollegen zum Koch des Jahres 2004 gewählt

Couscous

Vorbereitungszeit: 30 Minuten **4 bis 6 Portionen**
Schwierigkeit: einfach

Die Mengenangaben für die Kräuter, die Orangen, die Nüsse und die Trockenfrüchte sind grobe Anhaltspunkte. Variieren Sie sie nach Lust und Laune.

250 ml Hühnerbrühe
eine Prise gemahlenes Kurkuma
400 g vorgekochter Couscous (Hartweizengrieß)
3 EL Olivenöl
frisch gepresster Saft von 2 oder 3 Limetten oder Zitronen
1 Tomate
1 Selleriestange, gehackt
2 grüne Paprikaschoten, in feinen Streifen
1 oder 2 Karotten, gerieben
ca. 20 g einer Mischung aus glatter Petersilie, Pfefferminze, Koriander und Basilikum, gehackt
ca. 90 g einer Mischung aus Nüssen, Datteln und Rosinen, gehackt
1 oder 2 Orangen, in Stücken
6 EL Olivenöl extra vergine

Die Brühe aufkochen lassen. Das Kurkuma hinzufügen, umrühren und vom Herd stellen.

Den Couscous und das Olivenöl hineinschütten und ca. 10 Minuten quellen lassen.

Die Körner mit einer Gabel voneinander lösen und in eine große Schüssel umfüllen.

Mit dem Zitronensaft beträufeln und alle anderen Zutaten unterrühren.

Jean Vachon, Lehrkoch an der *École hôtelière de la Capitale* in Quebec

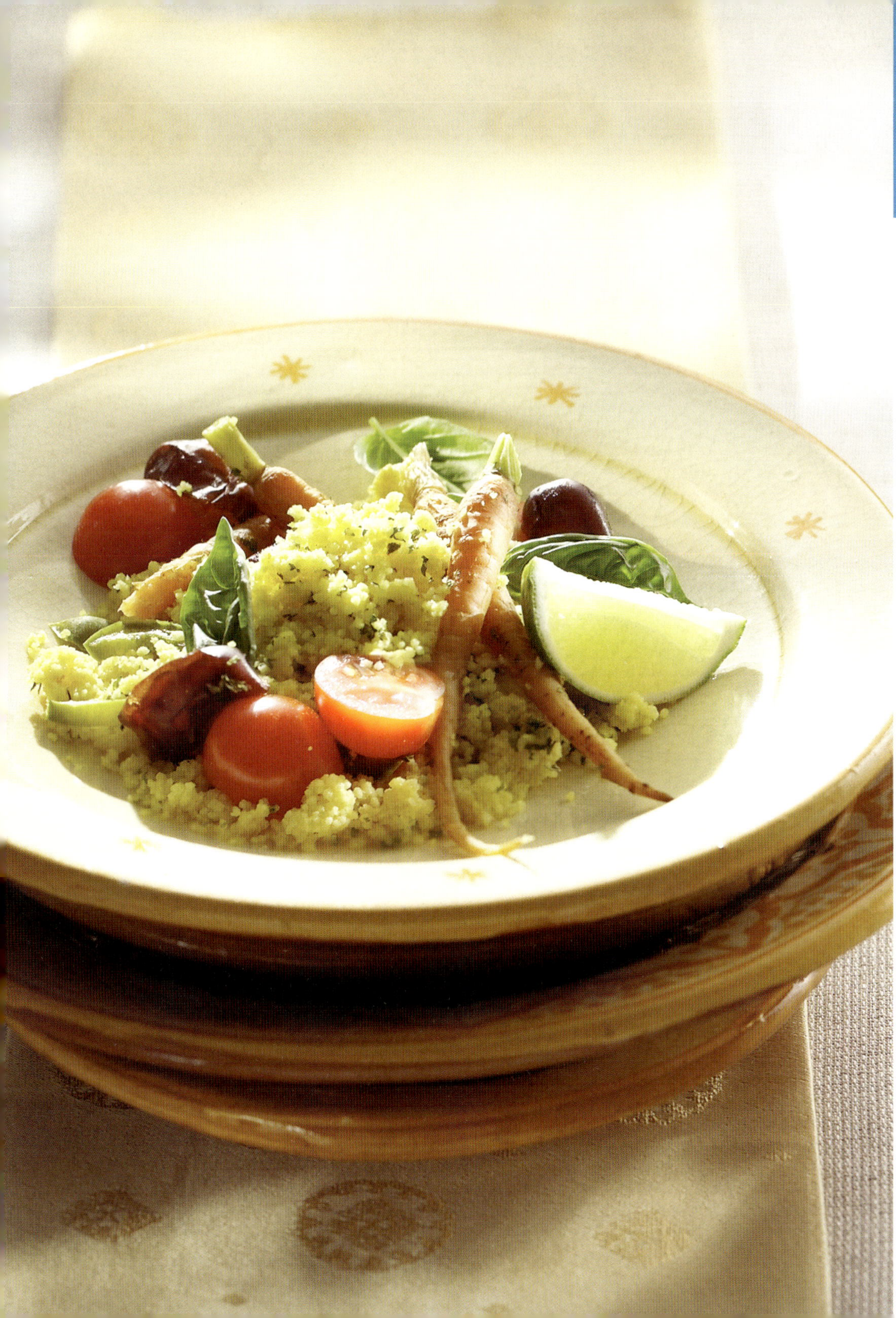

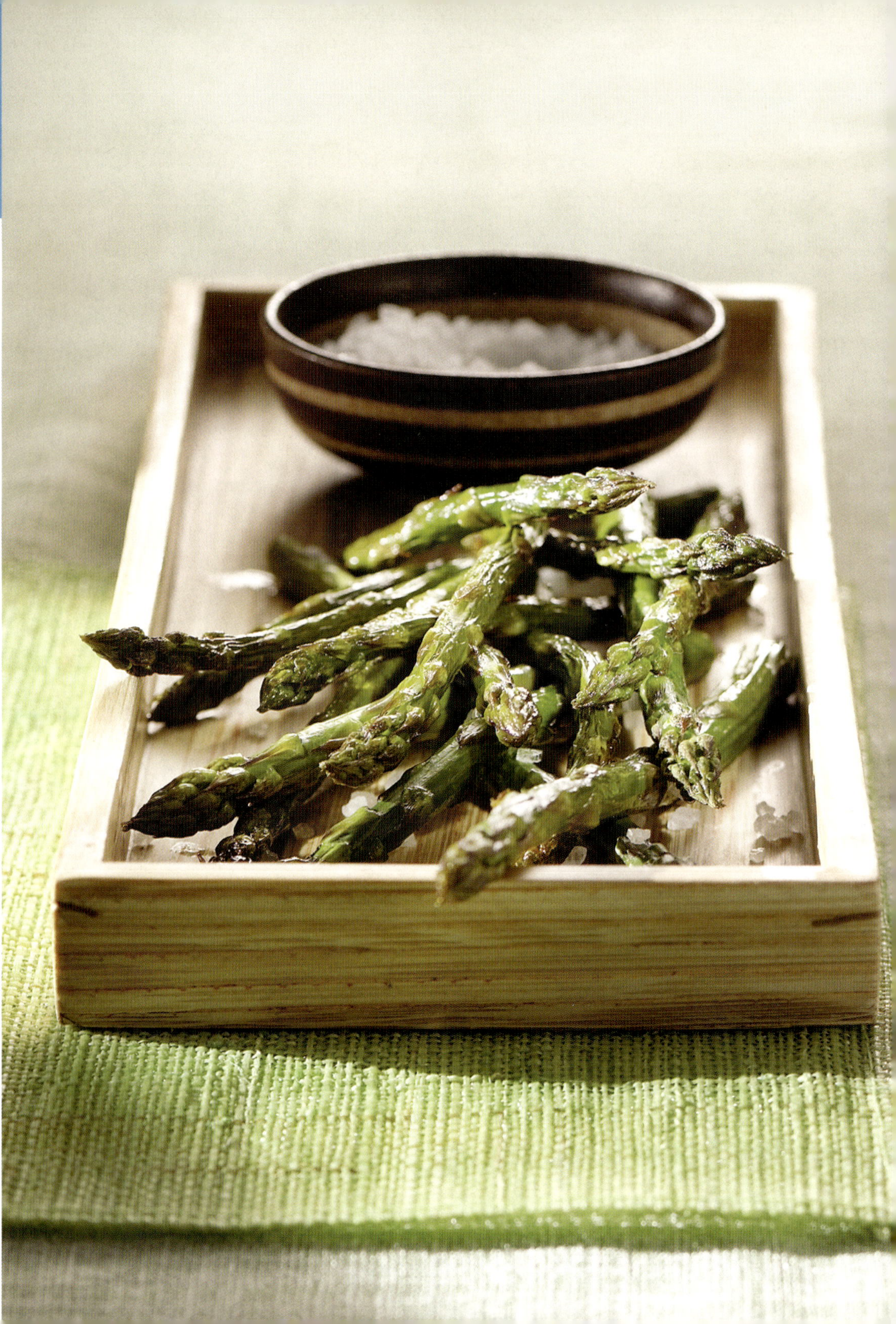

GEGRILLTER GRÜNER SPARGEL

Gegrillter grüner Spargel

Vorbereitungszeit: 15 Minuten **4 Portionen**
Schwierigkeit: einfach

Wenn Sie kein Sel de Guérande zur Hand haben, tut es auch normales Salz. Heben Sie die harten Spargelteile auf und verwenden Sie sie später in einer Spargelsuppe.

1 Bund frischer grüner Spargel
1 EL Olivenöl
Sel de Guérande
Pfeffer aus der Mühle

Den Grill im Herd vorheizen.

Den Spargel unter fließendem kaltem Wasser waschen. Die Stangen zwischen weichem und hartem Teil auseinanderbrechen. Gründlich abtrocknen.

Die Spargelspitzen in eine verschließbare Plastiktüte legen und das Olivenöl hinzufügen. Die Tüte fest verschließen und hin und her schwenken, damit das Öl sich überall verteilt.

Die Spargelspitzen aus der Tüte holen und nebeneinander auf ein Backblech legen.

Auf der oberen Schiene ca. 8 Minuten grillen, bis sie leicht braun zu werden beginnen, dabei nach der Hälfte der Zeit umdrehen.

Das Blech aus dem Ofen holen. Die Spargelspitzen mit Salz und Pfeffer abschmecken und sofort servieren.

Richard Béliveau

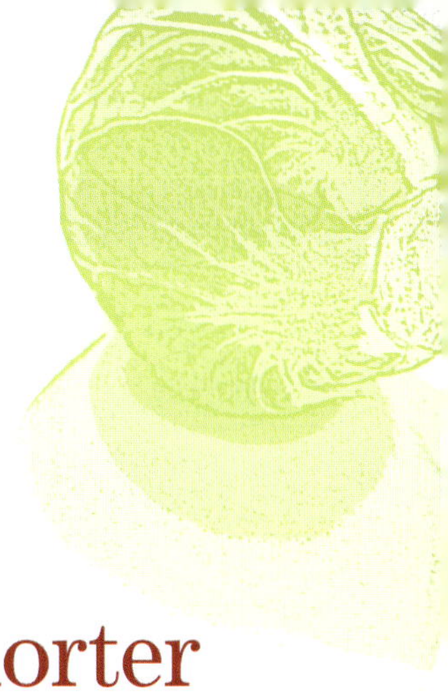

Geschmorter Rosenkohl
mit Kurkuma

Vorbereitungszeit: 1 Stunde **4 bis 6 Portionen**
Schwierigkeit: einfach

1 kg Rosenkohl, gewaschen und getrocknet
60 ml Olivenöl
2 TL gemahlenes Kurkuma
Salz und Pfeffer aus der Mühle

Den Ofen auf 200 °C vorheizen.

Mit einem scharfen kleinen Messer jeden Rosenkohl an der Unterseite (am Strunk) kreuzförmig einschneiden.

Den Rosenkohl in eine verschließbare Plastiktüte legen. Olivenöl und Kurkuma hinzufügen. Mit Salz und Pfeffer abschmecken. Die Tüte verschließen und gut schütteln, damit die Marinade sich gleichmäßig verteilt.

Die Rosenkohlröschen aus der Tüte holen und nebeneinander auf ein Backblech legen.

Mit Alufolie abdecken und ca. 40 Minuten garen, bis sie weich sind.

Richard Béliveau

Spinat-Kürbis-Curry

Vorbereitungszeit: 40 Minuten **4 Portionen**
Schwierigkeit: mittel

1 EL Olivenöl
2 mittelgroße Zwiebeln, in feinen Scheiben
2 Knoblauchzehen, in feinen Scheiben
1 EL frisch geriebener Ingwer
2 frische Vogelchilis
1 TL gemahlener Koriander
1 TL gemahlener Kreuzkümmel
1 TL Senfsamen
1 TL gemahlenes Kurkuma
1 kg Garten- oder Riesenkürbis, geschält, geputzt und in Würfel geschnitten
375 ml Hühner- oder Gemüsebrühe
150 g frischer junger Spinat
Salz und Pfeffer aus der Mühle
1 EL gehobelte und geröstete Mandeln
7 g frischer Koriander, fein gehackt

Das Öl in einer Kasserolle erhitzen. Die Zwiebeln und den Knoblauch bei großer Hitze darin anbraten, ohne dass sie braun werden.

Ingwer, Chilis und Gewürze hinzufügen. Gut umrühren.

Den Kürbis und die Brühe hinzufügen. Aufkochen und 15 Minuten köcheln lassen.

Den Spinat hinzugeben, leicht umrühren und eine weitere Minute schmoren. Mit Salz und Pfeffer abschmecken.

Vor dem Servieren mit Mandeln und Koriander garnieren.

Jean Vachon, Lehrkoch an der *École hôtelière de la Capitale* in Quebec

Weißkohl
auf indische Art

Vorbereitungszeit: 10 Minuten **4 Portionen**
Schwierigkeit: einfach

640 g Weißkohl, in feine Streifen geschnitten
3 EL Olivenöl
1 TL gemahlenes Kurkuma
½ TL Senfkörner
2 EL Wasser
Salz und Pfeffer aus der Mühle

In einem Glasgefäß von 1,5 l Füllmenge den Kohl in der Mikrowelle bei maximaler Leistung 4 Minuten kochen (oder im Topf mit längerer Garzeit).

Olivenöl, Kurkuma und Senfkörner dazugeben. Kräftig umrühren.

Das Wasser hinzugießen, zudecken und 6 Minuten kochen. Anschließend 3 Minuten ruhen lassen.

Vor dem Servieren mit Salz und Pfeffer abschmecken.

Grünkohl
mit Knoblauch

Vorbereitungszeit: 10 Minuten **4 bis 6 Portionen**
Schwierigkeit: einfach

Man kann den Grünkohl auch durch Mangold, Pak-Choi oder Spinat ersetzen.

1 Grünkohl
3 bis 4 EL Olivenöl
2 oder 3 Knoblauchzehen, gehackt

Den Grünkohl gründlich waschen und trocknen, anschließend in 2 cm breite Streifen schneiden.

Das Olivenöl in einer großen Pfanne mit dickem Boden erhitzen und den Knoblauch bei mittlerer Hitze darin anbraten.

Den Kohl hinzufügen und unter ständigem Rühren garen, bis er weich ist.

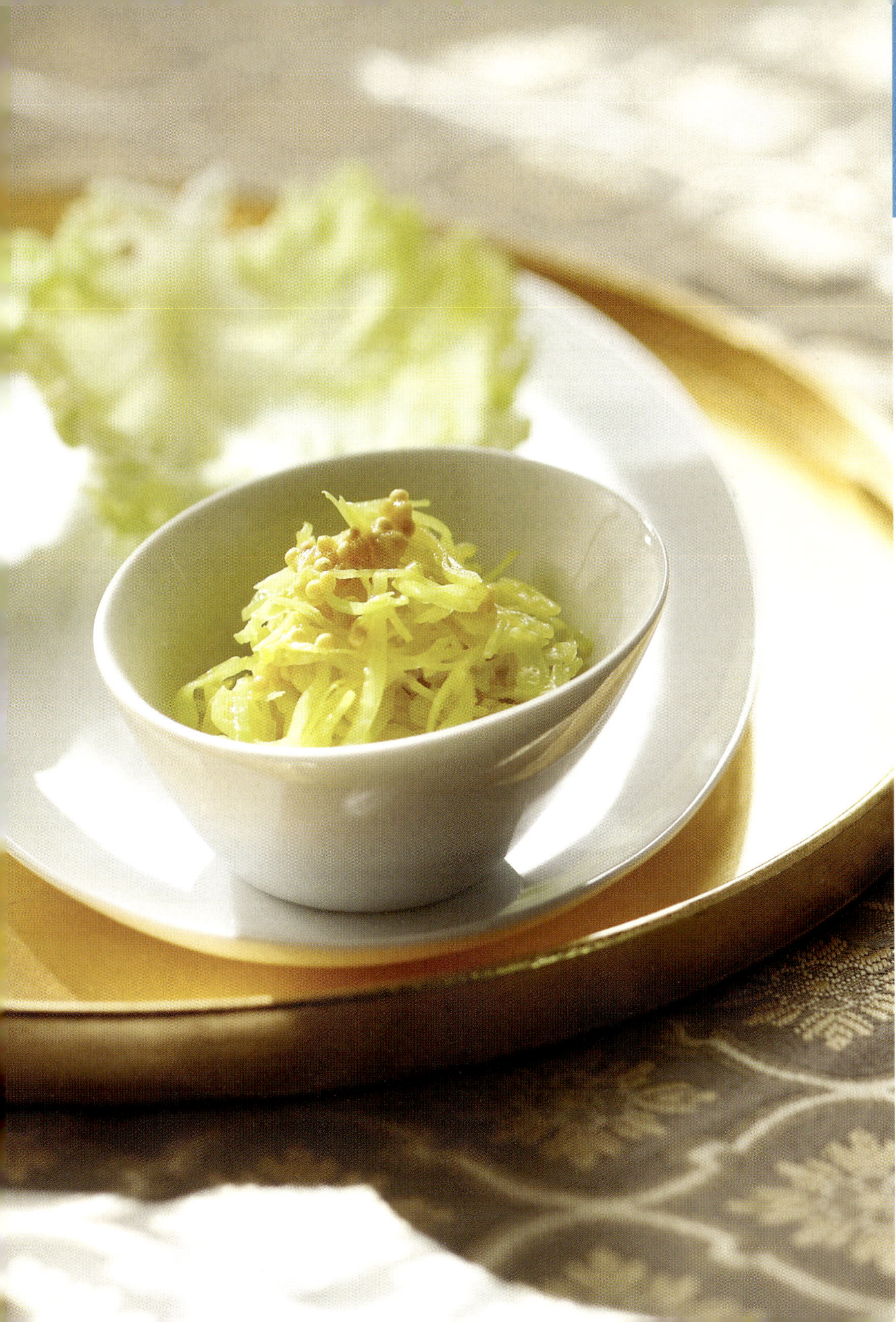

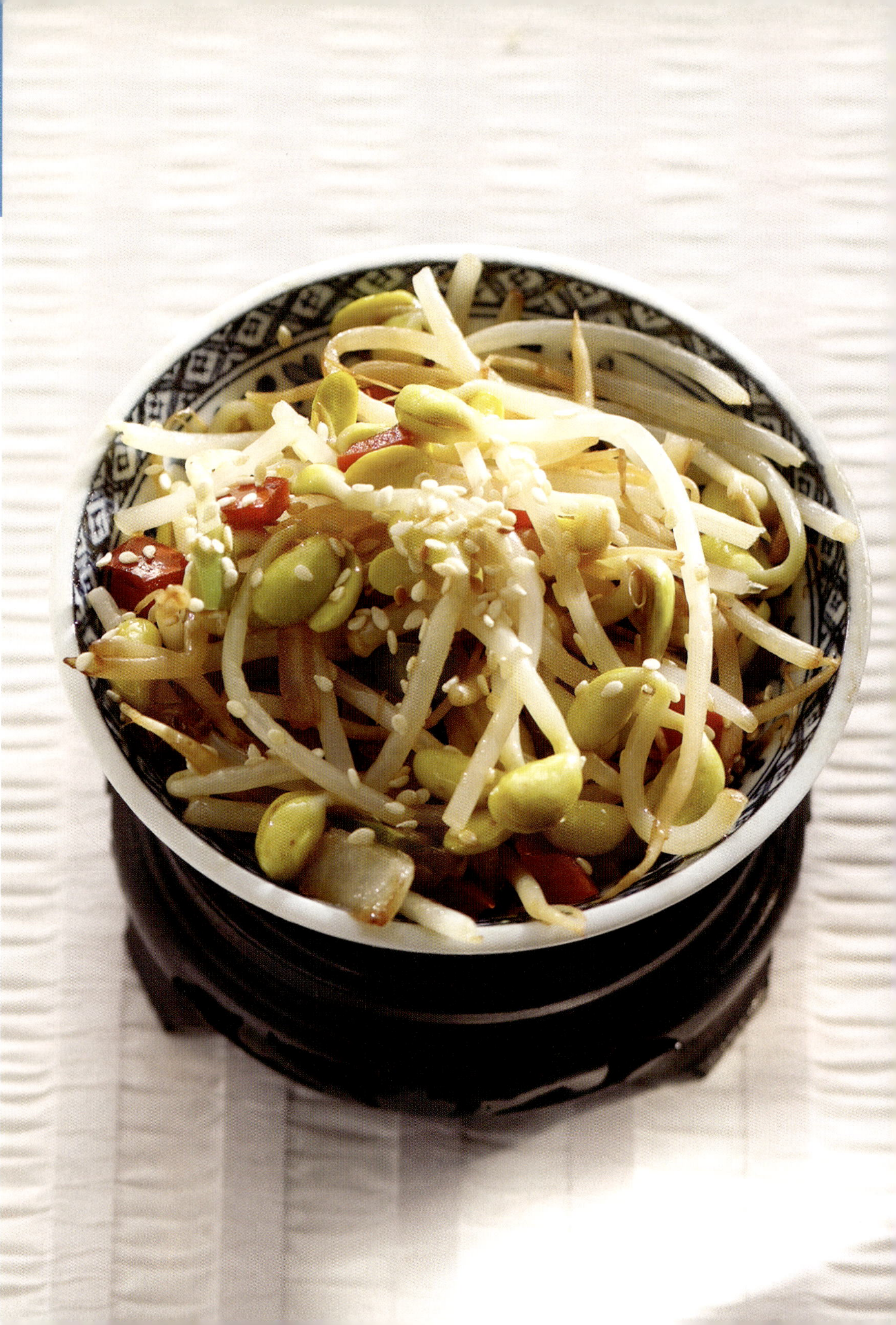

GEBRATENE SOJASPROSSEN

Gebratene Sojasprossen

Vorbereitungszeit: 25 Minuten **4 bis 6 Portionen**
Schwierigkeit: mittel

500 g Sojasprossen (Mungobohnensprossen)
3 EL Olivenöl
2 Knoblauchzehen, zerdrückt
2 EL frisch gehackter Ingwer
½ rote Paprika, gewürfelt
½ grüne Paprika, gewürfelt
Salz und Pfeffer aus der Mühle
2 EL Sojasauce
1 EL Sesamöl
1 EL geröstete Sesamsamen (siehe S. 141)

Die Sojasprossen gründlich waschen. Abgießen und mit Küchenpapier trocknen.

In einer Pfanne das Olivenöl erhitzen. Die Zwiebeln, den Knoblauch und den Ingwer darin anbraten. Die Paprikaschoten hinzufügen und gut umrühren.

Die Sojasprossen unterrühren und gut vermischen. Mit Salz und Pfeffer abschmecken.

Die Sojasauce dazugießen und bei großer Hitze unter ständigem Rühren 2 Minuten einkochen lassen.

Vom Herd nehmen, das Sesamöl unterrühren und mit Sesamsamen bestreuen. Sofort servieren.

Jean Vachon, Lehrkoch an der *École hôtelière de la Capitale* in Quebec

Überbackener Blumenkohl

Vorbereitungszeit: 45 Minuten **4 Portionen**
Schwierigkeit: einfach

400 g Blumenkohl, in Röschen zerteilt
175 ml Sahne (35 % Fettgehalt)
1 Eigelb
eine Prise gemahlene Muskatnuss
50 g geriebener Käse (Greyerzer, Emmentaler, Cheddar o. Ä.)
50 g Parmesan, frisch gerieben
Salz und Pfeffer aus der Mühle

Den Blumenkohl in kochendem Salzwasser 12 bis 15 Minuten kochen, dabei darauf achten, dass die Röschen nicht zerfallen. Gut abtropfen lassen und in einer eingefetteten Gratinform verteilen.

Die restlichen Zutaten in einer Schüssel vermischen. Mit Salz und Pfeffer abschmecken. Über den Blumenkohl gießen.

Im Ofen ca. 15 Minuten überbacken, bis der Käse goldbraun ist.

Jean-Pierre Cloutier, Küchenchef und Besitzer des *Café-restaurant du Musée* in Quebec

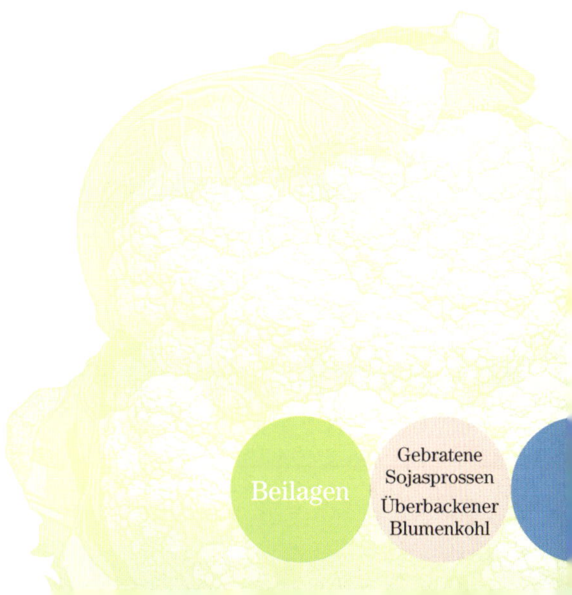

Spinat
auf chinesische Art

Vorbereitungszeit: 30 Minuten **6 Portionen**
Schwierigkeit: mittel

1 kg frischer Spinat, gewaschen und ohne Stiele
3 EL Olivenöl
2 mittelgroße Zwiebeln, in Ringen
1 Knoblauchzehe, zerdrückt
1 EL Maisstärke
4 TL Sojasauce
Salz und Pfeffer aus der Mühle

Den tropfnassen Spinat salzen. Bei starker Hitze 1 bis 3 Minuten ohne weitere Wasserzugabe kochen.

In einer Pfanne mit dickem Boden das Olivenöl erhitzen. Die Zwiebeln und den Knoblauch bei mittlerer Hitze 6 bis 7 Minuten darin anbraten, bis die Zwiebeln weich und glasig sind.

In einer kleinen Schüssel die Maisstärke in der Sojasauce auflösen. Über die Zwiebeln gießen und unterrühren. Bei geringer Hitze 1 bis 2 Minuten kochen, bis die Sauce eindickt. Mit Salz und Pfeffer abschmecken.

Den Spinat abgießen und gut mit der Sauce vermischen.

Jean Vachon, Lehrkoch an der *École hôtelière de la Capitale* in Quebec

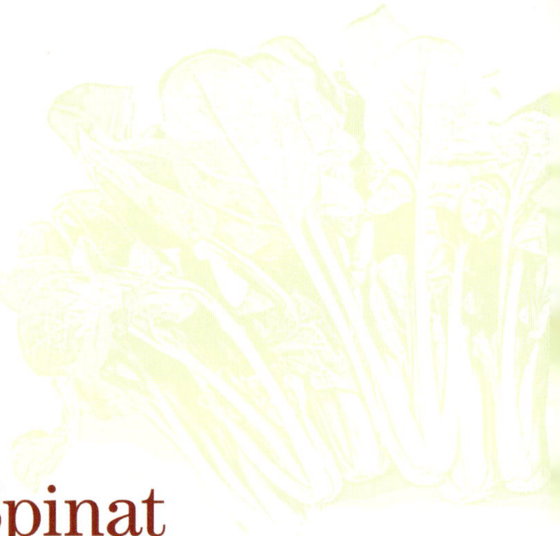

Spinat
auf japanische Art

Vorbereitungszeit: 30 Minuten **4 Portionen**
Schwierigkeit: mittel

500 g ganz frischer Spinat

Vinaigrette
30 g Walnüsse
1 EL Leinsamen
1 EL Zucker
1 EL Reisessig
2 EL japanische Sojasauce

Den Spinat gründlich waschen und in kochendem Salzwasser ca. 2 Minuten blanchieren, bis die Farbe beginnt, sich zu verändern.

Sofort mit eiskaltem Wasser abschrecken. Abgießen und gut ausdrücken, um das Wasser vollständig herauszupressen. Mit Küchenpapier gründlich trocknen.

Aus dem Spinat vier Rollen formen. Die Rollen in 2,5 cm lange Stücke schneiden und auf 4 Portionstellern anrichten.

Alle Zutaten für die Vinaigrette im Mixer vermischen, bis die Masse eine dickflüssige Konsistenz hat. Auf dem Spinat verteilen und bei Raumtemperatur servieren.

Richard Béliveau

Eintopf
mit dreierlei Kohl

Vorbereitungszeit: 45 Minuten **4 Portionen**
Schwierigkeit: einfach

Wenn Sie das Gericht nahrhafter machen wollen, dann fügen Sie ein paar Minuten vor dem Ende der Kochzeit eine Dose gewaschene und abgetropfte Hülsenfrüchte hinzu. Wenn es Ihnen lieber ist, können Sie auch braunen Reis, Gerste oder ein anderes gekochtes Getreide hinzufügen.

1 EL Olivenöl
1 Zwiebel oder eine mittelgroße Lauchstange, gehackt
12 Rosenkohlröschen
160 g Weißkohl, gehackt
160 g Pak-Choi, gehackt
3 Knoblauchzehen, gehackt
1 TL gemahlenes Kurkuma
1 TL Currypulver
Pfeffer aus der Mühle
1 l Sojamilch natur
2 EL Sojasauce
Mandeln, Walnüsse oder Haselnüsse, grob gehackt

Das Olivenöl in einem großen Topf erhitzen. Die Zwiebel darin anschwitzen, bis sie eine leichte Färbung annimmt.

Den Rosenkohl, den Weißkohl, den Pak-Choi und den Knoblauch hinzufügen und einige Minuten bei mittlerer Hitze anbraten. Kurkuma, Currypulver und Pfeffer hinzufügen.

Direkt vor dem Servieren die Sojamilch und die Mandeln dazugeben.

Marlène Gagnon, Lehrköchin an der *École hôtelière de la Capitale* in Quebec

Perlzwiebel-konfitüre

Vorbereitungszeit: 2 Stunden **Ca. 750 ml**
Schwierigkeit: einfach

Da Perlzwiebeln sehr schwierig zu schälen sind, weichen Sie sie am besten zuerst in sehr heißem Wasser ein. Das erleichtert Ihnen die Arbeit erheblich. Diese Konfitüre schmeckt besonders gut zu einer Terrine oder zu einer vegetarischen Pastete.

300 g Perlzwiebeln
50 g Rosinen
160 ml Ahornsirup
1 TL Tomatenmark
1 TL ganze Koriandersamen
3 EL Olivenöl extra vergine
175 ml Weißwein
80 ml Cidre-Essig
1 Lorbeerblatt
eine Prise Thymian
Salz

Alle Zutaten in einen Topf geben. Aufkochen lassen, die Hitze reduzieren und ca. 1 h 30 je nach gewünschter Konsistenz köcheln lassen.

In Gläser füllen und im Kühlschrank aufbewahren.

Christophe Alary, Lehrkoch an der *École hôtelière de la Capitale* in Quebec, von seinen Kollegen zum Koch des Jahres 2004 gewählt

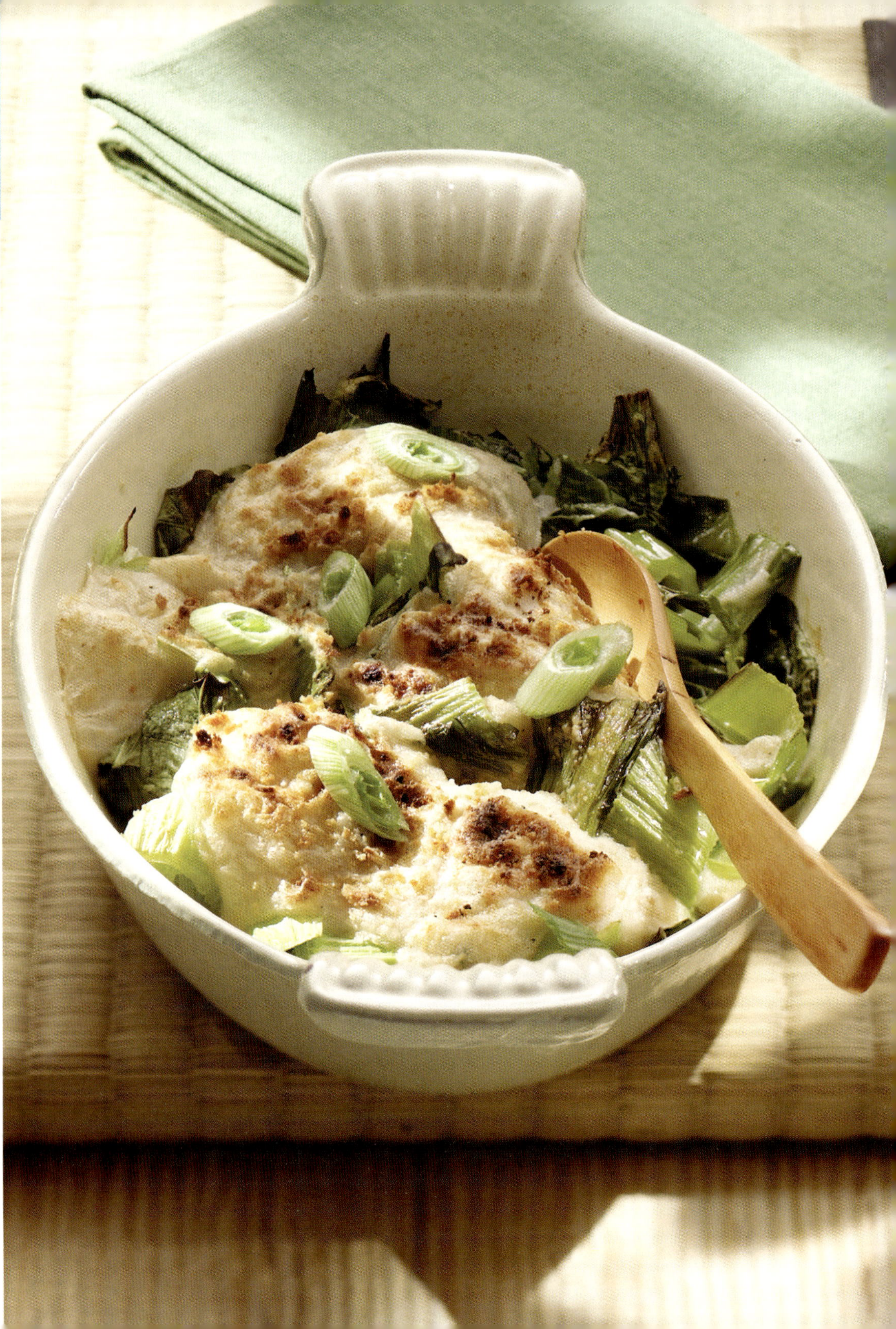

Pak-Choi-Gratin

Vorbereitungszeit: 45 Minuten **4 Portionen**
Schwierigkeit: mittel

480 g Pak-Choi, grob gehackt
1 Lauchzwiebel, in feinen Ringen
1 Knoblauchzehe, fein gehackt
1 EL frisch gehackter Ingwer

Béchamelsauce mit Cashewkernen
500 ml Gemüsebrühe oder Milch
60 g gemahlene Cashewkerne
2 EL Weizenmehl
2 EL Butter
Salz und Pfeffer aus der Mühle

Den Pak-Choi in einer sehr heißen Pfanne mit Antihaftbeschichtung scharf anbraten, damit er etwas Farbe annimmt. Vom Herd stellen.

Die Lauchzwiebel, den Knoblauch und den Ingwer hinzufügen. Den Pak-Choi in einer eingefetteten Gratinform anrichten.

Alle Zutaten für die Béchamelsauce mit dem Mixer vermischen. Bei schwacher Hitze unter ständigem Rühren kochen, bis die Sauce eindickt. Die Sauce über dem Gemüse verteilen.

Bei 180 °C 20 bis 30 Minuten im Ofen überbacken.

Marlène Gagnon, Lehrköchin an der *École hôtelière de la Capitale* in Quebec

Gegrillte oder gebratene Austernpilze

Vorbereitungszeit: 40 Minuten (einschließlich Wartezeit) **2 Portionen**
Schwierigkeit: einfach

500 g Austernpilze, in Streifen geschnitten
80 ml Olivenöl
1 Zwiebel, fein gehackt
1 Knoblauchzehe, fein gehackt
125 ml Hühnerbrühe
Fleur de Sel (ersatzweise Meersalz) und Pfeffer aus der Mühle
frische glatte Petersilie, fein gehackt

Gegrillte Austernpilze
Die größten Pilze halbieren und die anderen ganz belassen.

Mit Olivenöl einpinseln. Knoblauch, Fleur de Sel und Pfeffer hinzufügen. Zudecken und 20 bis 30 Minuten im Kühlschrank ziehen lassen.

Unter einem sehr heißen Grill 3 Minuten von jeder Seite grillen und sofort servieren.

Gebratene Austernpilze
Das Olivenöl in einer Pfanne erhitzen und die Zwiebeln und den Knoblauch darin anbraten. Die Pilze hinzufügen und umrühren, sobald sie ihr Wasser absondern.

Die Brühe dazugießen. Mit Salz und Pfeffer abschmecken.

Die Flüssigkeit reduzieren und sofort mit etwas Petersilie servieren.

Mohand Yahiaoui, Küchenchef und Eigentümer des Restaurants *Les rites berbères* in Montreal

Wurzelgemüse
aus dem Ofen auf marokkanische Art

Vorbereitungszeit: 1 Stunde **4 Portionen**
Schwierigkeit: einfach

1 kg Wurzelgemüse nach Wahl (Karotten, Mairüben, Pastinaken, Kartoffeln, Topinambur etc.), in Würfel mit 2 cm Kantenlänge geschnitten
½ TL gemahlenes Kurkuma
1 TL gemahlener Kreuzkümmel
2 TL getrocknete Petersilie
Salz und Pfeffer aus der Mühle
60 ml Olivenöl

Den Ofen auf 220 °C vorheizen.

Kurkuma, Kreuzkümmel, Petersilie, Salz, Pfeffer und Olivenöl in einer kleinen Schüssel vermischen.

Das Gemüse in einen großen, hermetisch verschließbaren Plastikbeutel legen und das aromatisierte Öl hineingießen. Den Beutel gut verschließen und vorsichtig bewegen, damit alles mit Öl überzogen ist.

Das Gemüse aus dem Beutel holen und nebeneinander auf einem mit Backpapier ausgelegten Backblech verteilen.

Ohne Abdeckung je nach Gemüsesorte 40 bis 50 Minuten garen. Das Gemüse von Zeit zu Zeit wenden, damit es gleichmäßig durchgebraten wird.

Richard Béliveau

Ratatouille

Vorbereitungszeit: 1 h 30 **4 Portionen**
Schwierigkeit: einfach

250 g Auberginen, in Scheiben
250 g Zucchini, in Scheiben
4 TL grobes Salz
ein Spritzer Olivenöl
200 g rote Zwiebeln, in feinen Scheiben
2 Knoblauchzehen, gehackt
240 g rote Paprika, gewürfelt
500 g reife Tomaten, enthäutet, entkernt und gewürfelt
12 Blätter frisch gehacktes Basilikum
4 Zweige frischer Thymian
1 Lorbeerblatt
Salz und Pfeffer aus der Mühle

Die Auberginen und die Zucchini in ein Sieb legen. Mit grobem Salz bestreuen und 30 Minuten ruhen lassen, damit die überschüssige Flüssigkeit abtropft.

Die Scheiben unter kaltem Wasser abspülen und gründlich mit Küchenkrepp abtrocknen, anschließend vierteln.

Das Olivenöl in einem Topf erhitzen. Die Zwiebeln bei mittlerer Hitze anbraten.

Den Knoblauch, die Auberginen, die Zucchini und die Paprikawürfel hinzugeben. Einige Minuten kochen, damit die Paprika weich wird.

Die Tomaten und die Kräuter hinzufügen. Mit Salz und Pfeffer abschmecken. Bei geringer Hitze ca. 30 Minuten köcheln lassen.

Jean-Pierre Cloutier, Küchenchef und Besitzer des *Café-restaurant du Musée* in Quebec

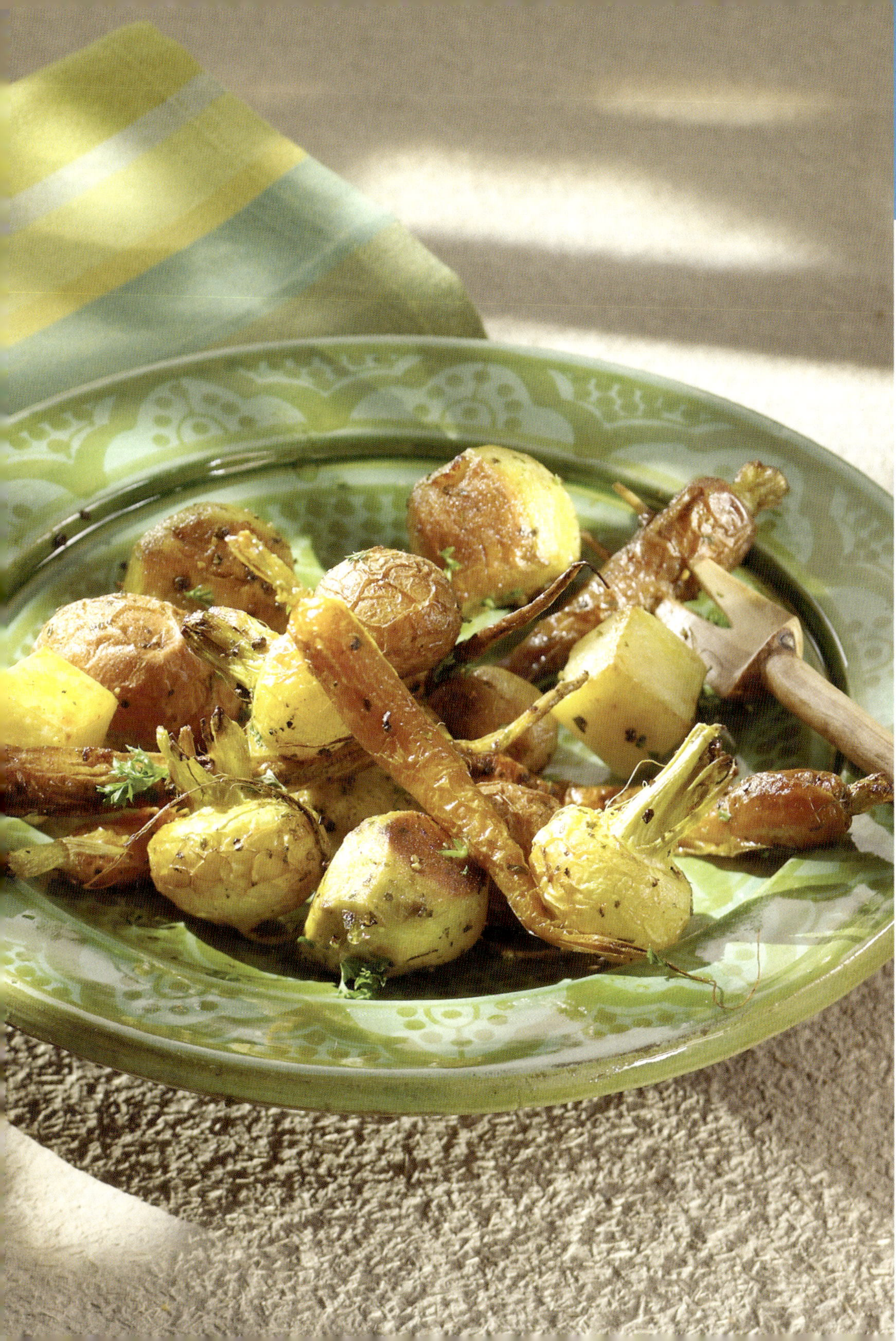

WURZELGEMÜSE AUS DEM OFEN AUF MAROKKANISCHE ART

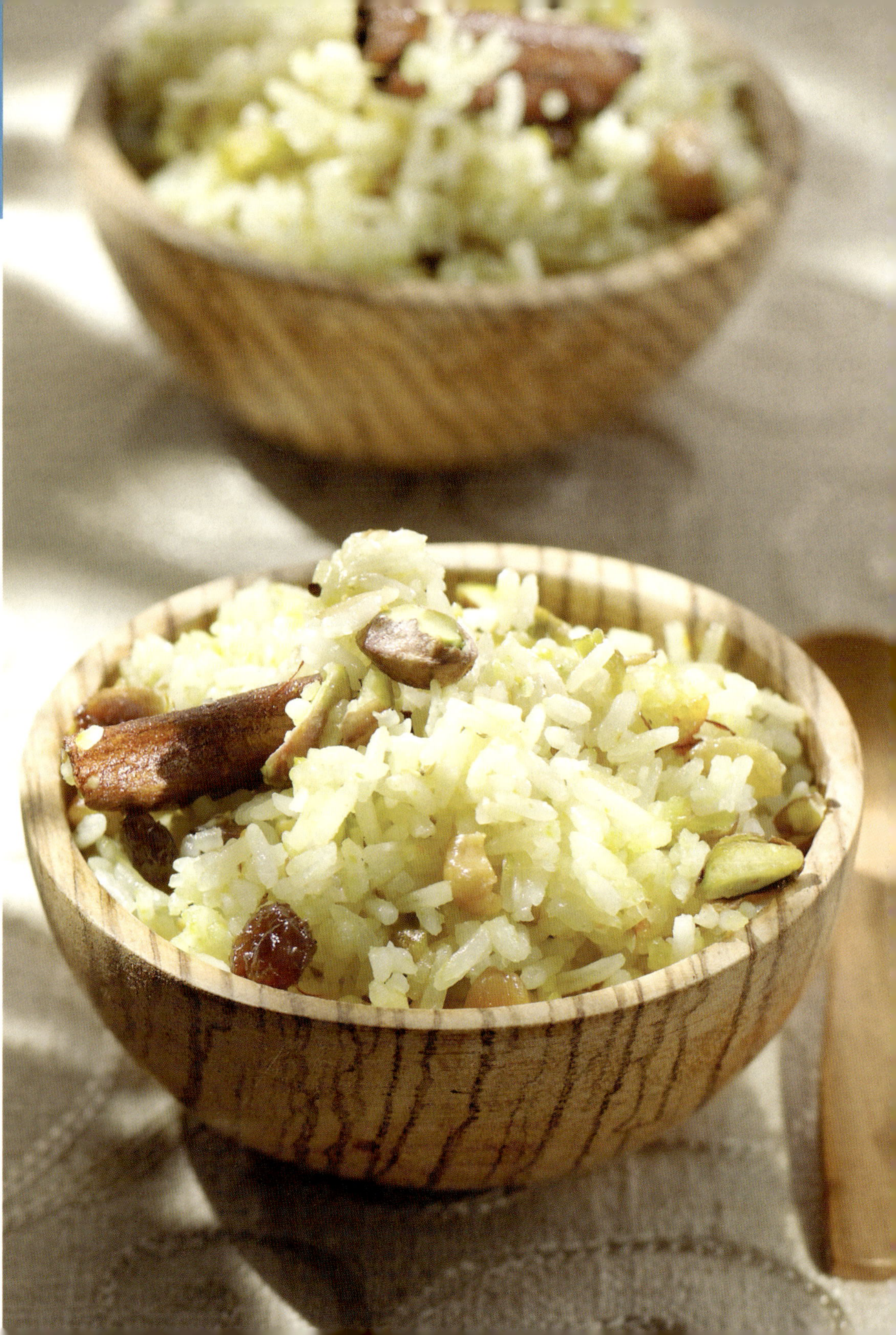

BASMATIREIS AUF INDISCHE ART

Basmatireis
auf indische Art

Vorbereitungszeit: 1 Stunde
Schwierigkeit: einfach
10 Portionen

1 kg Basmatireis
125 ml Olivenöl
1 EL fein gehackter Knoblauch
160 g Zwiebeln, fein gehackt
1 EL Kreuzkümmelsamen
1 EL Kümmelsamen
1 EL Koriandersamen
6 Kardamomkapseln
1 Zimtstange
eine Prise Safran
1 l Hühner- oder Gemüsebrühe
50 g Aprikosen, getrocknet
50 g Rosinen
3 EL Cashewkerne
2 EL ungesalzene Pistazienkerne ohne Schalen
Salz und Pfeffer aus der Mühle

Den Reis unter kaltem Wasser waschen, bis das Wasser klar ist, und 30 Minuten abtropfen lassen.

Das Olivenöl in einem Topf mit dickem Boden erhitzen. Den Knoblauch und die Zwiebeln bei geringer Hitze darin anbraten, bis sie glasig sind.

Kreuzkümmel, Kümmel, Koriandersamen, Kardamom und Zimt hinzufügen. Umrühren und 1 Minute kochen.

Den Reis hinzufügen und umrühren, bis die Reiskörner glasig sind.

Den Safran und die Brühe hinzugeben und aufkochen lassen. Die Hitze reduzieren, zudecken und ca. 20 Minuten sanft köcheln lassen.

Das Trockenobst, die Nüsse und die Pistazien unterrühren. Zudecken und 10 Minuten bei sehr kleiner Hitze erwärmen.

Vor dem Servieren mit Salz und Pfeffer abschmecken.

Susan Sylvester, Lehrköchin an der *École hôtelière de la Capitale* in Quebec

Reis
mit Kurkuma

Vorbereitungszeit: 1 h 30
Schwierigkeit: mittel
4 Portionen

Wenn der Topf keinen Deckel hat, decken Sie ihn mit Alufolie ab, bevor Sie ihn in den Ofen schieben.

60 ml Olivenöl extra vergine
1 Zwiebel, gewürfelt
1 rote Paprikaschote, gewürfelt
1 grüne Paprikaschote, gewürfelt
250 g noch gefrorene Erbsen
400 g weißer oder brauner Langkornreis
2 Lorbeerblätter
2 EL gemahlenes Kurkuma
Fleur de Sel (erstzweise Meersalz) und Pfeffer aus der Mühle

Das Olivenöl in einem gusseisernen Schmortopf erhitzen. Die Zwiebel und die Paprikaschoten bei mäßiger bis hoher Hitze darin anbraten.

Sobald das Gemüse hellbraun wird, die Erbsen hinzufügen. Ca. 3 Minuten umrühren.

Den Reis hinzugeben, die Hitze herunterschalten und weiterrühren. Lorbeer und Kurkuma unterrühren, dann mit Fleur de Sel und Pfeffer abschmecken.

So viel Brühe hineingießen, dass der Reis gerade bedeckt ist. Zudecken und bei 180 °C ca. 1 Stunde im Ofen garen.

Aus dem Ofen holen und vor dem Servieren 10 Minuten ruhen lassen, ohne den Deckel zu öffnen.

Mohand Yahiaoui, Küchenchef und Eigentümer des Restaurants *Les rites berbères* in Montreal

Pilaw
mit Erbsen und Mandeln

Vorbereitungszeit: 1 Stunde **4 Portionen**
Schwierigkeit: mittel

Dieser Reis ist eine perfekte Beilage zu allen Currys sowie zu Fleisch- und Fischgerichten. Versuchen Sie ihn zum Lamm auf indische Art (siehe Rezept S. 177).

200 g Basmatireis
2 EL Olivenöl
80 g Gemüsezwiebeln, grob gehackt
15 Kardamomkapseln
½ TL schwarze Pfefferkörner
3 ganze Nelken
¾ TL gemahlener Kreuzkümmel
2 Zimtstangen
¾ TL gemahlenes Kurkuma
500 ml heiße Hühnerbrühe
50 g Sultaninen
50 g TK-Erbsen
2 EL gehobelte Mandeln, geröstet

Den Reis unter kaltem Wasser waschen, bis das Wasser klar wird.

Das Olivenöl in einem großen Topf erhitzen. Die Zwiebeln und die Gewürze ca. 1 Minute bei mittlerer Hitze anbraten. Den Reis hinzufügen und umrühren, damit die Körner von allen Seiten von Öl eingehüllt sind.

Die Brühe eingießen und aufkochen lassen.
Die Hitze herunterschalten und 15 Minuten bei geöffnetem Topf köcheln lassen.

Vom Herd stellen. Sultaninen, Erbsen und Mandeln hinzufügen. Vor dem Servieren 15 Minuten ohne Deckel ruhen lassen.

Jean Vachon, Lehrkoch an der *École hôtelière de la Capitale* in Quebec

Gemüseauflauf
auf mediterrane Art

Vorbereitungszeit: 2 h 15 **4 Portionen**
Schwierigkeit: einfach

Dieser Gemüseauflauf eignet sich besonders als Beilage zu Fisch und Fleisch.

150 ml Olivenöl
1 mittelgroße Zwiebel, in Ringen
1 mittelgroße Zucchini, in Scheiben
1 Bund frisches Basilikum, gehackt
1 kleine Aubergine, in Scheiben
2 Eiertomaten
Salz und Pfeffer aus der Mühle

Die Gratinform mit Olivenöl einpinseln.
Die Zwiebel in die Form legen. Mit Salz und Pfeffer abschmecken.

Die Zucchinischeiben darauf verteilen und mit 2 ½ EL Olivenöl beträufeln. Mit Salz und Pfeffer abschmecken.

Das Basilikum darüberstreuen und mit 2 ½ EL Olivenöl beträufeln.

Die Auberginenscheiben darauflegen und mit 2 ½ EL Olivenöl beträufeln. Mit Salz und Pfeffer abschmecken.

Die Tomaten darauf verteilen und mit 2 ½ EL Olivenöl beträufeln. Mit Salz und Pfeffer abschmecken.

Bei 135 °C 2 Stunden im Ofen garen.

Philippe Castel, von seinen Kollegen zum gesundheitsbewussten Koch des Jahres 2004 gewählt

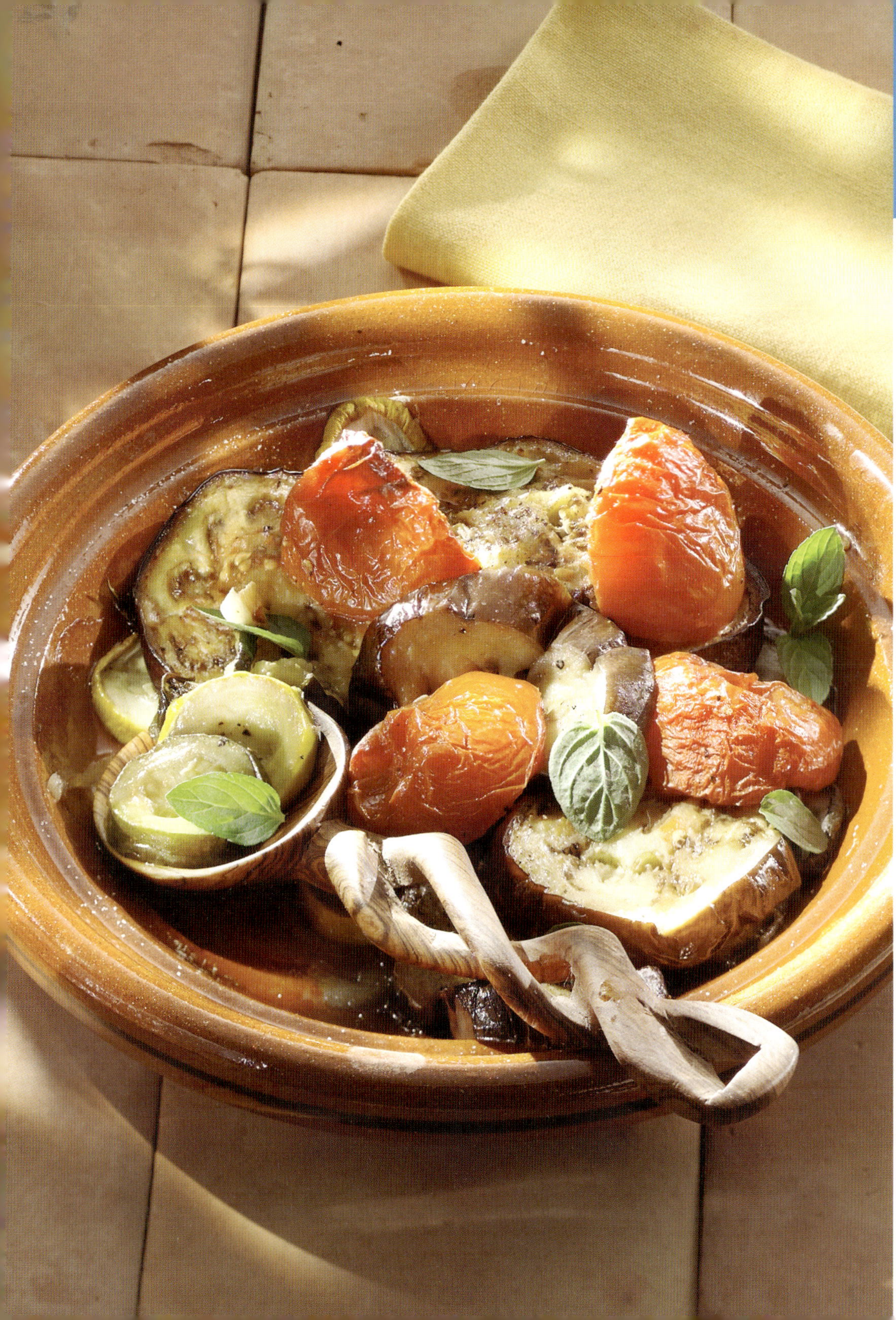

GEMÜSEAUFLAUF AUF MEDITERRANE ART

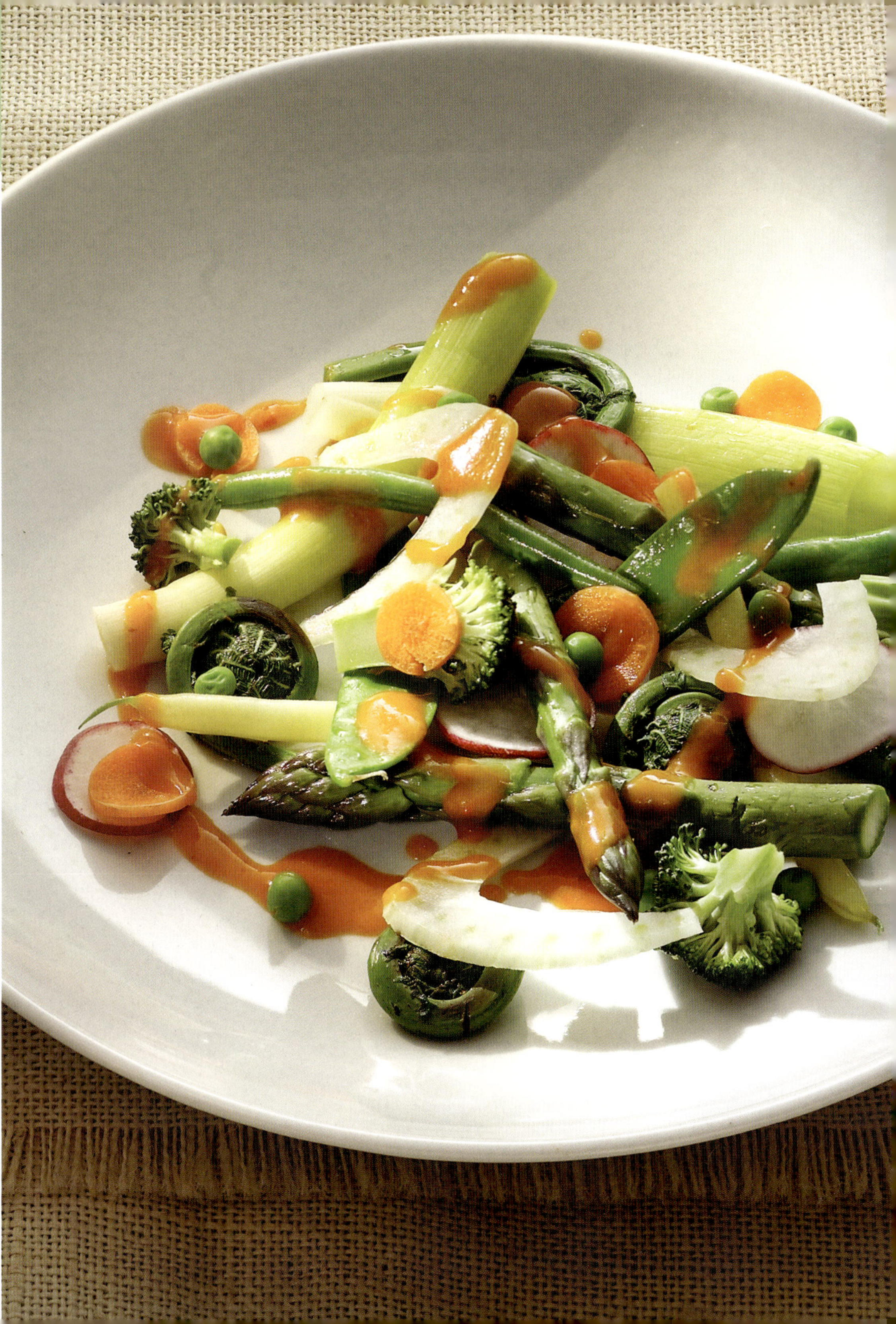

GEMÜSESALAT VON ROHEM UND GEKOCHTEM GEMÜSE MIT TOMATENSAUCE

Gemüsesalat

von rohem und gekochtem Gemüse mit Tomatensauce

Vorbereitungszeit: 45 Minuten
Schwierigkeit: mittel
4 Portionen

Piment d'Espelette wird in der Gemeinde Espelette, aber auch in anderen Orten des Baskenlands angebaut. Zum Sommerende werden die Schoten geerntet und auf Girlanden gebunden. So trocknen sie ein oder zwei Monate an den Hausfassaden. Um das Rezept für die Sauce zu variieren, können Sie den Tomatensaft durch Karottensaft ersetzen. Das Gericht schmeckt dann vollkommen anders, aber ebenso interessant.

Gekochtes Gemüse
grüner oder weißer Spargel
grüne oder gelbe Bohnen
junge Lauchstangen
Zuckerschoten
Farnsprossen (kanadische Spezialität; Anm. d. Ü.)
Salz und Pfeffer aus der Mühle

Rohes Gemüse
Brokkoli
Fenchel
junge Karotten
frische Erbsen
Radieschen
rote oder gelbe Kirschtomaten
Salz und Pfeffer aus der Mühle

Tomatensauce
3 Tomaten
2 EL Olivenöl
frisch gepresster Saft einer halben Zitrone
Salz und Pfeffer aus der Mühle

Kräuter
Minze, Basilikum und frischer Kerbel

Gewürze
Fleur de Sel (ersatzweise Meersalz)
Piment d'Espelette

Gekochtes Gemüse: Das Gemüse nach Bedarf waschen, schälen und Stielansätze entfernen. Einige Minuten in reichlich sprudelndem Salzwasser kochen. Das Gemüse soll bissfest bleiben. Mit kaltem Wasser abschrecken und beiseite stellen.

Rohes Gemüse: Die Karotten, die Radieschen und den Fenchel in feine Scheiben schneiden. Die Erbsen ganz belassen. Den Brokkoli in Röschen zerteilen und die Kirschtomaten in Scheiben schneiden.

Tomatensauce: Die Tomaten enthäuten, entkernen und in Spalten schneiden. Mit dem Olivenöl und dem Zitronensaft im Mixer pürieren. Mit Salz und Pfeffer abschmecken.

Kräuter: Die Kräuter ganz belassen, nur allzu große Stängel entfernen.

Alle rohen und gekochten Gemüsesorten in einer Schüssel vorsichtig mit der Tomatensauce vermischen. Dekorativ auf einem Teller anrichten.

Mit Fleur de Sel und Piment d'Espelette bestreuen. Mit einem kleinen Bouquet frischer Kräuter garnieren.

Jean Soulard, Präsident der *Fondation Serge-Bruyère* und Küchenchef des *Fairmont Le Château Frontenac* in Quebec

Avocado-Garnelen-Salat

mit Zitrusfrüchten

Vorbereitungszeit: 20 Minuten
Schwierigkeit: einfach

4 Portionen

1 Grapefruit
1 Orange
2 Avocados, gewürfelt
250 g Garnelen, gekocht und geschält
ein Spritzer Olivenöl
ein paar Tropfen Walnussöl
2 EL Leinsamen
6 Kerbelzweige, gehackt
Salz und Pfeffer aus der Mühle
Feldsalat oder Kopfsalat

Mit einem scharfen Messer die Grapefruit und die Orange über einer Schüssel schälen, dabei auch die weiße Haut vollständig entfernen. In Spalten schneiden und den aufgefangenen Saft beiseite stellen.

In einer großen Schüssel alle Zutaten mit Ausnahme des Feld- oder Kopfsalats vermischen. Den aufgefangenen Saft der Früchte hinzufügen. Mit Salz und Pfeffer abschmecken.

Auf dem Salatbett servieren.

Jean-Pierre Cloutier, Küchenchef und Besitzer des *Café-restaurant du Musée* in Quebec

Vietnamesischer Salat

mit Huhn und Weißkohl

Vorbereitungszeit: 15 Minuten
Schwierigkeit: einfach

4 Portionen

Zu diesem Salat passen hervorragend Garnelenplätzchen, die problemlos in Asialäden und Supermärkten zu finden sind.

Salat

300 bis 400 g Hühnerfleisch, gekocht und in feine Scheiben geschnitten
300 g Weißkohl, in Streifen geschnitten
1 mittelgroße Zwiebel, in feinen Streifen
2 Karotten, grob geraffelt
½ Bund frisch gehackte Pfefferminze
30 g frisch gehackter Koriander

Vinaigrette

4 Knoblauchzehen, klein geschnitten
1 rote Chilischote (nach Belieben), gehackt
2 EL weißer Essig
60 ml frisch gepresster Limettensaft
60 ml Pflanzenöl
1 EL Fischsauce (Nuoc Mam oder Nam Pla)
2½ EL Zucker

Alle Zutaten für die Vinaigrette in einer kleinen Schüssel vermischen.

Alle Zutaten für den Salat mit Ausnahme des Korianders in eine große Schüssel geben.

Die Vinaigrette darübergießen.

Mit Koriander garnieren und servieren.

Florence Albernhe, Köchin und Besitzerin des Restaurants *Le Grain de riz* in Quebec

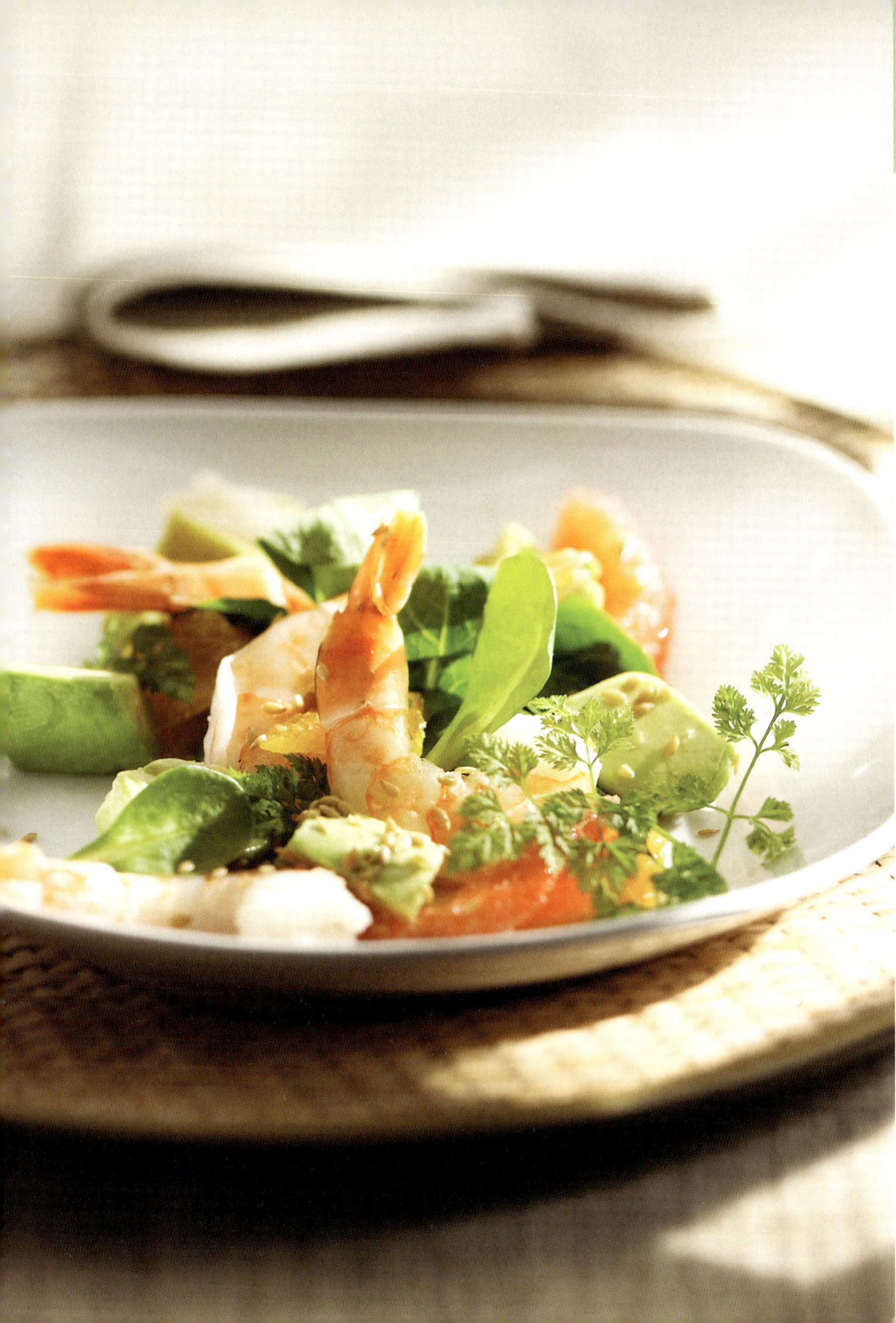

AVOCADO-GARNELEN-SALAT MIT ZITRUSFRÜCHTEN

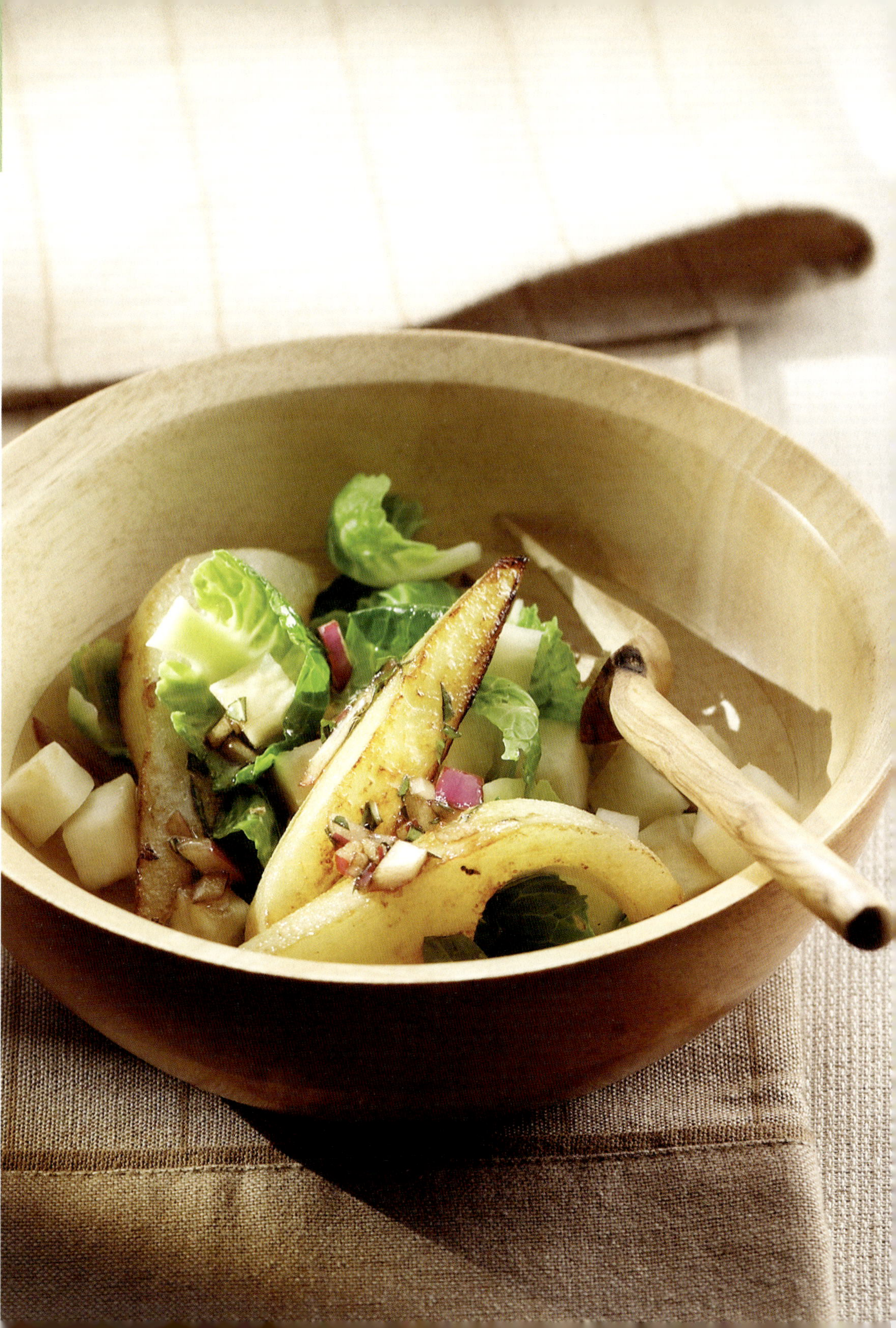

Rosenkohlsalat

Vorbereitungszeit: 35 Minuten **4 Portionen**
Schwierigkeit: mittel

Salat

350 g Rosenkohl
100 g Sellerieknolle, fein gewürfelt
3 vollreife Birnen
2 EL Olivenöl
1 EL Zucker

Vinaigrette

½ rote Zwiebel, gehackt
6 EL Traubenkernöl
2 EL Sojasauce
2 EL Reisessig
1 Knoblauchzehe, gehackt
1 Bund Basilikum (am besten thailändisches), gehackt
1 TL Sesamöl

Die Rosenkohlblätter abzupfen und gründlich waschen. In kochendem Salzwasser 1 Minute blanchieren. Die Blätter sollen knackig bleiben.

Die Sellerieknolle 1 bis 2 Minuten in Wasser kochen.

Die Birnen schälen und entkernen, dann in Spalten schneiden. In der Pfanne in etwas Olivenöl anbraten. Den Zucker hinzufügen und leicht karamellisieren lassen.

Alle Zutaten für die Vinaigrette miteinander vermischen.

Die Rosenkohlblätter, die Selleriewürfel und die Birnenspalten auf 4 Portionstellern anrichten. Die Vinaigrette darübergießen und servieren.

Éric Villain, Koch und Miteigentümer des *Bistro le Clocher Penché* in Quebec

Brunnenkresse-salat
mit Ziegenkäse

Vorbereitungszeit: 25 Minuten **4 Portionen**
Schwierigkeit: einfach

Salat

2 vollreife Birnen
600 g frische Brunnenkresse, gewaschen und getrocknet
100 g frischer Ziegenkäse

Vinaigrette

80 ml Walnussöl
2 EL Rotweinessig
1 EL Moutarde à l'ancienne (körniger Senf)
Salz und Pfeffer aus der Mühle

Für die Vinaigrette das Öl und den Essig in eine kleine Schüssel gießen. Den Senf hinzufügen, mit Salz und Pfeffer abschmecken. Mit einem Schneebesen schlagen.

Die Birnen schälen, das Kerngehäuse entfernen, und in feine Spalten schneiden.

Die Birnen in einer Schale anrichten und die Brunnenkresse hinzufügen. Den Käse über dem Salat zerbröckeln und die Vinaigrette darübergeben.

Christophe Alary, Lehrkoch an der *École hôtelière de la Capitale* in Quebec, von seinen Kollegen zum Koch des Jahres 2004 gewählt

Brunnenkresse-salat mit Himbeeren und Tomaten

Vorbereitungszeit: 15 Minuten **4 Portionen**
Marinade: 1 bis 2 Stunden
Schwierigkeit: einfach

Auch wenn Sie keine Brunnenkresse zur Hand haben, müssen Sie nicht auf diesen sehr erfrischenden Salat verzichten. Jeder beliebige Blattsalat tut es auch.

1 Mango
300 g reife Tomaten
150 g Himbeeren
400 g ganz frische Brunnenkresse

Vinaigrette
frisch gehacktes Basilikum
Knoblauch nach Belieben
5 EL Olivenöl
4 TL Himbeeressig
Salz und Pfeffer aus der Mühle

Die Mango und die Tomaten in Würfel von 1 cm Kantenlänge schneiden und mit den Himbeeren in eine große Schüssel geben.

Für die Vinaigrette das Basilikum, den Knoblauch, das Olivenöl und den Essig in einer kleinen Schüssel vermischen. Mit Salz und Pfeffer abschmecken. Über die Früchte gießen und vorsichtig umrühren.

Abdecken und 1 bis 2 Stunden im Kühlschrank ziehen lassen.

Auf einem Kressebett servieren.

Philippe Coudroy, Lehrkoch an der *École hôtelière de la Capitale* in Quebec

Kohlsalat – Cole Slaw

Vorbereitungszeit: 20 Minuten **4 Portionen**
Marinade: 1 bis 2 Stunden
Schwierigkeit: einfach

Sie können den Kohl und die Karotten in der Küchenmaschine oder auf einer Reibe reiben.

300 g Weißkohl, gerieben
100 g Rotkohl, gerieben
150 g Karotten, gerieben

Vinaigrette
150 ml Olivenöl
50 g Honig
3 EL frisch gepresster Zitronensaft
2½ EL Rotweinessig
1 TL Senfpulver
2½ TL Salz
2½ TL Pfeffer aus der Mühle
2½ TL getrockneter Thymian
2½ TL getrocknete Petersilie
2½ TL fein gehackter Knoblauch
1 TL frisch geriebener Ingwer

Das Gemüse in einer großen Schüssel vermischen.

Alle Zutaten für die Vinaigrette in einer kleinen Schüssel vermischen.

Die Vinaigrette über das Gemüse gießen, zudecken und vor dem Servieren im Kühlschrank marinieren lassen.

Florence Albernhe, Köchin und Besitzerin des Restaurants *Le Grain de riz* in Quebec

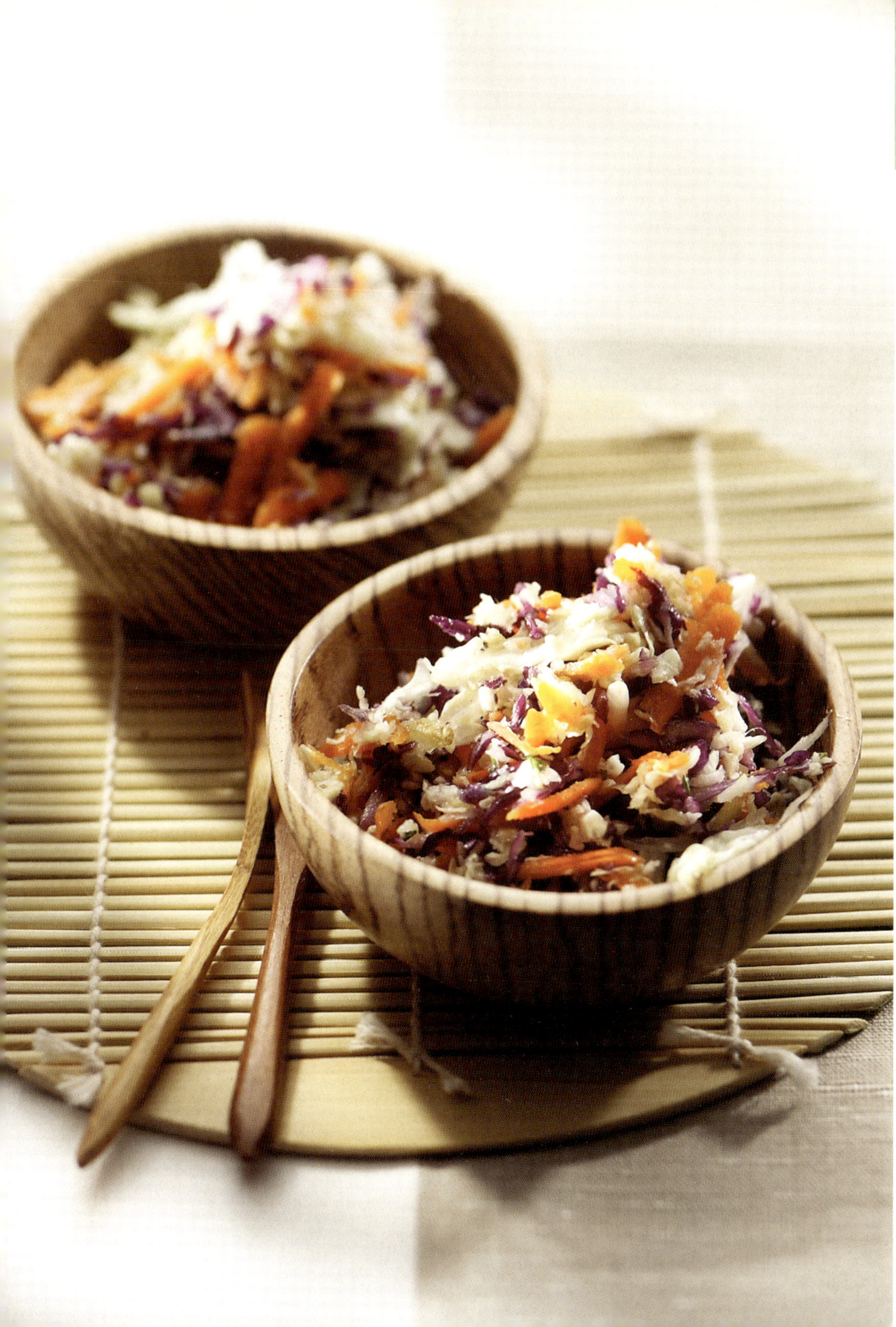

KOHLSALAT – COLE SLAW

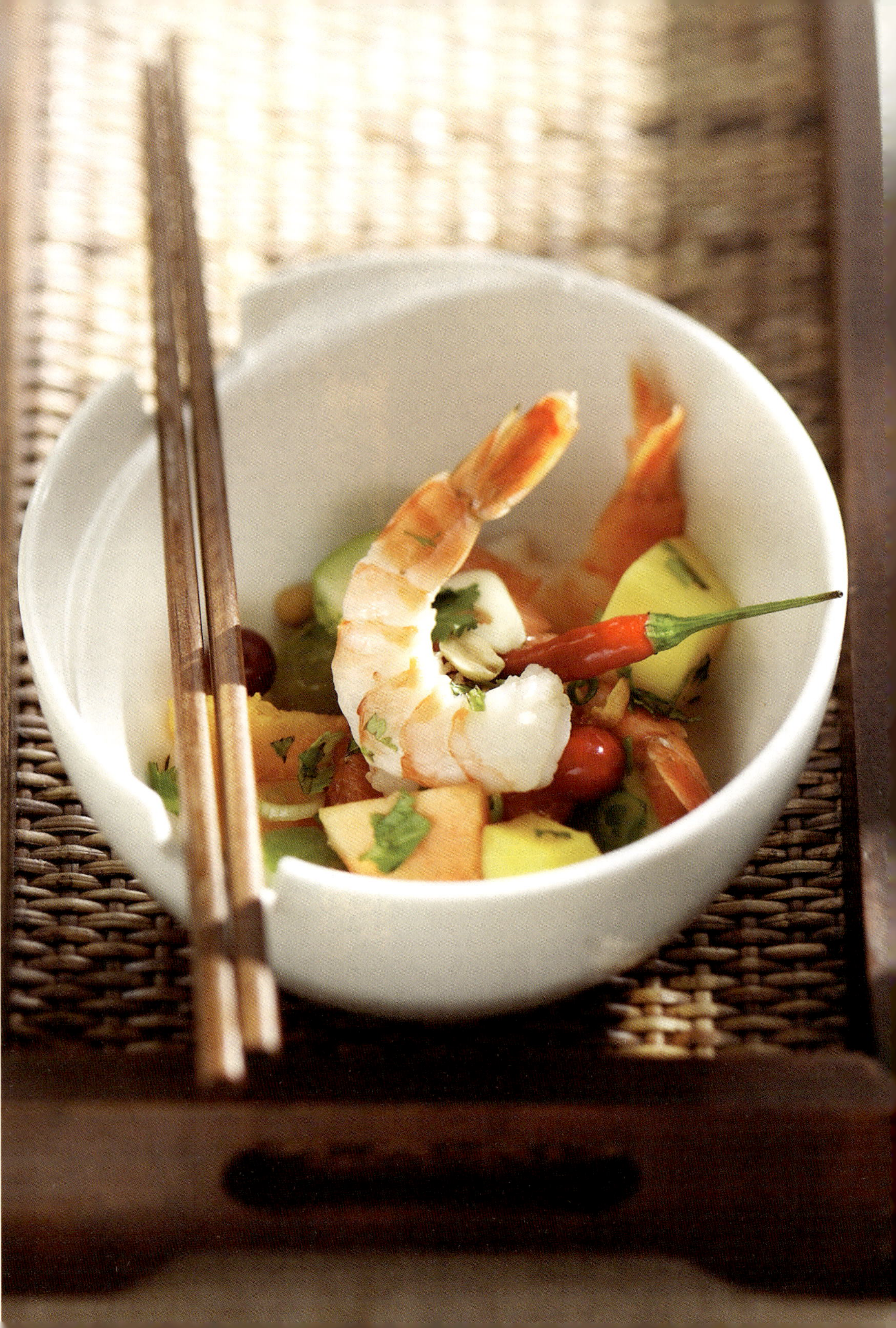

THAILÄNDISCHER GARNELENSALAT MIT FRÜCHTEN

Thailändischer Garnelensalat
mit Früchten

Vorbereitungszeit: 25 Minuten **4 bis 6 Portionen**
Schwierigkeit: mittel

400 g gemischte Früchte (Mango, Papaya, grüner Apfel, Birne, Mandarine, Grapefruit, Pampelmuse, Erdbeere, Trauben etc.)
2 EL Pflanzenöl
1 Schalotte, fein gehackt
1 Knoblauchzehe, in feinen Scheiben
frisch gepresster Saft einer Limette
Schale einer Limette
Fischsauce (Nuoc Mam oder Nam Pla)
ca. 1 TL Zucker (nach Belieben)
100 g Garnelen, gekocht
2 EL geröstete und gehackte Erdnüsse
frisch gehackte Kräuter (Minze, Koriander, thailändisches Basilikum etc.)
rote oder grüne Chilischote, fein gehackt

Die Früchte in Würfel, Scheiben oder Streifen schneiden. Wenn Sie Äpfel verwenden, beträufeln Sie sie mit etwas Zitronensaft, damit sie nicht oxidieren.

Das Olivenöl in einer Stielpfanne erhitzen. Die Schalotte und den Knoblauch bei mäßiger Hitze darin anbraten, sie sollen keine Farbe annehmen.

Limettensaft und -schale, die Fischsauce, den Zucker, die Schalotte und die ausgetretene Flüssigkeit aus der Pfanne vermischen.

Die Früchte und die Garnelen hinzufügen. Vorsichtig umrühren und abschmecken.

Nach Belieben mit Erdnüssen, Kräutern und Chili garnieren.

Susan Sylvester, Lehrköchin an der *École hôtelière de la Capitale* in Quebec

Salat
mit grünen Bohnen und Arame-Algen

Vorbereitungszeit: 25 Minuten **4 Portionen**
Schwierigkeit: einfach

300 g feine grüne Bohnen
2 EL getrocknete Arame-Algen
60 ml lauwarmes Wasser
1½ EL Reisessig
2 TL Sesamöl
40 g rote Zwiebeln, in feinen Scheiben
½ TL Meersalz

Die Bohnen in einem Topf mit kochendem Wasser bei geöffnetem Deckel so lange kochen, bis sie weich, aber noch knackig sind. Sofort unter eiskaltem Wasser abschrecken, um den Garvorgang zu stoppen.

Die Algen ca. 5 Minuten in lauwarmem Wasser einweichen.

In einer Schüssel den Essig, die Hälfte vom Einweichwasser der Algen und das Sesamöl vermischen.

Alle anderen Zutaten hinzufügen und vorsichtig umrühren. Mit Salz abschmecken.

François Rousseau, Lehrkoch an der *École hôtelière de la Capitale* in Quebec

Hülsenfrüchtesalat
mit grünem Curry

Vorbereitungszeit: 15 Minuten **4 Portionen**
Schwierigkeit: einfach

Dieser Salat schmeckt für sich allein schon köstlich, man kann damit aber auch Artischocken füllen.

475 g Hülsenfrüchte aus der Dose, gewaschen und abgetropft
75 g bunte Paprika, gewürfelt
2 EL fein gehackte Zwiebeln
50 g Gurke, gewürfelt
½ roter Apfel, gewürfelt
½ TL frisch geriebener Ingwer
1 EL grüne Currypaste
60 ml frisch gepresster Zitronensaft
1 EL Honig
80 ml Olivenöl
Salz und Pfeffer aus der Mühle

Alle Zutaten mit Ausnahme des Olivenöls miteinander vermischen.

Mit Salz und Pfeffer abschmecken und das Öl hinzufügen. Gut vermischen, abdecken und vor dem Servieren ein paar Stunden im Kühlschrank durchziehen lassen.

Benoit Dussault, Lehrkoch an der *École hôtelière de la Capitale* in Quebec

Hummer-Wirsing-Salat

Vorbereitungszeit: 1 Stunde **4 Portionen**
Schwierigkeit: mittel

Salat
2 Hummer mit ca. 700 g Gewicht
1 kleiner Wirsingkohl
2 Orangen, geschält und in Spalten geschnitten

Vinaigrette
3 EL frisch gepresster Orangensaft
frisch gepresster Saft einer Zitrone
3 EL Olivenöl
1 TL Dijonsenf
frisch gehackter Schnittlauch
Salz und Pfeffer aus der Mühle

Alle Zutaten für die Vinaigrette in einer kleinen Schüssel vermischen.

Die Hummer 15 Minuten in kochendem Salzwasser kochen.

Die äußeren Wirsingblätter entfernen. Die Wirsingblätter ablösen und die großen Rippen wegschneiden. Die Blätter in Streifen schneiden und 5 Minuten in kochendem Salzwasser blanchieren. Mit kaltem Wasser abschrecken, um den Garvorgang zu stoppen, gut abtropfen lassen.

Die Wirsingstreifen mit $^{1}/_{3}$ der Vinaigrette würzen.

Die Hummer aus der Schale lösen. Die Schwänze in Medaillons schneiden; die Zangen aufbrechen und das Fleisch herauslösen. Die Hummerstücke mit der Vinaigrette bestreichen.

Den Wirsing auf dem Teller verteilen. Die Orangenspalten hinzufügen und mit den Hummerstücken darauf garnieren.

Dazu die restliche Vinaigrette in einer Saucière servieren.

Jean Soulard, Präsident der *Fondation Serge-Bruyère* und Küchenchef des *Fairmont Le Château Frontenac* in Quebec

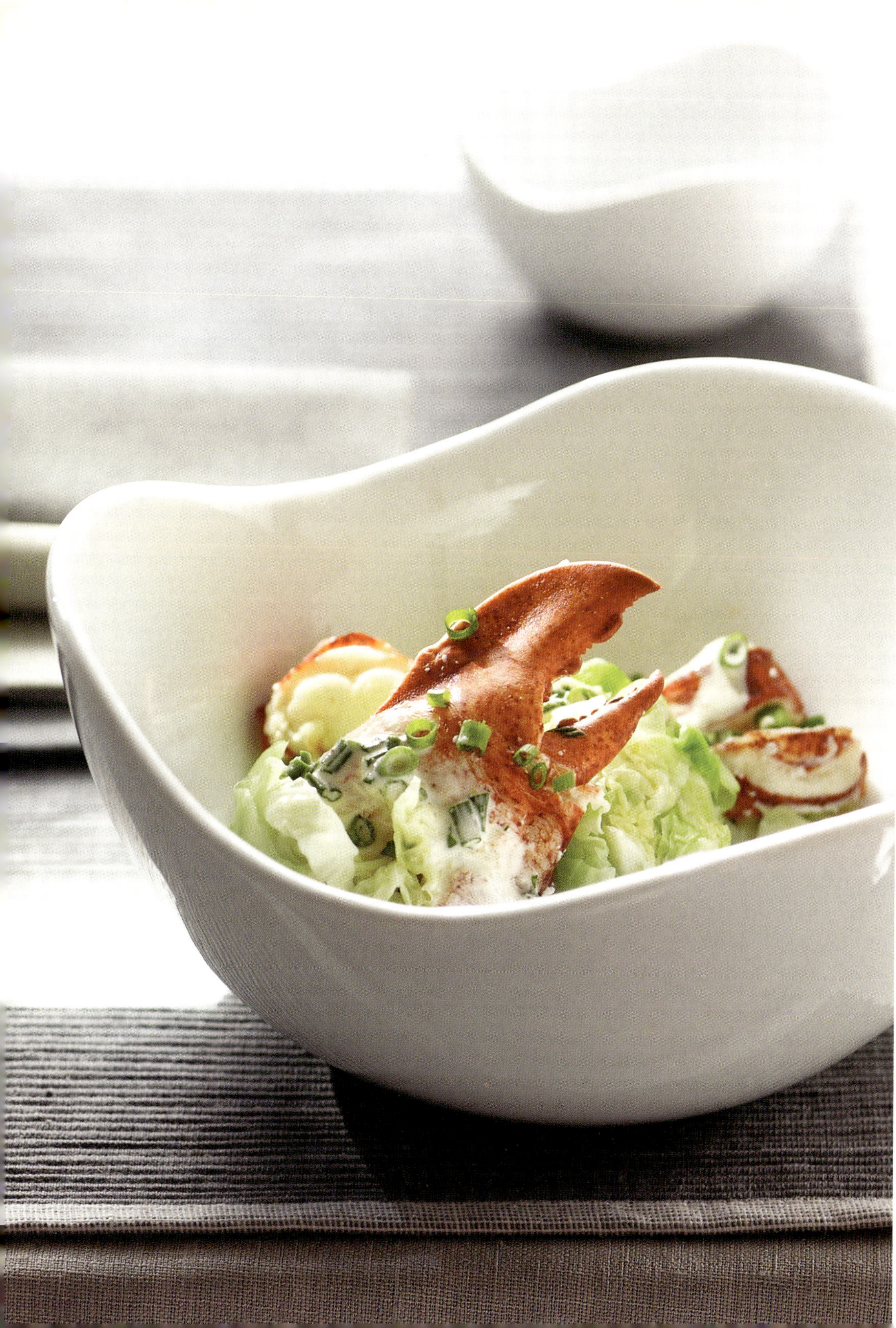

HUMMER-WIRSING-SALAT

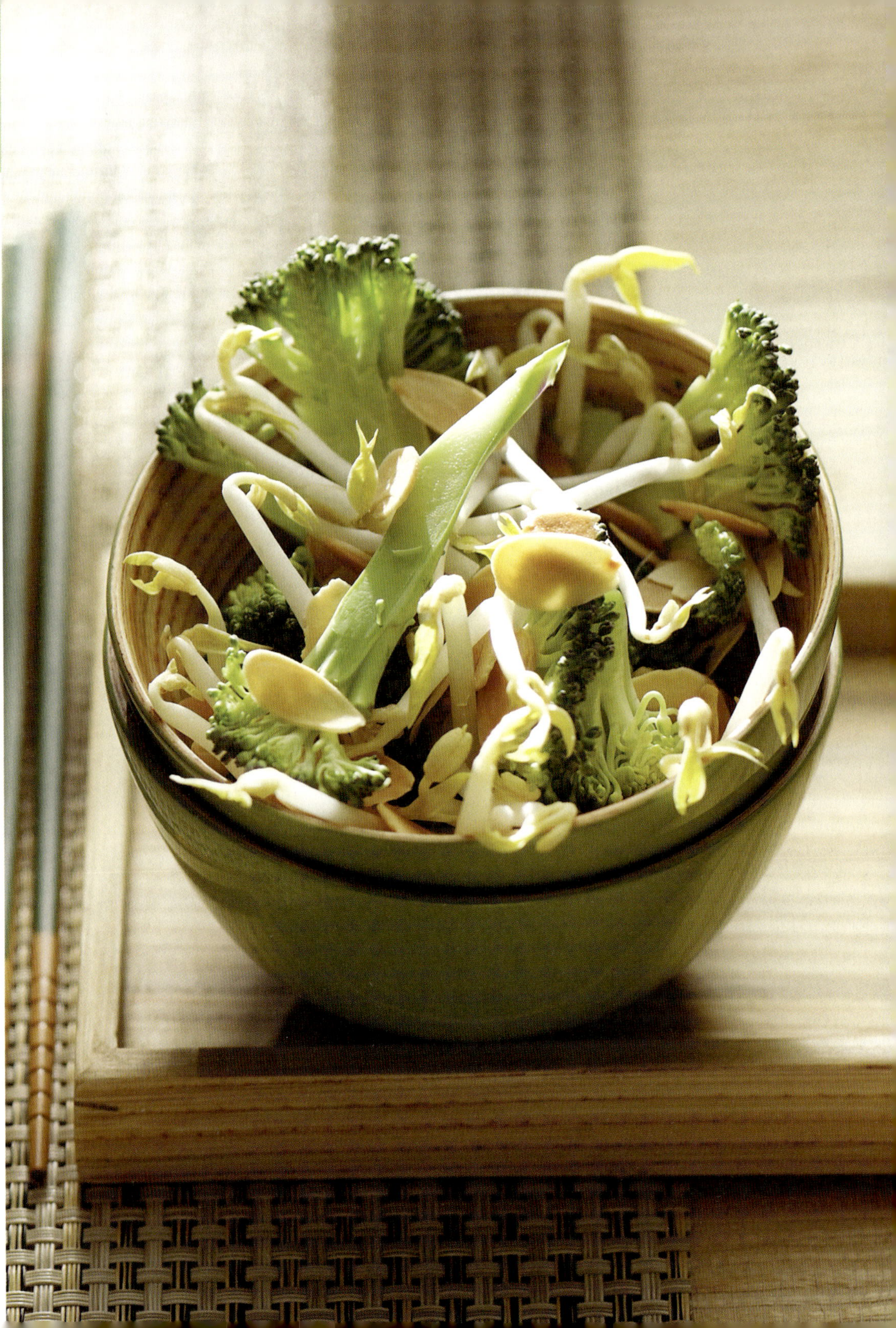

SALAT MIT SOJASPROSSEN, BROKKOLI UND MANDELN

Salat
mit Sojasprossen, Brokkoli und Mandeln

Vorbereitungszeit: 1 h 15
Schwierigkeit: einfach
3 oder 4 Portionen

Bewahren Sie die Brokkolistiele auf und machen Sie daraus eine Suppe oder eine Beilage.

Salat

1 Brokkoli, in Röschen zerteilt und in feine Scheiben geschnitten
250 g Sojasprossen (Mungobohnensprossen)
2 TL gehobelte und geröstete Mandeln

Vinaigrette

3 EL Sojasauce
1 Knoblauchzehe, gehackt
1 EL frisch gehackter Ingwer
Salz und Pfeffer aus der Mühle
80 ml Olivenöl

Für die Vinaigrette die Sojasauce, den Knoblauch und den Ingwer vermischen. Mit Salz und Pfeffer abschmecken. Das Öl sehr langsam unter ständigem Umrühren einfließen lassen.

Die Brokkolischeiben auf einer Platte anrichten und mit der Vinaigrette beträufeln. Zudecken und 1 Stunde im Kühlschrank durchziehen lassen.

Die Mungobohnensprossen hinzufügen und gut vermengen. Mit den Mandeln garnieren und servieren.

Philippe Castel, von seinen Kollegen zum gesundheitsbewussten Koch des Jahres 2004 gewählt

Mexikanischer Maissalat

Vorbereitungszeit: 15 Minuten
Schwierigkeit: einfach
4 Portionen

Körner von 4 frischen Maiskolben oder eine kleine Dose abgetropfte Maiskörner
80 g Mandeln, gehobelt
1 rote Paprika, gewürfelt
1 Selleriezweig, gewürfelt
2 EL frisch gehackter Koriander
2 EL frisch gehackter Oregano
frisch gepresster Saft einer Limette
1 Knoblauchzehe, gehackt
80 ml Olivenöl
50 g schwarze Oliven, in Ringe geschnitten
500 g rote Bohnen aus der Dose, gewaschen und abgetropft
Tabasco oder fein gehackter Jalapeño-Chili
Salz

Alle Zutaten in einer großen Schüssel gründlich vermischen.

Abdecken und vor dem Servieren 1 Stunde im Kühlschrank marinieren lassen.

Éric Harvey, Lehrkoch an der *École hôtelière de la Capitale* in Quebec

Salate
Salat mit Sojasprossen, Brokkoli und Mandeln
Mexikanischer Maissalat

Salat
mit grüner Papaya

Vorbereitungszeit: 20 Minuten **4 Portionen**
Schwierigkeit: einfach

Dieser Salat wird für gewöhnlich zu in Stücke geschnittenem rohem Gemüse, Klebreis und Brathuhn serviert.

300 g grüne Papaya, geschält und in Stifte geschnitten
7 kleine frische Chilischoten
6 Knoblauchzehen, grob gehackt
50 g lange grüne Bohnen, in Stücke geschnitten
60 g ungesalzene, geröstete Erdnüsse
30 g kleine Garnelen, gekocht und geschält
6 Kirschtomaten, geviertelt
3 EL frisch gepresster Zitronen- oder Limettensaft
1 EL Zucker
1 EL Fischsauce (Nuoc Mam oder Nam Pla)

Im Mixer oder im Mörser ein Stück grüne Papaya mit den Chilischoten und dem Knoblauch zermahlen.

In eine große Schüssel füllen und die Bohnen, die Erdnüsse, die Garnelen, die Tomaten und die restliche grüne Papaya hinzufügen.

Zucker, Zitronen- oder Limettensaft und Fischsauce gut verrühren. In die große Schüssel gießen und alles gründlich vermengen.

Jean Vachon, Lehrkoch an der *École hôtelière de la Capitale* in Quebec

Salat
mit grüner Mango

Vorbereitungszeit: 25 Minuten **4 Portionen**
Schwierigkeit: mittel

Grüne Mangos sind eine in Asien und auf den Antillen sehr beliebte Mangoart, die nicht sehr süß ist. Servieren Sie diesen Salat mit gedämpftem Reis, den Sie nach Belieben würzen.

4 grüne Mangos
2 EL frisch gepresster Limettensaft
3 EL kleine Garnelen, gekocht und geschält
2 EL ungeröstete und ungesalzene Erdnüsse, gemahlen
2 EL Zucker
60 ml Fischsauce (Nuoc Mam oder Nam Pla)
2 EL Sambal Oelek (siehe S. 142)
1 Bund frisch gehackte Pfefferminze (ein paar Stängel beiseite legen)
2 gehackte Schalotten
1 Bund frisch gehackter Koriander (ein paar Stängel beiseite legen)
1 oder 2 Vogelchili, fein gehackt
4 große, knackige Kopfsalatblätter

Die Mangos schälen und mit einem scharfen Messer oder einem Gemüsehobel (Mandoline) in feine Streifen hobeln.

In einer Schüssel die Mangos mit dem Limettensaft, den Garnelen, den Erdnüssen, dem Zucker, der Fischsauce und dem Sambal Oelek vermischen.

Minze, Schalotten, Koriander und Chilischote hinzufügen.

Abschmecken und nach Bedarf mit Zucker und Limettensaft nachwürzen.

Jede Portion auf einem großen Kopfsalatblatt servieren. Mit frischen Minze- und Korianderstängeln garnieren.

Jean Vachon, Lehrkoch an der *École hôtelière de la Capitale* in Quebec

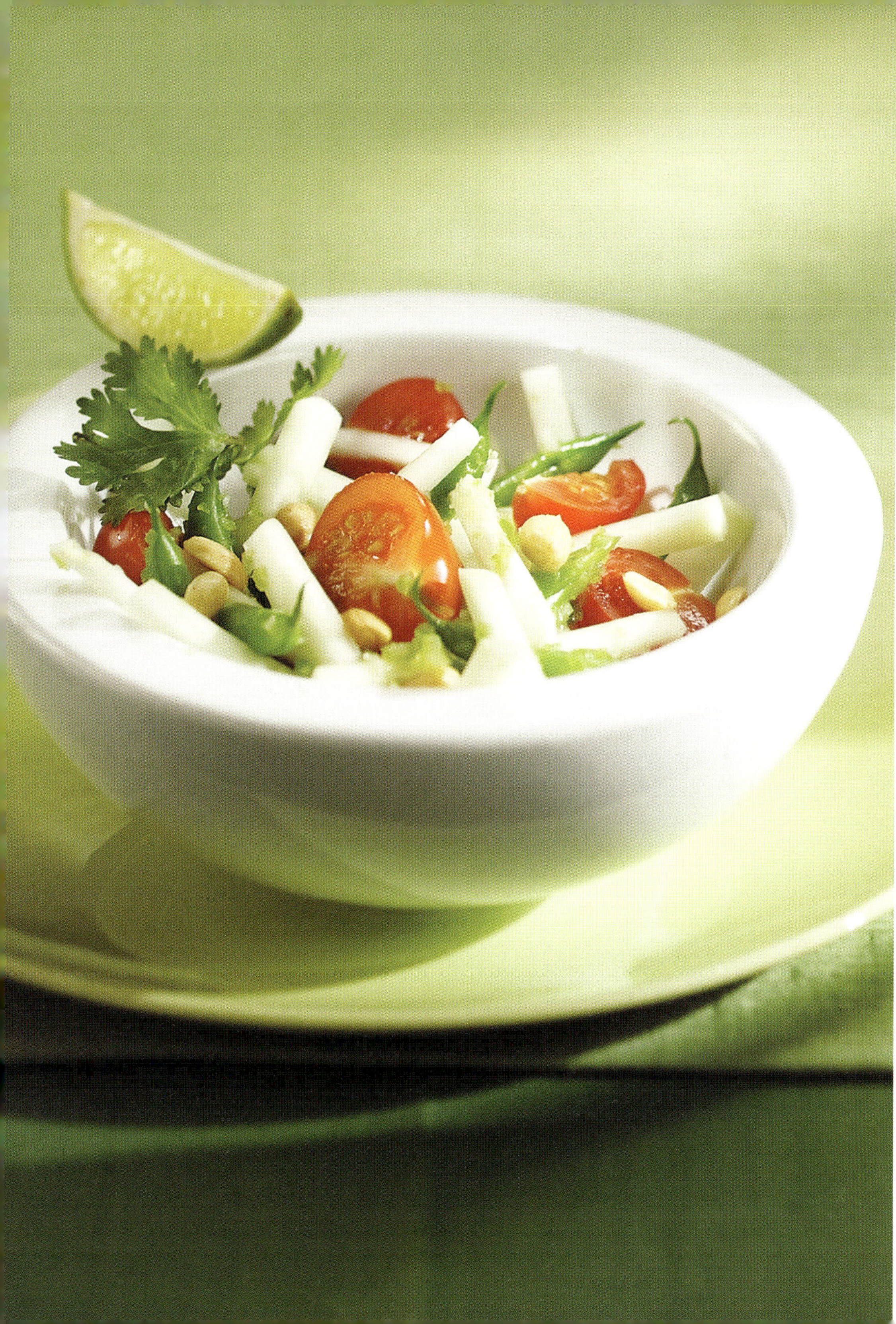

SALAT MIT GRÜNER PAPAYA

Gemüsesalat
mit Schweizer Käse

Vorbereitungszeit: 30 Minuten
Schwierigkeit: mittel
4 bis 6 Portionen

Dieser Salat hält sich 5 bis 6 Tage im Kühlschrank. Man kann ihn nach Geschmack mit gerösteten Pinienkernen oder Leinsamen anreichern. Er schmeckt noch besser, wenn Sie ihn schon am Vortag zubereiten, weil alle Aromen dann Zeit haben, sich zu verbinden. Die Vinaigrette ist auch köstlich zu Spinatsalat. Heben Sie den Rest für einen späteren Gebrauch im Kühlschrank auf. Das Chiliöl kann man in einem luftdichten Behälter im Kühlschrank aufbewahren. Probieren Sie es zu Salaten, Pizzen, Sandwiches und gebratenen Gerichten. Romanesco ist eine Kreuzung aus Brokkoli und Blumenkohl.

Chiliöl
125 ml Olivenöl
1 EL Chiliflocken

Vinaigrette
1 EL Sesamöl
80 ml Reisessig
3 EL Sojasauce
1½ TL gehackter Knoblauch
1 EL frisch gehackter Ingwer

Salat
1 mittelgroße Karotte, in feinen Streifen
1 mittelgroße Zwiebel, gehackt
2 Selleriestangen, gewürfelt
40 g grüne Bohnen, halbiert
1 Romanescoröschen, in feinen Scheiben
1 Blumenkohlröschen, in feinen Scheiben
30 g Schweizer Käse, gewürfelt

Für das Chiliöl das Olivenöl bei mäßiger Hitze erwärmen, bis es richtig heiß ist. Vom Herd nehmen und die Chiliflocken einstreuen. Abkühlen lassen.

Für die Vinaigrette das Chiliöl mit einem Schneebesen unter alle anderen Zutaten schlagen und beiseite stellen.

Das Gemüse im Dampf garen, bis es weich, aber noch knackig ist. Unter kaltem Wasser abschrecken und gut abtropfen lassen.

Alle Gemüsesorten in einer großen Schüssel vermischen. Mit 60 ml Vinaigrette übergießen, dann mit Käse garnieren.

Salat: Philippe Castel, von seinen Kollegen zum gesundheitsbewussten Koch des Jahres 2004 gewählt
Vinaigrette: Susan Sylvester, Lehrköchin an der *École hôtelière de la Capitale* in Quebec

Salat
mit Pak-Choi und Spinat

Vorbereitungszeit: 15 Minuten **4 Portionen**
Schwierigkeit: einfach

Wenn Sie keinen jungen Blattspinat bekommen, kaufen Sie gewöhnlichen Spinat und zerkleinern Sie ihn grob mit einem Messer. Wenn Sie den ganzen Salat nicht auf einmal servieren wollen, portionieren Sie ihn und geben die Vinaigrette erst später hinzu.

150 g junger Spinat
2 Selleriestangen, fein gehackt
80 g Sojasprossen (Mungobohnensprossen)
1 rote Paprika, klein gewürfelt
160 g Pak-Choi, in feine Streifen geschnitten
120 g Cashewkerne, leicht geröstet und grob gehackt
2 EL frisch gehackter Schnittlauch

Vinaigrette
60 ml Sojasauce
125 ml Traubenkernöl
1 Knoblauchzehe
1 EL frischer Ingwer, sehr fein gehackt oder gerieben

Alle Salatzutaten in einer großen Schüssel gut vermengen.

Alle Zutaten für die Vinaigrette in einer kleinen Schüssel verrühren.

Die Vinaigrette auf den Salat geben und gründlich unterrühren. Abdecken und 1 Stunde im Kühlschrank marinieren lassen.

Marlène Gagnon, Lehrköchin an der *École hôtelière de la Capitale* in Quebec

Salat
aus Hülsenfrüchten

Vorbereitungszeit: 15 Minuten **4 Portionen**
Schwierigkeit: einfach

Salat
475 g Hülsenfrüchte aus der Dose, gewaschen und abgetropft
1 Lauchzwiebel, gehackt
1 rote Paprikaschote, gewürfelt
50 g Sellerie, gewürfelt

Vinaigrette
110 g Seidentofu
30 g Leinsamen, gemahlen
1 EL frisch gepresster Zitronensaft
1 EL Traubenkernöl
2 EL Wasser
1 Knoblauchzehe, gehackt
1 EL scharfer Senf

Garnitur
Kopfsalatblätter
60 g Mandeln, gehackt

Die Hülsenfrüchte mit der Lauchzwiebel, der Paprikaschote und dem Sellerie vermischen.

Alle Zutaten für die Vinaigrette im Mixer oder in der Küchenmaschine vermischen, bis sie die Konsistenz einer Mayonnaise haben.

Über das Gemüse gießen und gut verrühren.

Auf einem Kopfsalatbett servieren und mit Mandeln garnieren.

Marlène Gagnon, Lehrköchin an der *École hôtelière de la Capitale* in Quebec

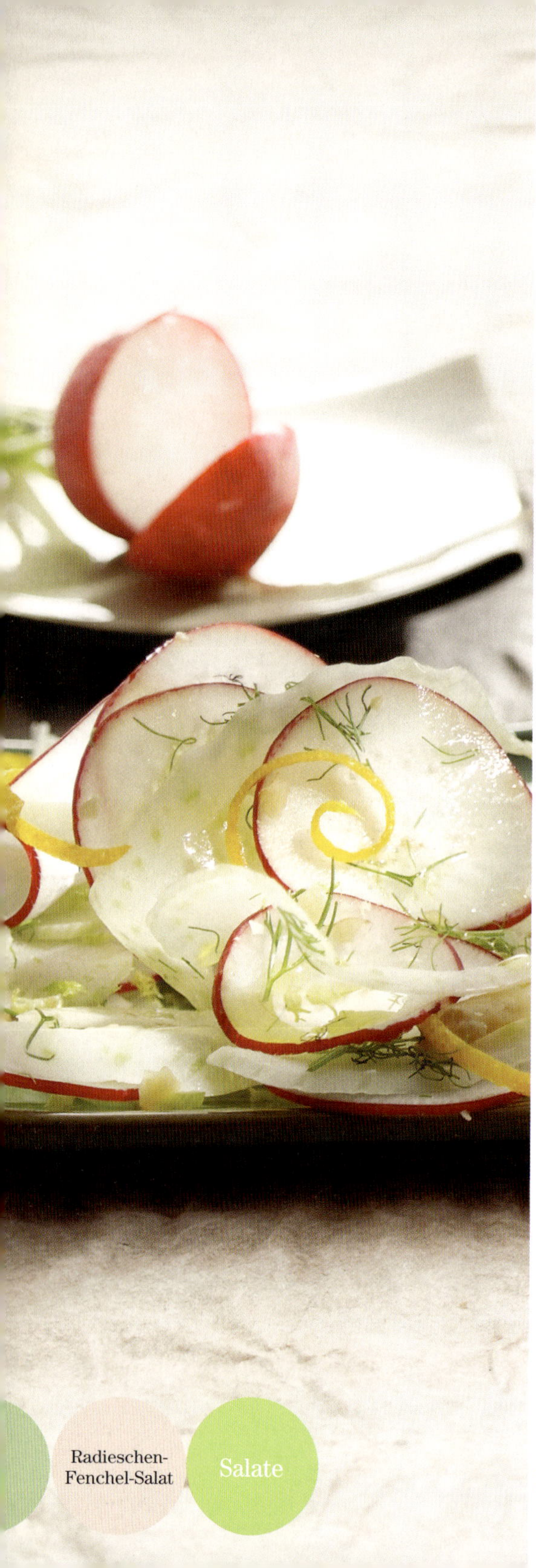

Radieschen-Fenchel-Salat

Vorbereitungszeit: 25 Minuten **4 Portionen**
Schwierigkeit: mittel

Wenn Sie keine Mandoline (einen professionellen Gemüsehobel) besitzen, dann genügt auch ein scharfes Messer, um die Radieschen und den Fenchel in sehr feine Scheiben zu schneiden.

Salat

500 g Radieschen, mit der Mandoline in sehr feine Scheiben geschnitten
1 Fenchelknolle, mit der Mandoline in sehr feine Scheiben geschnitten
100 g Walnüsse, fein gehackt

Vinaigrette

Schale von 2 Orangen, Mandarinen oder Tangerinen*
frisch gepresster Saft von 2 Orangen, Mandarinen oder Tangerinen
3 EL Balsamessig
Salz und Pfeffer aus der Mühle
150 ml Olivenöl extra vergine

* Tangerinen sind eine Rückkreuzung aus Mandarinen und Pomeranzen (Anm. d. Übers.).

Radieschen, Fenchel und Nüsse in einer Schüssel vermischen.

Die Schale der Zitrusfrüchte in feinen Streifen abziehen und ca. 1 Minute in kochendem Wasser blanchieren. Mit kaltem Wasser abschrecken.

Für die Vinaigrette in einer kleinen Schüssel die Schale, den Zitrusfrüchtesaft und den Essig vermischen. Mit Salz und Pfeffer abschmecken. Das Öl sehr langsam einfließen lassen, fortwährend mit einer Gabel oder einem Schneebesen unterschlagen.

Die Vinaigrette über den Salat geben, abdecken und vor dem Servieren 1 Stunde im Kühlschrank marinieren lassen.

Lauwarmer Lachssalat
mit Sherryessig

Vorbereitungszeit: 30 Minuten
Schwierigkeit: mittel
4 Portionen

Dieser Salat ist noch bemerkenswerter, wenn man ihn mit reifen Tomaten oder in Olivenöl eingelegten Tomaten serviert.

Salat

4 Lachsschnitzel à 60 g
3 EL Olivenöl
600 g gemischte, frische Salatblätter
frische Kräuter nach Geschmack (Petersilie, Schnittlauch, Estragon, Basilikum)
120 g Gurke, entkernt und in feine Scheiben geschnitten
60 g Radieschen, in feine Scheiben geschnitten

Vinaigrette

1 EL gehackte Schalotten
2 EL Dijonsenf
4 EL Moutarde de Meaux oder à l'ancienne (körniger Senf)
1 EL Honig
60 ml Sherryessig
375 ml Sojaöl
Salz und Pfeffer aus der Mühle

Für die Vinaigrette Schalotten, Senf, Honig und Essig in einer Schüssel vermischen. Das Sojaöl langsam einfließen lassen und unterschlagen. Mit Salz und Pfeffer abschmecken.

Den Lachs salzen und pfeffern. Auf ein leicht eingeöltes Backblech legen. Den Lachs mit Olivenöl bestreichen und im Ofen grillen.

Den Lachs auf einem Salatbett anrichten. Die Kräuter, die Gurke und die Radieschen hinzufügen. Mit Vinaigrette begießen und sofort servieren.

François Rousseau, Lehrkoch an der *École hôtelière de la Capitale* in Quebec

Frühlingssalat

Vorbereitungszeit: 15 Minuten
Schwierigkeit: einfach
4 Portionen

Salat

600 g Artischockenherzen aus der Dose, ganz oder in Scheiben geschnitten
2 mittelgroße Tomaten, in Spalten
1 Bund frische Brunnenkresse, gewaschen und getrocknet
100 g alter Cheddar-Käse, gerieben
2 EL frisch gehackter Schnittlauch
30 g ganze Haselnüsse, geröstet und gehackt

Vinaigrette

4 EL Dijonsenf
3 EL Weißwein- oder Ahornessig
3 EL Ahornsirup (am besten dunkler)
150 ml hochwertiges Haselnussöl (vorzugsweise) oder Traubenkernöl
Salz und Pfeffer aus der Mühle

Für die Vinaigrette den Senf, den Essig und den Sirup in einer Schüssel vermischen. Das Öl langsam unter ständigem Schlagen einfließen lassen. Mit Salz und Pfeffer abschmecken.

Alle Zutaten für den Salat mit Ausnahme der Haselnüsse in einer großen Schüssel vermischen.

Die Vinaigrette ganz zum Schluss hinzufügen. Mit den Haselnüssen garnieren und sofort servieren.

Marlène Gagnon, Lehrköchin an der *École hôtelière de la Capitale* in Quebec

Nepalesischer Salat

Vorbereitungszeit: 40 Minuten
Schwierigkeit: einfach

4 Portionen

225 g kleine Frühkartoffeln
1 EL gemahlenes Kurkuma
60 g Sesamsamen
frisch gepresster Saft einer Zitrone
15 g frischer Koriander, gehackt
125 ml Wasser
Salz und Pfeffer aus der Mühle
3 EL Olivenöl
2 grüne Paprika, in feinen Streifen
1 Jalapeño-Chilischote
1 EL Kreuzkümmelsamen

Die Kartoffeln kochen, bis sie in der Mitte fast weich sind. Unter kaltem Wasser abschrecken und in Scheiben schneiden.

Kartoffelscheiben, Kurkuma, Sesamsamen, Zitronensaft, Koriander und Wasser in einer großen Schüssel vermischen. Mit Salz und Pfeffer abschmecken.

Olivenöl in einer Pfanne mit hohem Rand erhitzen und die Paprikaschoten, den Jalapeño-Chili und den Kreuzkümmel bei mittlerer Hitze darin anbraten.

Die Kartoffeln hinzufügen, gut vermischen und lauwarm servieren.

Jean-Pierre Cloutier, Küchenchef und Besitzer des *Café-restaurant du Musée* in Quebec

Spinatsalat
mit Blutorangen

Vorbereitungszeit: 15 Minuten
Schwierigkeit: einfach

4 Portionen

Zur Abwechslung zwei Vinaigrettes für ein Rezept. Man kann die Blutorangen auch durch gewöhnliche Orangen ersetzen.

Salat
2 Orangen
200 g Spinatblätter

Vinaigrette
2 EL Sojasauce
1 Knoblauchzehe, gehackt
1½ EL frisch gehackter Ingwer
Salz und Pfeffer aus der Mühle
80 ml Olivenöl
2 TL Sesamöl

Vinaigrette (Variante)
1 EL Sherryessig
Salz und Pfeffer aus der Mühle
4 TL frisch gepresster Orangensaft
60 ml Olivenöl

Die Schale und die weiße Haut der Orangen mit einem scharfen Messer über einer Schüssel entfernen, dann Früchte in Spalten schneiden und den aufgefangenen Saft beiseite stellen.

Den Spinat waschen und die Stiele entfernen.

Alle Zutaten für die Vinaigrette der Reihe nach miteinander vermischen. Den Orangensaft hinzufügen.

Den Spinat und die Orangen in einer großen Schüssel vermengen. Im letzten Moment die Vinaigrette darübergießen. Gut umrühren.

Philippe Castel, von seinen Kollegen zum gesundheitsbewussten Koch des Jahres 2004 gewählt

Olivier Neau, Lehrkoch an der *École hôtelière de la Capitale* in Quebec

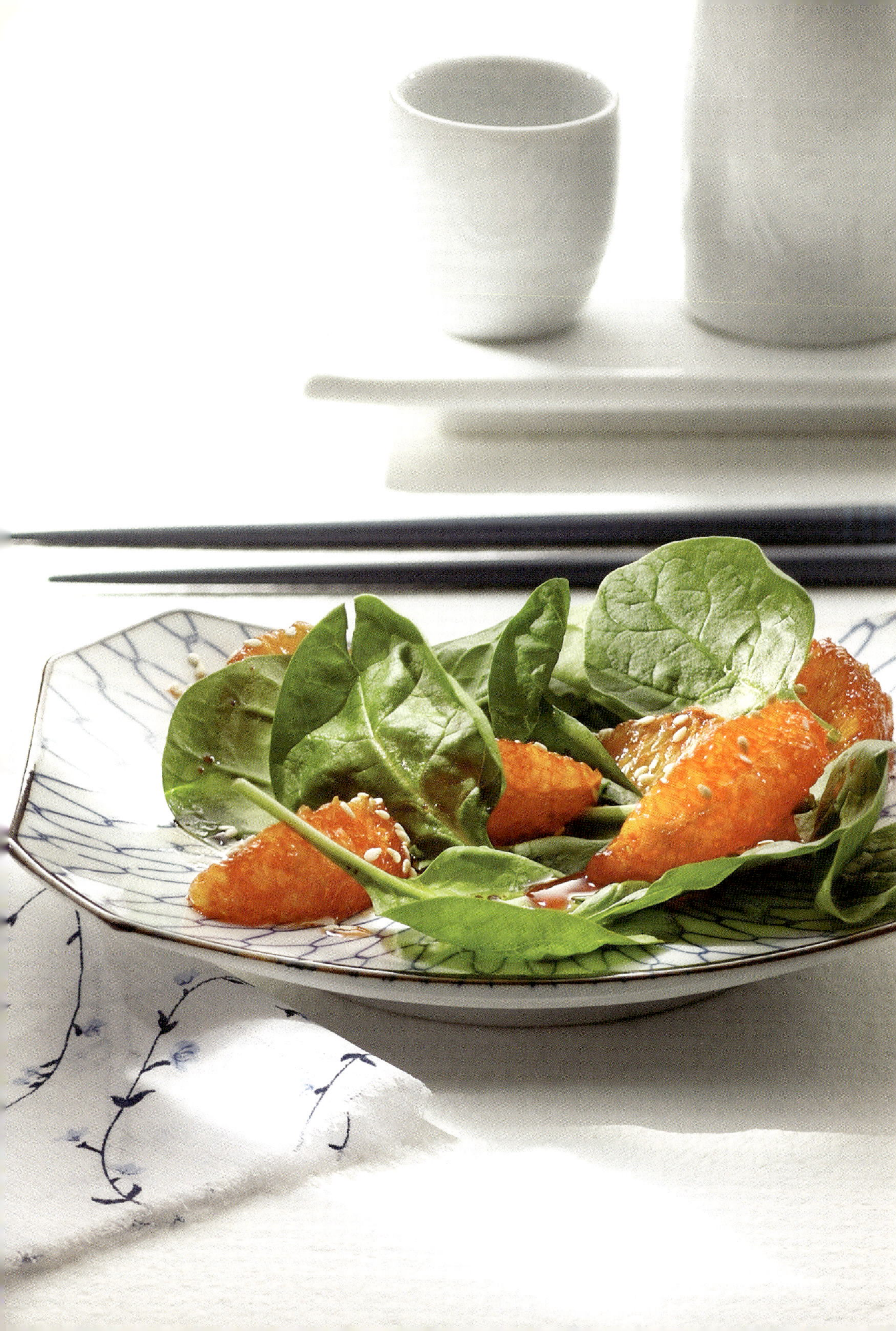

SPINATSALAT MIT BLUTORANGEN

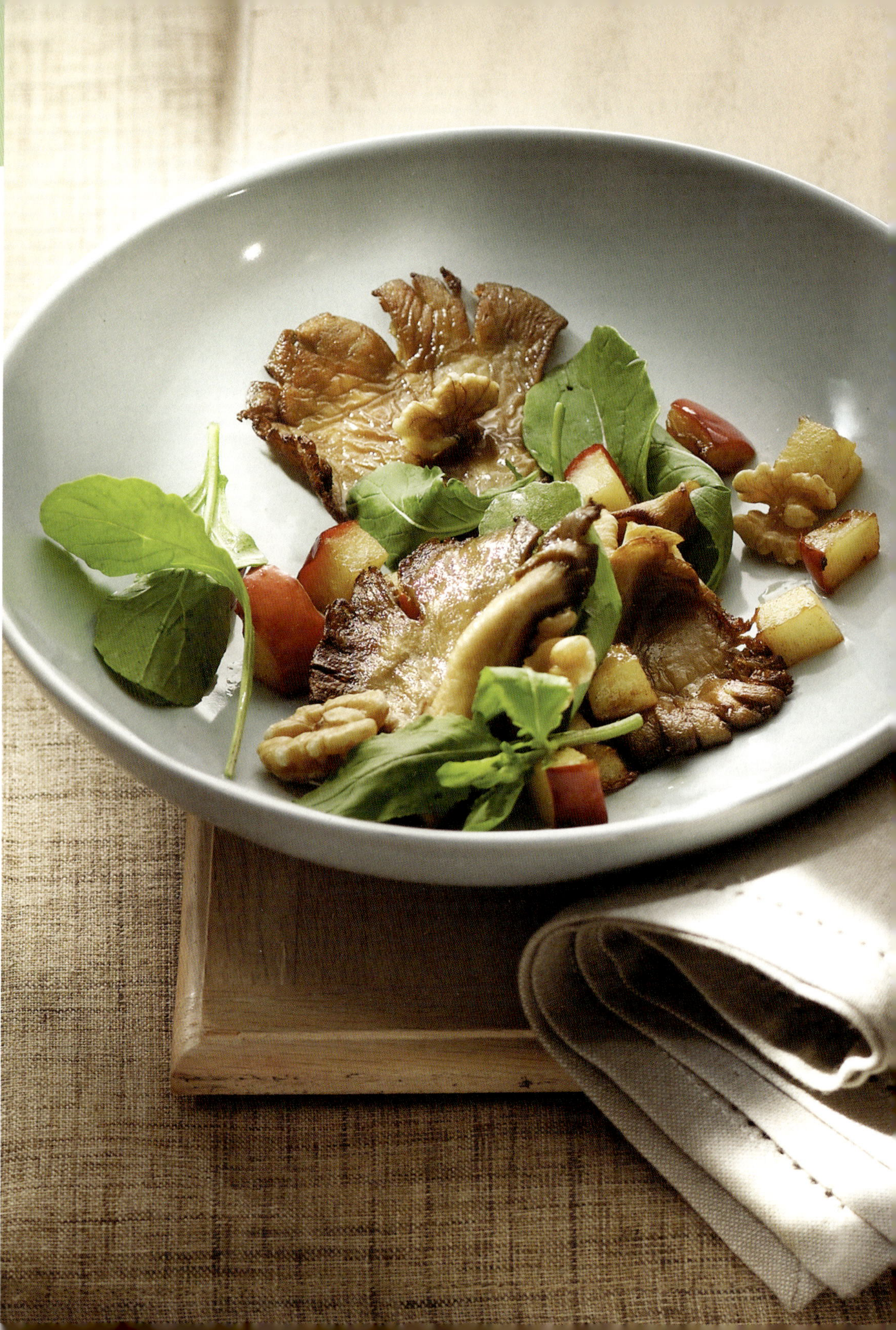

APFEL-AUSTERNPILZE-SALAT

Apfel-Austern-pilze-Salat

Vorbereitungszeit: 30 Minuten **4 Portionen**
Schwierigkeit: einfach

2 EL Butter
3 Äpfel, gewürfelt
375 g Austernpilze
2 EL Cidreessig
60 ml Olivenöl
Salz und Pfeffer aus der Mühle
400 g frischer Rucola
60 g Walnüsse

Äpfel und Austernpilze getrennt bei mittlerer bis starker Hitze 1 bis 2 Minuten in Butter anbraten.

Den Essig und das Olivenöl in einer kleinen Schüssel vermischen. Mit Salz und Pfeffer abschmecken.

Den Rucola in einer großen Schüssel gründlich mit der Vinaigrette vermischen. Die Äpfel, die Pilze und die Nüsse hinzufügen. Lauwarm servieren.

Jean-Pierre Cloutier, Küchenchef und Besitzer des *Café-restaurant du Musée* in Quebec

Lauwarmer Rosenkohlsalat

Vorbereitungszeit: 40 Minuten **4 Portionen**
Schwierigkeit: mittel

Dieser Salat ist ein idealer Begleiter zu gegrilltem Fleisch oder Meeresfrüchten. Kapuzinerkresseknospen sind üblicherweise in Estragonessig eingelegt. Man kann sie in Feinkostgeschäften kaufen oder durch Kapern ersetzen.

320 g Rosenkohl
3 EL Pflanzenöl
2 Lauchzwiebeln, in feinen Scheiben
Salz und Pfeffer aus der Mühle
2 EL Estragonessig
2 bis 3 EL Kapuzinerkresseknospen oder Kapern
½ Bund frisch gehackter Schnittlauch

Die Rosenkohlröschen am Strunk kreuzförmig einschneiden. Ca. 12 Minuten im Dampf garen.

In einem Topf das Olivenöl erhitzen, den Rosenkohl und die Lauchzwiebeln hinzufügen. Großzügig salzen und pfeffern. Eine knappe Minute garen.

Mit dem Essig ablöschen und kräftig umrühren. Die Kapuzinerkresseknospen und den Schnittlauch unterrühren.

Jean-Pierre Cloutier, Küchenchef und Besitzer des *Café-restaurant du Musée* in Quebec

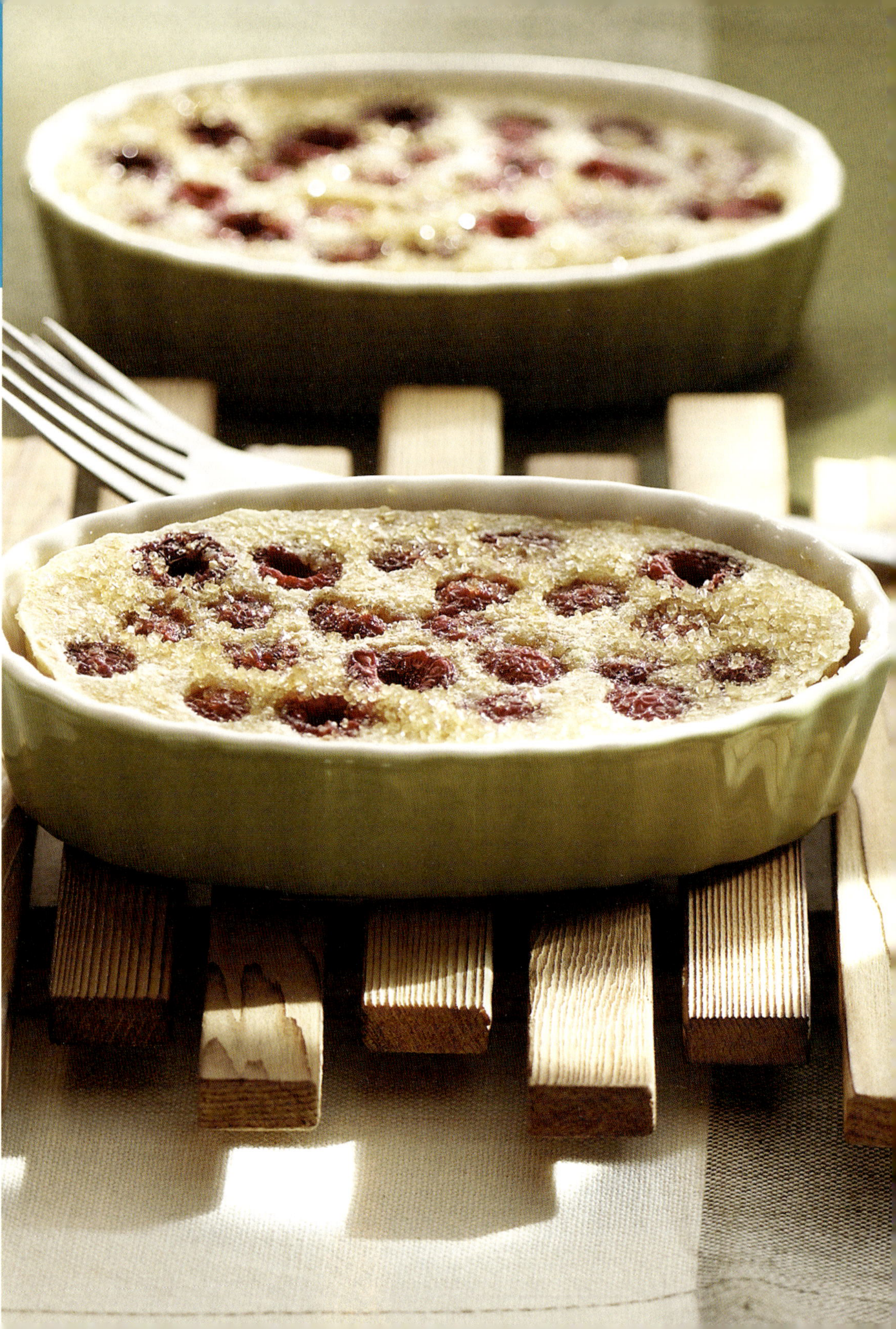

HIMBEER-CLAFOUTIS

Maronen-Brownies

Vorbereitungszeit: 1 h 30
Schwierigkeit: mittel
24 Portionen

Geröstete Maroniflocken finden Sie in italienischen Lebensmittelgeschäften, Naturkostläden und Feinkostabteilungen. Diese Brownies schmecken einen Tag nach dem Backen noch besser. Bewahren Sie sie bei Raumtemperatur in einer luftdichten Dose auf.

100 g schwarze Schokolade mit 70 % Kakaoanteil
100 g Butter
80 g Zucker
4 Eier, getrennt
30 g Walnüsse
30 g Pekannüsse
50 g geröstete Maroniflocken oder gemahlene Mandeln oder Haselnüsse

Die Schokolade mit der Butter und dem Zucker ohne Deckel im Wasserbad schmelzen lassen.

Die Eigelbe einzeln hinzugeben und jedes kräftig unterrühren.

Das Eiweiß in einem sehr sauberen (fettfreien) Behälter ziemlich steif schlagen, dann vorsichtig unter die Schokomasse heben.

Die Walnüsse, die Pekannüsse und die Maroniflocken hinzufügen.

Eine 25 × 30 cm große Backform mit Pergamentpapier (Backpapier) auslegen.

Die Masse in die Form füllen und bei 190 °C 25 bis 30 Minuten im Ofen backen.

Vor dem Herausnehmen aus der Form 10 Minuten ruhen lassen, anschließend in Stücke schneiden.

Philippe Castel, von seinen Kollegen zum gesundheitsbewussten Koch des Jahres 2004 gewählt

Himbeer-Clafoutis

Vorbereitungszeit: 1 h 15
Schwierigkeit: mittel
8 Portionen

60 g Mehl
60 g Hafermehl
60 g Mandeln, gemahlen
3 Eier
125 ml Ahornsirup
100 g granulierter Ahornzucker (oder Rohrzucker)
150 ml Schlagsahne
150 ml Sojamilch
250 g frische Himbeeren

Eine Backform von 25 × 30 cm einfetten und mit Mehl bestäuben.

Das Mehl, das Hafermehl und die Mandeln in einer Schüssel vermischen.

In einer anderen Schüssel die Eier schlagen. Ahornsirup und -zucker hinzufügen und gut verrühren. Die trockenen Zutaten einarbeiten.

Die Sahne und die Sojamilch vorsichtig hinzufügen. In die Form gießen und gleichmäßig mit den Himbeeren bedecken.

Bei 200 °C 30 bis 40 Minuten im Ofen backen.

Aus dem Ofen nehmen und sofort aus der Form holen.

Jean Vachon, Lehrkoch an der *École hôtelière de la Capitale* in Quebec

Joghurtbecher
mit frischen Früchten

Vorbereitungszeit: 45 Minuten **4 Portionen**
Schwierigkeit: mittel

Kefir ist eine fermentierte Milch mit säuerlichem und leicht gärendem Geschmack. Er ist nicht nur ein ausgezeichneter Proteinlieferant, sondern zudem auch leicht verdaulich. Kefir wird besonders im Kaukasus in großen Mengen getrunken.

200 g frische Himbeeren
200 g frische Cranberries
200 g rote Pflaumen, geviertelt
100 g Rhabarber, in Stücken
400 g brauner Zucker
300 g Naturjoghurt
300 g Naturkefir
150 g Müsli mit Nüssen
einige frische Minzeblätter

Die Früchte und den Zucker in einen Topf geben. Unter gelegentlichem Umrühren, damit sie nicht am Topf haften, aufkochen. Ca. 15 Minuten köcheln lassen, bis die Cranberries platzen und der Rhabarber weichgekocht ist.

In eine Schüssel füllen und im Kühlschrank abkühlen lassen.

Joghurt und Kefir in einer Schüssel vermischen. Abdecken und im Kühlschrank aufbewahren.

Ein hohes Glas zu zwei Dritteln mit Früchten füllen. Etwas Joghurt hinzufügen.

Vor dem Servieren mit Müsliflocken und frischer Minze garnieren.

Steve McCandless, Küchenchef und Miteigentümer des *Bistro Le Clocher Penché* in Quebec

Schokoladen-Früchte-Becher

Vorbereitungszeit: 1 h 15 **4 Portionen**
Schwierigkeit: einfach

2 EL Blaubeeren
2 EL Himbeeren
2 EL Brombeeren
2 EL Erdbeeren
60 g Zucker
300 ml Schlagsahne
180 g schwarze Schokolade (70 % Kakaoanteil)
frische Minzeblätter, klein geschnitten

Die Früchte und den Zucker im Mixer pürieren.

Das Püree in Eiswürfelbehälter füllen (auf 4 Portionen verteilt) und 1 Stunde einfrieren.

Die Sahne halbieren.

Die Schokolade im Wasserbad schmelzen lassen. Die eine Hälfte der Sahne langsam einfließen lassen, dabei schnell umrühren, damit sich keine Kristalle bilden.

Die zweite Hälfte der Sahne nicht zu fest schlagen und vorsichtig unter die geschmolzene Schokolade heben.

4 Dessertschalen zur Hälfte mit der Schokoladenmasse füllen.

Einen Fruchteiswürfel in der Mitte jeder Schale platzieren und mit der restlichen Mousse bedecken.

Jede Portion mit Minzeblättern bestreuen.

Philippe Castel, von seinen Kollegen zum gesundheitsbewussten Koch des Jahres 2004 gewählt

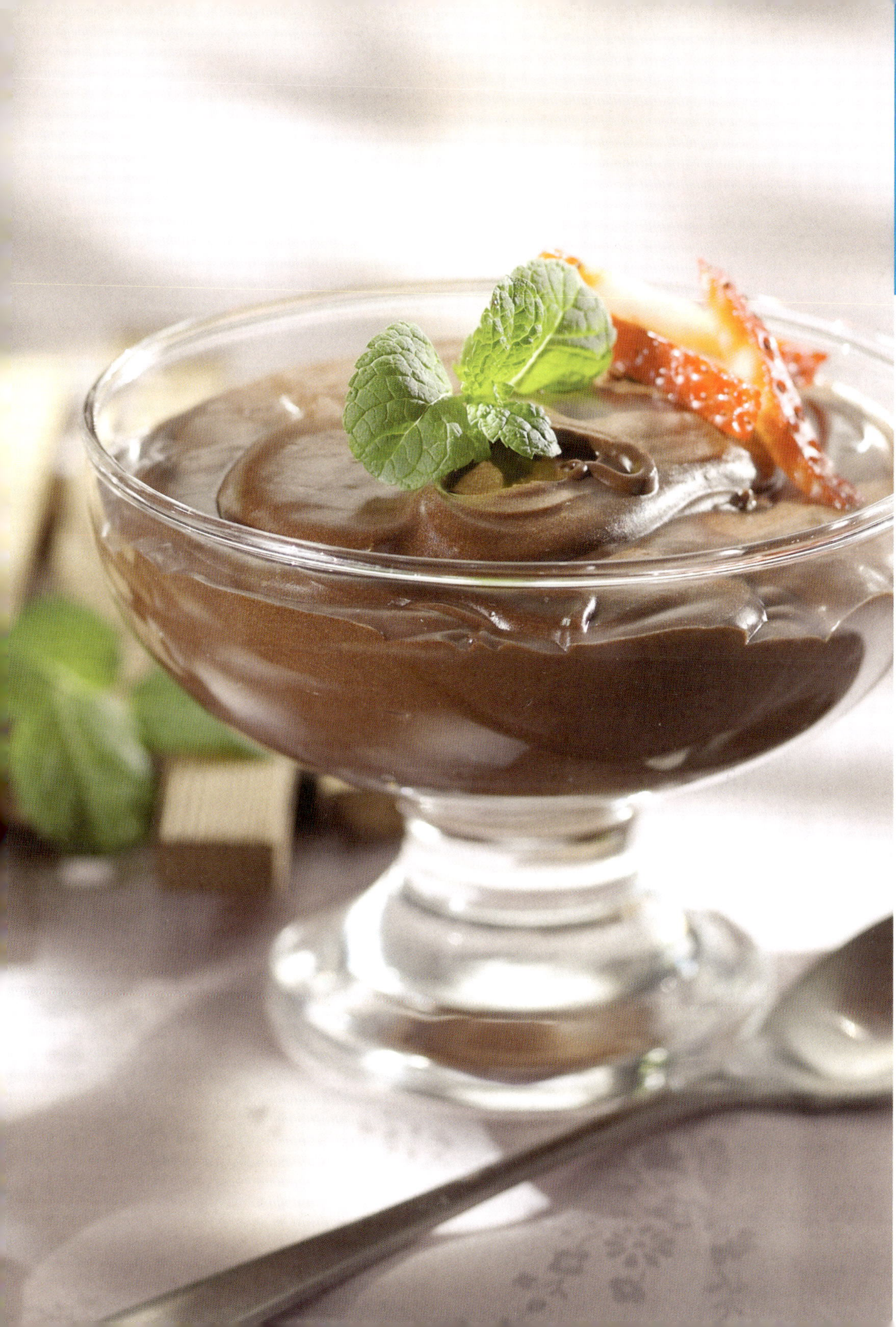

SCHOKOLADEN-FRÜCHTE-BECHER

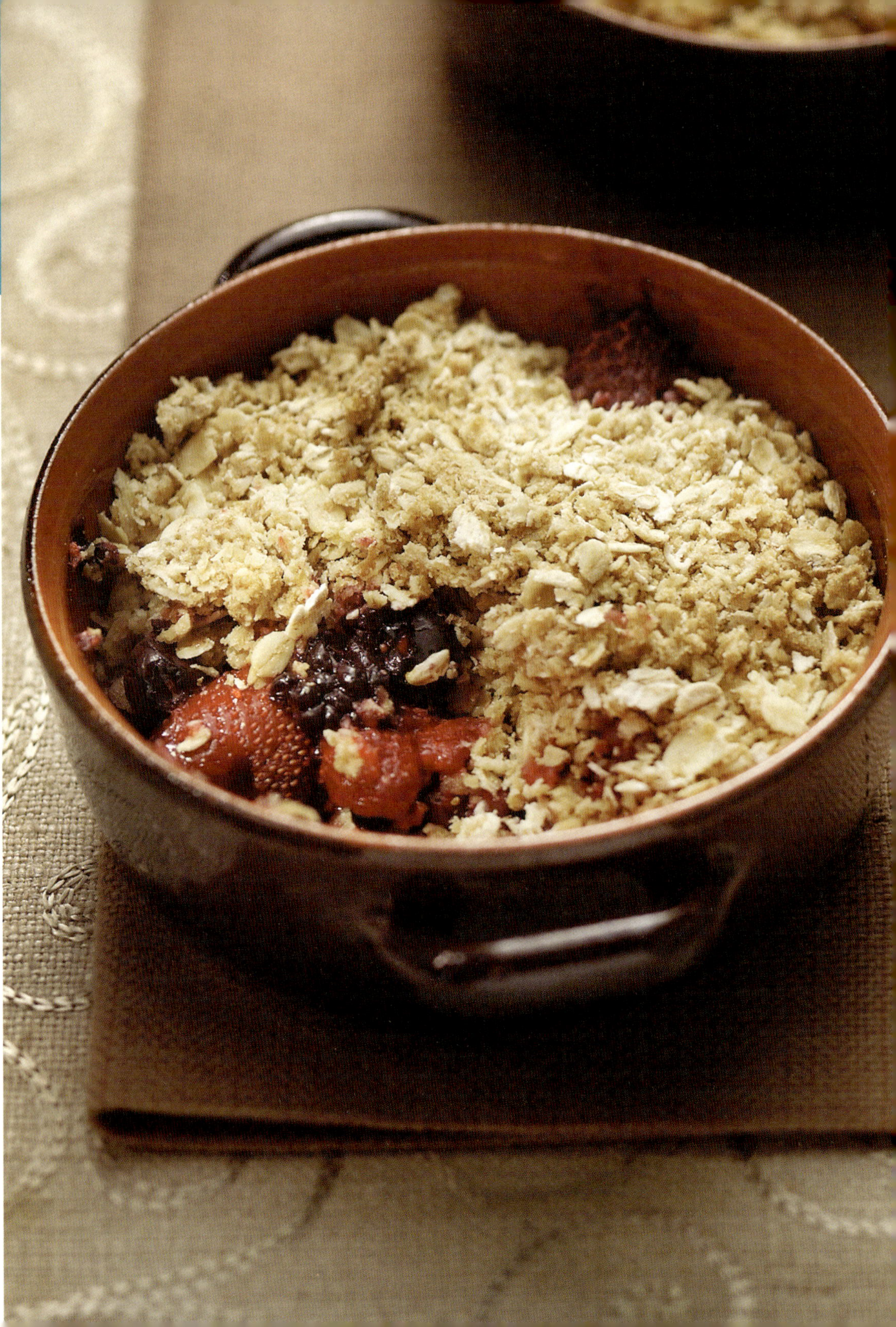

BEEREN-CRUMBLE

Pudding

mit dunkler Schokolade und Seidentofu

Vorbereitungszeit: 25 Minuten **4 Portionen**
Schwierigkeit: einfach

Seidentofu mit Mandeln bekommt man in Bioläden oder in asiatischen Lebensmittelgeschäften.

375 g Seidentofu mit Mandeln
300 g dunkle Schokolade (70 % Kakaoanteil)
Beeren nach Wahl

Den Tofu ca. 30 Sekunden im Mixer pürieren, bis er eine cremige Konsistenz hat.

Die Schokolade im Wasserbad schmelzen lassen.

Die geschmolzene Schokolade unter den Tofu heben.

Die Masse ca. 1 Minute bei niedriger Geschwindigkeit mit dem Mixer schlagen.

Den Pudding in 4 kleine Soufflé-Formen füllen und mit frischen Beeren garnieren.

Éric Harvey, Lehrkoch an der *École hôtelière de la Capitale* in Quebec

Beeren-Crumble

Vorbereitungszeit: 1 Stunde **6 bis 8 Portionen**
Schwierigkeit: einfach

Wenn Sie tiefgefrorene Früchte verwenden, lassen Sie sie für dieses Rezept nicht auftauen. Beeren sind ausgezeichnete Lieferanten für eine Vielzahl krebshemmender Wirkstoffe, und man sollte sie regelmäßig verzehren. Dieser Crumble schmeckt hervorragend mit Vanilleeis.

90 g Haferflocken
120 g brauner Zucker
35 g Mehl
3 EL kalte Butter
600 g gemischte Beeren (Erdbeeren, Himbeeren, Blaubeeren und Brombeeren), frisch oder tiefgefroren

Den Ofen auf 180°C vorheizen.

Die Haferflocken, den braunen Zucker, das Mehl und die Butter vermengen, bis sie gleichmäßige Streusel bilden.

Die Früchte in einer feuerfesten Glas- oder Keramikschale von 20 × 20 cm Seitenlänge (bei Rundformen ca. 20 cm Durchmesser) verteilen und mit der Mischung bedecken.

Ohne Deckel ca. 30 bis 45 Minuten im Ofen backen, bis die Früchte kochen und in der Mitte ganz gar sind. Lauwarm servieren.

Richard Béliveau

Kaltschale
mit grünem Tee und Clementinen

Vorbereitungszeit: 20 Minuten **5 Portionen**
Schwierigkeit: einfach

250 ml Wasser
60 g Zucker
2 TL grüner Tee
10 Clementinen, geschält und in Spalten geschnitten
50 g Blaubeeren oder Cranberries

Das Wasser und den Zucker 3 Minuten kochen. Den Tee hinzufügen und 5 Minuten ziehen lassen.

Den Tee filtern. Die Clementinen und die Blaubeeren bzw. Cranberries hinzufügen und 2 Minuten simmern lassen.

Zudecken und 12 Stunden im Kühlschrank ziehen lassen.

Christophe Alary, Lehrkoch an der *École hôtelière de la Capitale* in Quebec, von seinen Kollegen zum Koch des Jahres 2004 gewählt

Heiße Schokoladentörtchen

Vorbereitungszeit: 45 Minuten **10 Törtchen**
Schwierigkeit: einfach

Für dieses belgische Rezept kann man auch eine Mischung aus Weizenmehl und Vielzweckmehl verwenden. Man kann Beeren in der Mitte hinzufügen und sie mit sehr fein gehacktem, frischem Basilikum aromatisieren.

180 g Butter
300 g Ahornzucker, granuliert
190 g Halbbitterschokolade, geschmolzen
6 Eier
90 g Vielzweckmehl, gesiebt

10 Törtchenformen einfetten.

Die Butter zerlassen und in eine Schüssel gießen. Den Ahornzucker hinzufügen und kräftig umrühren.

Die Schokolade hineingießen und gut vermischen.

Die Eier einzeln unterschlagen, dann das Mehl einarbeiten.

In die Förmchen gießen. Bei 150 °C ca. 10 Minuten im Ofen backen und sofort servieren.

Isabelle Légaré, Lehrköchin an der *École hôtelière de la Capitale* in Quebec

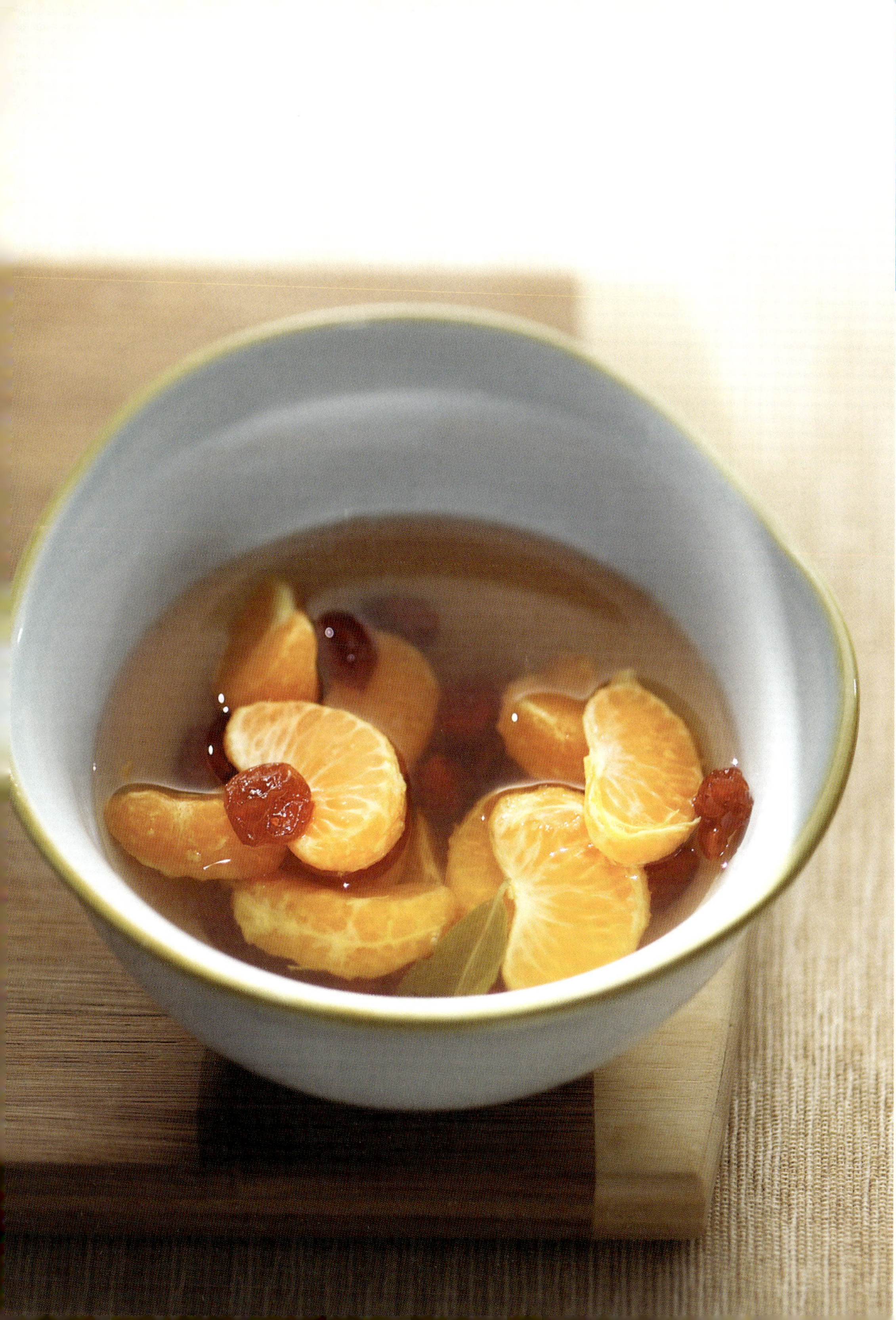

KALTSCHALE MIT GRÜNEM TEE UND CLEMENTINEN

Obstsalat

mit tropischen Früchten

Vorbereitungszeit: 15 Minuten **4 Portionen**
Schwierigkeit: einfach

100 g Honig
½ TL frischer, fein gehackter Ingwer
100 g Ananas, gewürfelt
2 Orangen, in Spalten
1 Limette, in Spalten
2 Mangos, gewürfelt
1 Mandarine, in Spalten

Honig und Ingwer ca. 2 Minuten erwärmen.

Alle Früchte in einer großen Schüssel vermischen und mit dem heißen Honig überziehen.

Zudecken und vor dem Servieren 12 Stunden im Kühlschrank marinieren lassen.

Éric Harvey, Lehrkoch an der *École hôtelière de la Capitale* in Quebec

Beerenkaltschale

auf Burgunder Art

Vorbereitungszeit: 20 Minuten **4 Portionen**
Schwierigkeit: einfach

180 g Honig
175 ml Rotwein aus dem Burgund
1 Zimtstange
Pfeffer aus der Mühle
100 g Blaubeeren
100 g Himbeeren
100 g Erdbeeren
100 g Brombeeren oder Cranberries

Den Honig 8 Minuten kochen lassen.

Den Wein und die Zimtstange hinzufügen. Nach Geschmack pfeffern und 5 Minuten kochen lassen.

Über die Früchte gießen und im Kühlschrank abkühlen lassen.

In Dessertschalen servieren.

Éric Harvey, Lehrkoch an der *École hôtelière de la Capitale* in Quebec

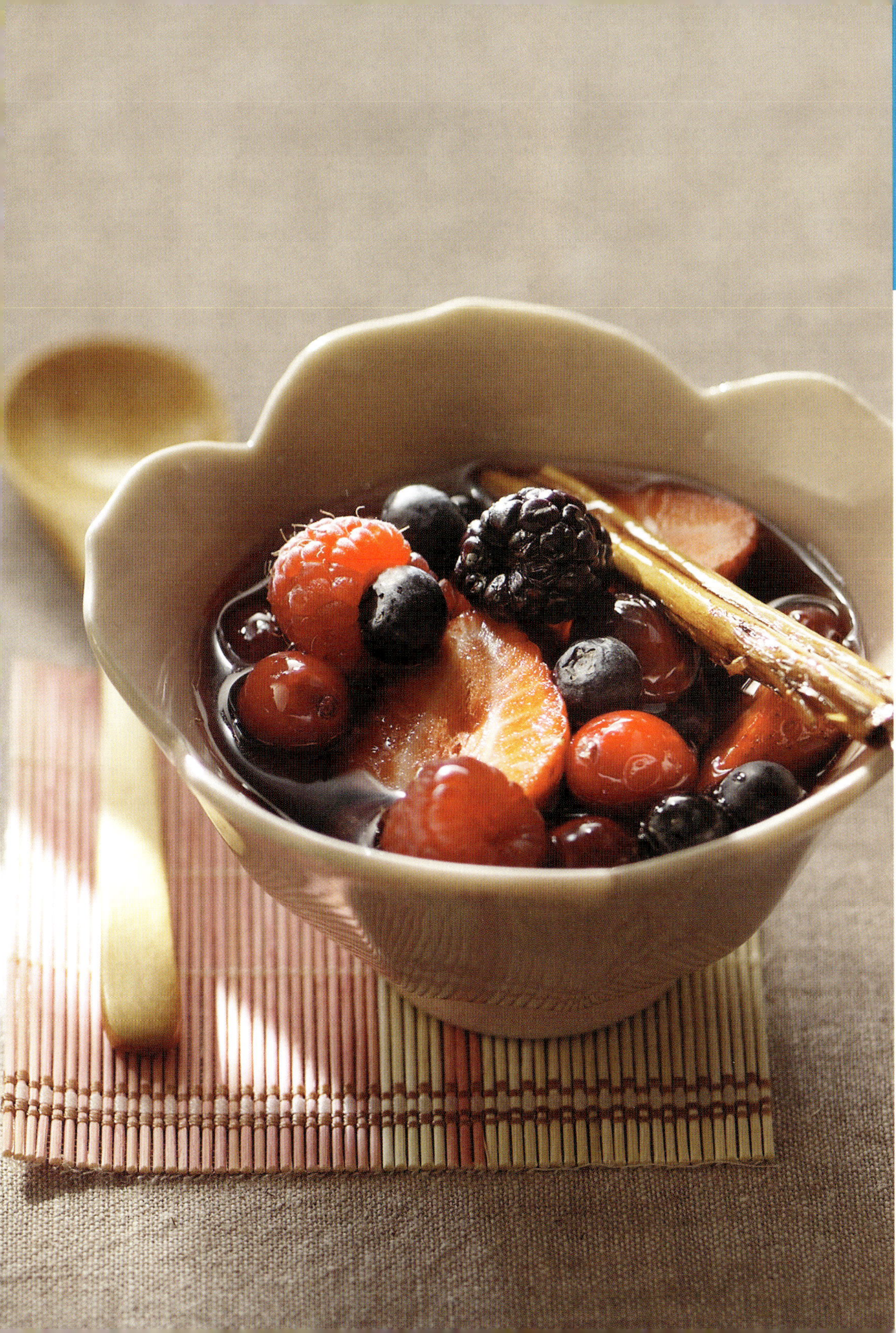

BEERENKALTSCHALE AUF BURGUNDER ART

Mit grünem Tee aromatisierte Sojamilch

Vorbereitungszeit: 45 Minuten **10 Portionen**
Schwierigkeit: einfach

Grüne Tapioka findet man in asiatischen Lebensmittelgeschäften. Die Vietnamesen schätzen sie besonders. Ihre Farbe rührt daher, dass man sie mit Pandanusblättern färbt. Pistazienpaste wird wie Marzipan hergestellt. Man erhält sie in arabischen Lebensmittelläden.

500 ml Sojamilch
1 Beutel grüner Tee
75 g grüne Tapioka, gewässert und abgetropft
120 g Zucker
1 EL Pistazienpaste
20 frische Kirschen, entkernt und in Stückchen geschnitten
4 EL Sauerrahm oder Naturjoghurt

Die Sojamilch erhitzen und den Tee 10 Minuten lang darin ziehen lassen.

Den Beutel herausnehmen.

Tapioka in die Milch schütten und 15 bis 20 Minuten unter gelegentlichem Umrühren kochen. Am Ende der Kochzeit den Zucker und die Pistazienpaste hinzufügen.

10 Likörgläser mit Tapiokamilch füllen.

Die Kirschen und den Sauerrahm im Mixer pürieren und über die Tapiokamilch gießen.

Christophe Alary, Lehrkoch an der *École hôtelière de la Capitale* in Quebec, von seinen Kollegen zum Koch des Jahres 2004 gewählt

Trüffeln
aus grünem Tee und Sojamilch

Vorbereitungszeit: 30 Minuten **30 Trüffeln**
Ruhezeit: 2 Stunden
Schwierigkeit: einfach

250 ml Sojamilch mit Vanillegeschmack
2 Beutel grüner Tee
250 g dunkle Schokolade (70 % Kakaoanteil)
100 g ungesalzene, geschälte Pistazien

Die Sojamilch mit den Teebeuteln vorsichtig aufkochen lassen.

Die Beutel herausnehmen und die kochende Milch über die Schokolade gießen. 2 Minuten umrühren, dann 2 Stunden bei Zimmertemperatur abkühlen lassen.

Währenddessen die Pistazien in der Küchenmaschine mahlen.

Aus der erkalteten Schokolade 30 Trüffeln formen und diese anschließend in den Pistazien wälzen.

Éric Harvey, Lehrkoch an der *École hôtelière de la Capitale* in Quebec

Karottenkuchen
mit Trockenobst

Vorbereitungszeit: 2 Stunden
Schwierigkeit: mittel

10 Portionen

375 ml kochendes Wasser
180 g Trockenobst (Cranberries, Zwetschgen, Aprikosen, Feigen, Datteln, Rosinen etc.), gehackt
1 EL Piment (Jamaikapfeffer)
1 EL gemahlener Ingwer
1 Prise gemahlene Muskatnuss
½ TL Salz
225 g Weizenvollkornmehl
60 g Weizenkleie
1 TL Backpulver
1 TL Natron (Backsoda)
200 g Karotten, gerieben
60 ml Leinsamenöl oder ein anderes Öl aus erster Kaltpressung
2 EL Honig
125 ml Ahornsirup

Den Ofen auf 180 °C vorheizen.

Das kochende Wasser über das Trockenobst gießen und 10 Minuten einweichen.

In einer Schüssel Piment, Ingwer, Muskatnuss, Salz, Mehl, Weizenkleie, Backpulver und Natron vermischen.

In einer anderen Schüssel die Karotten, die getrockneten Früchte und ihr Einweichwasser, das Leinsamenöl, den Honig und den Ahornsirup vermischen.

Die trockenen Zutaten unter die feuchten einarbeiten und gerade so lange vermengen, bis sie eine glatte Konsistenz haben.

In eine Kastenform mit Antihaftbeschichtung (25 × 11 cm) füllen und ca. 1 h 15 im Ofen backen. Der Kuchen ist fertig, wenn ein in die Mitte gestochener Zahnstocher ohne Anhaftungen herausgezogen wird.

Susan Sylvester, Lehrköchin an der *École hôtelière de la Capitale* in Quebec

Danksagungen

Die Inspiration zum Schreiben dieses Buchs schöpften wir aus der Arbeit mit den Krebspatienten – Kinder wie Erwachsene –, die täglich gegen diese schreckliche Krankheit kämpfen. Wir möchten ihnen damit unseren Respekt zeigen und unsere tiefe Bewunderung für ihre Entschlossenheit und ihren Kampfeswillen zum Ausdruck bringen.

Dank an die *Fondation Charles-Bruneau*, die durch ihre Ermutigung und finanzielle Hilfe die Entwicklung dieses Forschungsprogramms über Nutratherapie und seine Durchführung in der hämato-onkologischen Abteilung des *Hôpital Sainte-Justine* ermöglichte.

Dank an die *Fondation UQAM* und ihre großzügigen Spender, die uns durch die Stiftung des Lehrstuhls für Krebsprävention und -behandlung unterstützen. Wir danken ihnen für ihre Vision und ihre zuverlässige Unterstützung.

Dank an die *Societé de recherche sur le cancer – Gesellschaft zur Krebserforschung*, die unsere Projekte seit dem Start des Programms aktiv durch Forschungssubventionen unterstützt.

Dank an den Neurochirurgen Dr. Claude Bertrand für seine großzügige Schaffung des *Claude-Bertrand-Lehrstuhls für Neurochirurgie am CHUM*, dessen erster Inhaber zu sein ich die Ehre habe (R. B.).

Dank an alle ärztlichen Kollegen aus der hämato-onkologischen Abteilung am *Hôpital Sainte-Justine* für ihr außergewöhnliches Engagement im Kampf gegen den Krebs bei Kindern.

Dank an alle Mitarbeiter – Pflegekräfte, Pharmakologen, Praktikanten und Therapeuten – für ihr ungeheures Mitgefühl und ihren unermüdlichen Einsatz für die jungen Krebspatienten.

Dank an alle Forscher am *Labor für Molekularmedizin*, deren Forschungsarbeiten zu den ersten Entdeckungen auf dem Gebiet der Nutratherapie führten, für die außerordentliche Begeisterung, mit der sie das medizinische Wissen zu erweitern suchen.

Dank an all die begabten Köche, die zur Verwirklichung dieses Buches beigetragen haben, insbesondere an alle Mitglieder der *Fondation Serge-Bruyère*. Sie haben die Herausforderung angenommen und köstliche Gerichte geschaffen, die unsere Anforderungen erfüllten. Unser besonderer Dank gilt Jean-Pierre Cloutier vom *Café-Restaurant du Musée national des Beaux-Arts* in Quebec und Guylaine Boisvert von der *Fondation* für ihre Begeisterung und ihre Koordination des Projekts.

Dank an Dr. Serge Carrière, ohne den nichts von alledem Wirklichkeit geworden wäre, für seine Weisheit, seine Menschlichkeit, seine klare Vision, seine Leidenschaft für den medizinischen Fortschritt und sein grenzenloses Engagement für eine Verbesserung des menschlichen Lebens.

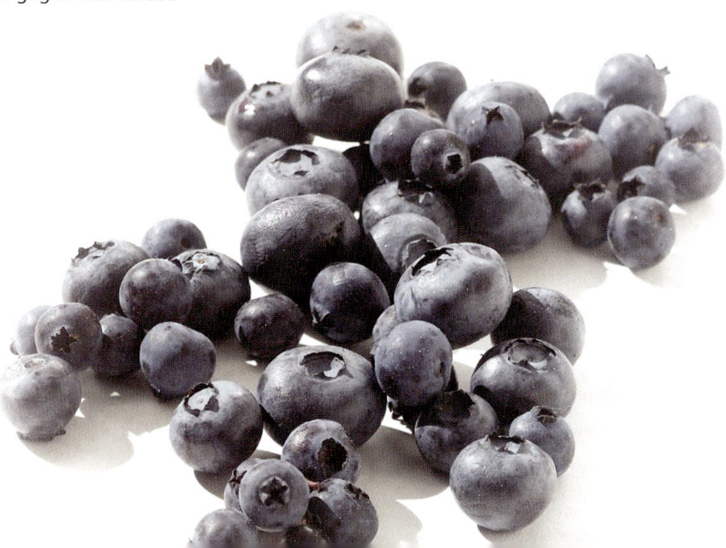

Bibliographie

Kapitel 1

Um mehr zu erfahren über …

… Krebsprävention durch Ernährung:

World Cancer Research Fund/American Institute for Cancer Research: *Food, nutrition and the prevention of cancer; a global perspective.* 1997, 670 Seiten.

R. Doll/R. Peto: The causes of cancer: Quantitative estimates of avoidable risks of cancer in the United States today. *J. Natl. Cancer Inst.* 1981; 66: 1196 – 1265.

W. C. Willett: Diet and Cancer. *Oncologist.* 2005; 5: 393 – 404.

B. B. Ames/L.S. Gold/W.C. Willett: The causes and prevention of cancer. *Proc. Natl. Acad. Sci. U.S.A.* 1995; 92: 5258 – 5265.

… Mikrotumorherde:

J. Folkman/R. Kalluri: Cancer without disease: *Nature* 2004; 427: 787.

W. C. Black/H. G. Welch: Advances in diagnostic imaging and overestimation of disease prevalence and the benefits of therapy. *N. Eng. J. Med.* 1993; 328: 1237 – 1243.

… das Rätsel Krebs:

D. Hanahan/R.A. Weinberg: The hallmarks of cancer. *Cell* 2000; 100: 57 – 70.

… krebshemmende phytochemische Verbindungen:

Y.-J. Surh: Cancer chemoprevention with dietary phytochemicals. *Nature Reviews on Cancer* 2003; 3: 768 – 780.

T. Dorai/B. B. Aggarwal: Role of chemopreventive agents in cancer therapy. *Cancer Lett.* 2004; 215: 129 – 140.

Kapitel 2

Um mehr zu erfahren über …

… die Rolle von Entzündungsprozessen bei der Entstehung von Krebs:

L.M. Coussens/Z. Werb: Inflammation and Cancer. *Nature* 2002; 420: 860 – 867.

F. Balkwill/K. A. Charles/A. Mantovani: Smoldering and polarized inflammation in the initiation and promotion of malignant disease. *Cancer Cell* 2005; 7: 211 – 217.

… das NF-κB-Protein:

M. Karin: Nuclear factor-κB in cancer development and progression. *Nature* 2006; 441: 431 – 436.

… Omega-3-Fettsäuren:

D. P. Rose/J.M. Connolly: Omega-3 fatty acids as cancer chemopreventive agents. *Pharm. Ther.* 1999; 83: 217 – 244.

S. C. Larsson/M. Kumlin/M. Ingelman-Sundberg: A. Wolk. Dietary long-chain n-3 fatty acids for the prevention of cancer: a review of potential mechanisms. *Am. J. Clin. Nutr.* 2004; 7: 935 – 945.

Kapitel 3

Um mehr zu erfahren über …

… die negativen Auswirkungen von Fettleibigkeit auf die Gesundheit:

D. W. Haslam/ P.T. James: Obesity. *Lancet* 2005; 366: 1197 – 1209.

D. B. Allison/K. R. Fontaine/J. E. Manson/J. Stephens/T.B. VanItalie: Annual Deaths attributable to obesity in the United States. *JAMA* 1999; 282: 1530 – 1538.

… die Auswirkungen von Portionsgrößen auf Fettleibigkeit:

L. R. Young: The Portion Teller: *Smartsize Your Way to Permanent Weight Loss.* New York: Morgan Books, 2005, 256 Seiten.

… die Beziehung zwischen Fettleibigkeit und Krebs:

E. E. Calle/R. Kaaks: Overweight, obesity and cancer: epidemiological evidence and proposed mechanisms. *Nature Reviews on Cancer*, 2004;4: 579 – 591.

A. McTiernan: Obesity and cancer: the risks, science and potential management strategies. *Oncology* 2005; 19: 871 – 886.

Kapitel 5

… um mehr zu erfahren:

E. Kotake-Nara/M. Kushiro/H. Zhang/T. Sugawara/K. Miyashita/A. Nagao: Carotenoids affect proliferation of human prostate cancer cells. *J. Nutrition* 2001; 131: 3303 – 3306.

C. F. Skibola/J. D. Curry/C. VandeVoort/A. Conley/M. T. Smith: Brown kelp modulates endocrine hormones in female Sprague-Dawley rats and in human luteinized granulosa cells. *J. Nutrition* 2005; 135: 296 – 300.

Kapitel 6

… um mehr zu erfahren:

S. P. Wasser: Medicinal mushrooms as a source of antitumor and immunomodulating polysaccharides. *Appl. Microbiol. Biotechnol.* 2992; 60: 258 – 274.

A. T. Borchers/C. L. Keen/M.E. Gershwin: Mushrooms, tumors and immunity: an update. *Exp. Biol. Med.* 2004; 229: 393 – 406.

Kapitel 7

… um mehr zu erfahren:

A. L. Webb/M. L. McCullough: Dietary lignons: potential role in cancer prevention. *Nutrition and Cancer* 2005; 51: 117 – 131.

H. Adlercreutz: Phytoestrogens and cancer. *Lancet Oncology* 2002; 3: 364 – 373.

Kapitel 8

… um mehr zu erfahren:

B. B. Aggarwal/S. Shishodia: Suppression of the nuclear factor kappa-B activation pathway by spice-derived phytochemicals: reasoning for seasoning. *Ann. N. Y. Acad. Sci.* 2004; 1030: 434 – 441.

J. W. Lampe: Spicing up a vegetarian diet: chemopreventive effects of phytochemicals. *Am. J. Clin. Nutr.* 2003; 78: 579S – 583S.

Y. J. Surh/K. S. Chun/H. H. Cha/S. S. Han/Y. S. Keum/K. K. Park/S. S. Lee: Molecular mechanisms underlying chemopreventive activities of anti-inflammatory phytocemicals: down-regulation of COX-2 and iNOS through suppression of NF-kappa-B activation. *Mutation Res.* 2001; 480 – 481: 243 – 268.

Kapitel 9

… um mehr zu erfahren über:

… die Bedeutung von Darmbakterien:

R. E. Ley/D. A. Peterson/J. I. Gordon: Ecological and evolutionary forces shaping microbial diversity in the human intestine. *Cell* 2006; 124: 837 – 848.

F. Bäckhed/R. E. Ley/J. L. Sonnenberg/D. A. Peterson/J. I. Gordon: Host-bacterial mutualism in the human intestine. *Science* 2005; 307: 1915 – 1920.

F. Guarner/J.-R. Malagelada: Gut flora in health and disease. *Lancet* 2003; 360: 512 – 519.

… die positiven Wirkungen von Probiotika:

J. Ezendam/H. von Loveren: Probiotics: immunomodulation and evaluation of safety and efficacy. *Nutrition Rev.* 2006; 64: 1 – 14.

S. C. Leahy/D. G. Higgins/G. F. Fitzgerad/D. van Sinderen: Getting better with bifidobacteria. *J. Appl. Microbiol.* 2005; 98: 1303 – 1315.

I. Wollowski/G. Rechkemmer/ B. L. Pool-Zobel: Protective role of probiotics and prebiotics in colon cancer. *Am. J. Clin. Nutr.* 2001; 73: 451S – 455S.

J. Saikali/C. Picard/M. Freitas/P. Holt: Fermented milks, probiotic cultures and colon cancer. *Nutr. Cancer* 2004; 49: 14 – 24.

Rezepte von A–Z

Stichwortregister